伤科推拿学

（供中医学、针灸推拿学、康复治疗学等专业用）

主　编　韦保新　娄　赟

副主编　王松泉　吴　涛　耿　鹏

编　委　（以姓氏笔画为序）

　　　　马向东　王　晨　王松泉　王建华

　　　　韦保新　牛红社　李云峰　吴　涛

　　　　张金成　娄　赟　耿　鹏　蔡吉超

U0335652

中国中医药出版社

·北　京·

图书在版编目（CIP）数据

伤科推拿学/韦保新，娄赟主编 . -- 北京 : 中国中医药出版社，2016.10（2024.12重印）
ISBN 978-7-5132-3582-2

Ⅰ . ①伤… Ⅱ . ①韦… ②娄… Ⅲ . ①中医伤科学—
推拿 Ⅳ . ① R274

中国国家版本馆 CIP 数据核字 (2016) 第 197099 号

中国中医药出版社出版

北京经济技术开发区科创十三街 31 号院二区 8 号楼
邮政编码　100176
传真　010-64405721
河北联合印务有限公司印刷
各地新华书店经销

开本 787×1092　1/16　印张 16　字数 395 千字
2016 年 10 月第 1 版　2024 年 12 月第 5 次印刷
书号　ISBN 978 – 7 – 5132 – 3582 – 2

定价　48.00 元
网址　www.cptcm.com

服 务 热 线　010-64405510
购 书 热 线　010-89535836
维 权 打 假　010-64405753

微信服务号　zgzyycbs
微商城网址　https://kdt.im/LIdUGr
官 方 微 博　http://e.weibo.com/cptcm
天猫旗舰店网址　https://zgzyycbs.tmall.com

编写说明

本教材的编写是在河南推拿职业学院学术委员会的指导下，为适应高等职业教育针灸推拿学专业教学需要，由河南推拿职业技术学院的推拿专业教学与医疗方面的专家，根据全国中医药高等教育学会、全国高等中医药教材建设研究会提出的"立足改革，更新观念""宽基础，重实践""精品战略"的原则和高等职业教育国家规划教材的要求编写的。本教材不仅继承了前几版教材的结构和内容，又针对不断发展的临床医疗和预防保健的实际情况进行了创新和补充完善，并注重吸收近十年来推拿方面发展的成熟成果，力求在科学性、先进性、专业性、特色性、系统性、实用性方面有较大的提高。

本教材阐述了脊柱与四肢部的筋肉、骨关节、经络、气血损伤的基础理论与推拿治疗手法操作技能，更注重推拿手法技能操作、临床实践和应用。根据教学和临床需要，介绍了60余种临床上常见病和多发病，并使用规范的疾病名称、概念，以及推拿手法操作要求和动作要领。本教材在重技能、重实践的基础上，又有插图说明，图文并茂。

由于水平有限，教材中难免有疏漏之处，恳请广大师生和读者提出意见和建议，以便进一步完善。

编　者
2016 年 7 月

目　录

第三篇　关节脱位

第四篇　损伤后遗症

第一篇

绪　论

第一章

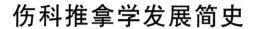

伤科推拿学发展简史

伤科推拿学是中医伤科学的重要组织部分,是在中医理论与现代医学思想的指导下运用推拿手段研究防治人体皮肉、筋骨、气血、经络、脏腑等损伤疾患的一门学科。

伤科推拿学属中医伤科学外治法之一。历史悠久,源远流长。是我国各族人民长期与疾病做斗争的经验总结,积累了丰富的、比较系统、完整的理论和经验,并形成了一门独立的学科。

一、伤科推拿的起源

科学的发生和发展从开始起便是由生产所决定的。中医伤科学的起源与形成也与劳动人民长期的劳动生活、生产实践紧密相关。

人类最早的医疗活动之一是外治法。原始人类简单的抚摸、按压、包扎等法,可谓之伤科疾病推拿治疗的起源。

距今一百多万年前,我们的祖先为了生存,便依靠着集体的智慧和力量,用原始的劳动工具、有限的劳动经验、简单的劳动互助来应付自然界的各种灾难,抗击猛兽的频繁侵袭,以获取必要的食物,同时也逐步积累了原始的医药知识。原始社会的早期,人们大都住在洞穴或窝棚里,以避风雨寒暑,防备猛兽虫蛇,这是人类最早的预防外伤措施。但人类在与毒蛇、猛兽搏斗和部落之间发生战争时,也常常发生外伤。原始人就在外伤或损伤出现的疼痛、肿胀等处抚摸、按压,以减轻痛苦。经过长期的反复实践,摸索出一些能医治损伤性疾病的方法和一些简单的治伤手法,如对伤口用泥土、树叶、草茎等进行涂裹,这便是外治法的起源。

二、先秦时期

西周时期,随着文化和医学的发展,伤科病的病名、概念和治疗方法逐渐形成,从事医疗活动的医生也开始分工。公元前11世纪的周代,在医疗分工上已有专人掌管骨科疾病的治疗。

《周礼》中记载的"疡医",就是负责"肿疡、溃疡、金疡、折疡"的治疗。这里所说的"金疡",即"金创",指由金属器刃损伤肢体所致的创伤;"折疡"概括了击、堕、跌、仆所致的骨断筋伤等疾病。其治疗办法也比较丰富,除内服中药外,还有敷药(祝药)和手术(刮杀)及正体等治疗措施。

三、秦汉时期

那时虽无伤科专著,但在同时期现存最古老的几本医学文献中都记载有这方面的内容。如《黄帝内经》中,就有对跌打损伤的症状、诊断和治疗的论述。《黄帝内经》是我国医学文献中现存最早的一部典籍,它比较系统、全面地阐述了人体解剖、生理、病理、诊断、治疗等基本理论。《灵枢·经水》指出:"若夫八尺之士,皮肉在此,外可度量,切循而得之,其死可解剖而视之。"《灵枢·骨度》篇通过体表测量人体骨骼的长短、大小、广狭,按头颅、躯干、四肢各部折量出一定的标准分寸。《灵枢·经筋》论述了附属于十二经脉的筋肉系统。解剖学、生理学的发展也就促使了伤科学的发展。《素问·缪刺论》论述:"人有堕坠,恶血留内……此上伤厥阴之脉,下伤少阴之络。"《素问》阐发的"气伤痛,形伤肿"以及"肝主筋,肾主骨,脾主肌肉"等理论,一直指导着伤科基础理论研究和临床医疗实践。《灵枢·刺节真邪》记载的"骨蚀"的病名,病因及病机,均类似现代医学的无菌性骨坏死。《素问·痿论》分别论述了痿躄、脉痿、筋痿、肉痿、骨痿等肢体畸形的病因病理、辨证和治疗。《素问·生气通天论》指出:"因于湿,首如裹,湿热不攘,大筋软短,小筋弛长,软短为拘,弛长为痿。"说明痿证可引起肢体一部分筋肉瘫痪松弛,另一部分筋肉痉挛、缩短,继而引起关节畸形。在治疗上,已广泛采用针灸、熨贴、推拿和药物等方法。

《神农本草经》收集的"主金创续绝筋骨伤"药物达数十种之多。《金匮要略》载有治"金疮"的王不留行散及治马堕的一些筋骨损伤方药。可见,当时骨伤科学已获得了一定的发展。此外,《吕氏春秋·季春记》曰:"流水不腐,户枢不蠹,动也,形气亦然。形不动则精不流,精不流则气郁,郁处头则为肿为风……郁处足则为痿为躄。"主张采用运动锻炼的方法治疗足部"痿躄",为后世伤科动静结合的功能疗法奠定了理论基础。

东汉末年,张仲景所著的《伤寒杂病论》是我国第一部临床医学巨著。他总结了汉代以前的医学成就,并根据自己的临床经验,创立了理、法、方、药一整套辨证施治方法。同时还记载了牵臂法人工呼吸、胸外心脏推拿等复苏术。该时期成书的《治百病方》《难经》等都论及伤科内容,既有理论,又有诊疗经验,成为后世赖以发展的基础。

四、三国两晋时期

三国时期名医华佗,既能用方药、针灸治病,更擅长外科手术,并创立了"五禽戏",与现代医学中的医疗体操相似。

晋代葛洪所著《肘后救卒方》介绍的夹缚固定骨折法,对危重创伤的急救、开放创口的处理法等,把骨折科在诊断学和治疗学方面推进了一步。记载颞颌关节脱位口腔内整复法,是世界上最早的颞颌关节脱位整复方法。书中还记载了用爪切人中治猝死、按心下治心痛、抓脐上3寸治腹痛等简便方法。葛洪也十分重视膏摩的应用,他说"病有新旧,疗法不同,邪在毫毛,宜服膏及摩之"。在《肘后救卒方》中记载了膏摩方有8首。

五、隋唐时期

隋代巢元方的《诸病源候论》探求诸病之源,九候之要,列述了1700余症,为我国第一部病理专著。该书《金创伤筋断骨候》中指出筋伤后可引起营卫不通,并提出伤口必须在受伤后立即缝合的正确观点。在此期间"太医署"列骨伤科为一门分科,命名按摩科。

唐代孙思邈著《千金方》中记载了颞颌关节脱位的复位手法。"一人以手指牵其颐以渐推之,则复入矣,推当疾出指,恐误啮伤人指也"(治失欠颊车蹉开张不合方)。并指出整复后可采用蜡疗和热敷,以助关节功能的恢复。王焘著《外台秘要》,主张用毡做湿热敷,以减轻损伤肢体的疼痛。蔺道人著《仙授理伤续断秘方》,是我国第一部伤科专著,它阐述了骨折的治疗原则为正确复位、夹板固定、功能锻炼、药物治疗,直至骨折愈合。指出复位前要先用手摸伤处,识别骨折移位情况,采用拔伸、捺正等手法。骨折整复后,将软垫加在肢体上,然后用适合肢体外形的杉树皮夹板固定。对动静结合的理论，蔺道人较前人有更进一步的阐述。该书指出："凡曲转，如手腕脚凹手指之类，要转动……时时为之方可。"对开放性骨折，他则采用经过煮沸消毒的水冲洗污染的伤口和骨片，皮破必须用清洁的"绢片包之""不可见风着水"等。这种原则现在仍为处理开放性骨折的准绳。

盛唐时期，随着经济文化的繁荣，内外交通日益发达，对外文化交流出现了欣欣向荣的局面，推拿也在这一时期传入朝鲜、日本、印度、阿拉伯及欧洲等国家。

六、宋金元时期

该时期骨伤科在临床医学上迅速发展。朝廷也进一步确立"正骨兼金镞科"，分别为九门或十三门分科之一。这时期的医学著作有《太平圣惠方》《圣济总录》等书，既有专门描述折伤的卷章，又有论及骨伤科的方药。

元代，由于蒙古族善骑射，对于伤科颇有专长，在医制十三科中就有正骨科。危亦林著《世医得效方》，在伤科学上有伟大的成就。他认为"颠仆损伤，骨肉疼痛，整顿不得，先用麻药服，待其不识痛处，方可下手"。麻醉药量按患者年龄、体质及出血情况而定，再按照患者麻醉程度逐渐增加或减少，"已倒便住药，切不可过多"。危亦林是世界上第一次采用悬吊复位法治疗脊柱骨折的人。该书指出："凡挫脊骨，不可用手整顿，须用软绳以脚吊起，坠下身直，其骨使自归窠……然后用大桑皮一片，放在背皮上，杉树皮两三片，安在桑皮上，用软物缠夹定，莫令屈，用药治之。"该书还把髋关节脱位分为前后两型，指出："此处身上骨是臼，腿根是杵，或出前，或出后，须用一人手把住患人身，一人拽脚，用手尽力搦归窠，或是锉开。又可用软棉绳从脚缚倒吊起，用手整骨节，从上坠下，自然归窠。"危氏又把踝关节骨折脱位分为内翻、外翻两型，并按不同类型施用不同复位手法，指出："须用一人拽去，自用手摸其骨节，或骨突出在内，用手正从此骨头拽归外，或骨突向外，须用力拽归内，则归窠；若只拽，不用手整入窠内，误人成疾。"

七、明清时期

明代太医院设十三科，其中就有接骨科。薛己著《正体类要》指出："肢体损于外，则气血伤于内，营卫有所不贯，脏腑由之不和。"阐明了伤科疾病局部与整体的辩证关系。该时期骨伤科逐渐发展形成以薛己为首的主张八纲辨证和以远真人为代表的主张经络穴位辨证施治两大骨伤科学派。同时骨伤科学内外兼治、动静结合的治疗观点也进一步确立和发展。

清代吴谦集历代伤科之大成，著《医宗金鉴·正骨心法要旨》。该书系统地总结了清代以前的骨伤科经验，对人体各部位的骨度、手法、夹缚器具及内外治法方药，记述最详，既有理论，尤重实践，图文并茂，是一部较完整的正骨书籍。近代学者多推崇此书。值得注意的是吴谦不仅把正骨手法归纳为摸、接、端、提、推、拿、按、摩八法，并运用手法治疗腰腿痛等伤筋疾患，使用攀索叠砖法整复胸腰椎骨折脱位，而且强调了正确运用手法的重要性，就是必须先"知其体相，识其部位"，才能"一旦临证，机触于外，巧生于内，手随心转，法从手出"。如此则手法运用更加具有科学性。这一观点目前仍为大家所推崇。在固定方面，"爱因身体上下正侧之象，制器以正之，用辅手法之所不逮，以冀分者复合，欹者复正，高者就其平，陷者升其位"。并创造和改革了多种固定器具，例如，对脊柱中段采用通木固定，下腰部损伤采用腰柱固定，四肢长骨干骨折采用竹帘、杉篱固定，髌骨骨折采用抱膝器固定等。此外，沈金鳌著《沈氏尊生书·杂病源流犀烛》，对内伤的病因病机、辨证治疗有所阐发；顾世澄著《疡医大全》，对跌打损伤及一些骨关节疾病有进一步的论述;钱秀昌著《伤科补要》、赵竹泉著《伤科大成》、胡延光著《伤科汇纂》等专著亦系统详述了各种损伤的证候和治疗,并附有很多治验的病案,均为学习与研究中医骨伤科学的重要文献。

伤科学在我国有着数千年的悠久历史,我国劳动人民长期与伤病做斗争的过程中积累了丰富的理论和宝贵的经验,其中有不少是世界上最早的发明创造,代表了当时的世界先进水平。但是,到了1840年鸦片战争以后,中国沦为半殖民地半封建国家。随着帝国主义的文化侵略,西方医学传入中国,使中医骨伤科学受到了极大的摧残。在此期间,伤科学著作甚少,极其丰富的伤科经验散存在老一辈的中医师和民间中,缺乏整理和总结提高,甚至到了濒于失传的边缘。

新中国成立后,在中国共产党和人民政府的关怀下,正确地贯彻了党的中医政策,中医学犹如枯木逢春,欣欣向荣。几十年来,中国骨伤科医务工作者,尤其是推拿医务人员以辩证唯物主义为指导,实行中西医结合,积极开展手法治疗骨关节及其周围筋肉组织损伤的研究工作。国内很多省、市、自治区先后办起了推拿训练班及学校,河南洛阳、山西太原、陕西宝鸡相继成立了盲人推拿学校,为全国培养了一大批推拿专业人才。河南省针灸推拿学校成立于1959年,是全国唯一一所面向残疾学生的职业学校。2001年与河南中医学院(现河南中医药大学)联合成立河南中医学院针灸推拿职业学院。2011年经河南省人民政府批准、教育部备案,升格为公办专科层次全日制普通高等职业院校,更名为河南推拿职业学院,学院主要培养适应医疗卫生事业发展需要的高等技能型人才,同时举办中等职业教育和职业技能培训。学院秉承"以人为本、承古创新、突出技能、注重质量"的办学理念,为社会培养医疗卫生专业人员数万名,涌现出一大批中医推拿名师和企业家。学院先后与瑞士、意大利、俄罗斯、日本、新加坡等国家及中国香港、中国台湾地区的相关机构开展了学术交流和项目合作,为推拿走向世界起了重要的推动作用。全国一些省市相继成立了骨伤科研究机构,对伤科医学的发掘、继承、提高起到了积极作用。推拿医学在伤科领域中的广泛运用已取得了新的成就和发展。近年来推拿著作大量涌现,如《推拿学》《中国推拿》《实用推拿学》《伤科推拿》《中医推拿学》等。近20年来,推拿学科更加注重继承与创新相结合,重视运用现代医学的诊断方法和技术与中医传统诊断方法并举,治疗手法更为丰富,疗效不断提高。我国伤科推拿学的新进展越来越受到世界医学界的重视,对世界医学科学做出了一定贡献。

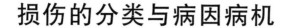

第二章

损伤的分类与病因病机

第一节 分 类

损伤是人们最常见的疾患之一。损伤是因外来暴力作用于人体,使之受伤的总称。它是由外界刺激突然作用于人体,引起组织器官在解剖或生理上的紊乱,且伴有局部及全身性反应。轻者妨碍日常工作与生活,重者威胁生命。所以,对各种损伤疾病的防治必须予以足够的重视。

损伤的含义相当广泛,根据历代文献的记载,中医学对于损伤性疾病早有认识,并且有了合理的分类方法。如唐代《外台秘要》称"此病有两种,一者外损,一者内伤"。这则论述十分明确,后世大多遵循此法,将损伤分为外伤与内伤两大类。

一、外伤

外伤是指因外力作用所致皮肉、筋骨的损伤,为有形之伤。根据其损伤的程度划分为伤皮肉、伤筋、伤骨。

(一)伤皮肉

外来暴力作用于人体,都是由表及里,皮肉首当其冲,故皮肉最易受伤。临床上根据受伤部位皮肤的完整性受到破坏与否,可分为创伤、挫伤与碾挫伤三种。

1. 创伤 创伤是指暴力使皮肤破损而有创口出血,深部组织与体外环境发生接触者。皮肤完整则外邪不易侵入,伤处不致污染。《血证论·创血》指出:"人之所以卫外者,全赖卫气。""卫气……外循肌肉,充于皮毛,如室之有壁,宅之有墙,外邪不得而入也。今既破其皮肉,是犹壁之有穴,墙之有窦,揖盗而招之入也。"《灵枢·经脉》载:"人始生,先成精,精成而脑髓生,骨为干,脉为营,筋为刚,肉为墙。皮肤坚而毛发长,谷入于胃,脉道以通,血气乃行。"因此,破皮的外伤(创伤)容易感染,所以,又称开放性损伤。

由于受伤方式及伤口深浅的不同,又可分为以下几种。

(1)擦伤:致伤物的粗糙面沿皮肤平行切线方向划过所致的浅层破损。特点为伤面有擦痕及小出血点,创口不整齐,伴有渗液。

(2)裂伤:钝力打击所致的皮肤及皮下组织裂开。特点为伤口边缘多不整齐,损伤组织广泛。

(3)割伤:为锐利器具切割所致,创口较整齐,常呈直线状,深浅程度可不同,深部血管、神经、肌腱可被割断,出血较多。

(4)刺伤:为尖细物刺入软组织所致,伤口不大,但一般较深,深部重要器官可以受到损伤,致伤物也可以折断于深部组织内。

(5)穿入伤:多为高速度的枪弹片所致,组织损伤面积一般较大,致伤物可留在体内,并将污物带入组织内。

(6)贯通伤:致伤情况与穿入伤相似,有出入两个伤口,也可将污物带入伤口内。

2. 挫伤 挫伤系指皮肉受伤而不破皮者。伤处疼痛,肿胀或青紫,皮下瘀血,压痛显著。严重时可发生肌纤维破裂及深部血肿。但若暴力过大时,力的作用可由外及内,同时并发内部较重的损伤,但一般属于闭合性损伤。

除体表的筋肉组织损伤外,体腔内脏器损伤时,也可以分为开放性与闭合性,但体表伤口必须与体腔相通,始可称为开放性损伤。若体腔仍保持其完整性者,不论其体表有无创口,均称为闭合性损伤。

3. 碾挫伤 由于钝性物体推移挤压与旋转挤压之外力直接作用于肢体,造成以皮下及深部组织为主的严重损伤。往往形成皮下组织的碾挫伤及肢体皮肤的脱套损伤,如被汽车轮挤压等造成。

(二)伤筋

中医学对伤筋范畴的认识是较为广泛的,凡由于扭挫、刺、割以及劳损等原因而使肌肉、筋膜、肌腱、韧带等一切软组织以及软骨、周围神经损伤,均属于伤筋的范围。伤后出现关节屈伸不利和疼痛。医学文献上把伤筋分为筋断、筋走、筋弛、筋强、筋挛、筋翻、筋挫等数种名目。但在临床应用上,根据其损伤程度大致可归纳为筋断裂伤与筋不断裂伤两大类。

伤筋是否断裂,主要通过临床表现来进行判定。一般来说,筋伤而未断裂者,在早期出现筋扭、筋粗、筋翻等;在后期则出现筋强、筋缩、筋萎、筋结等症。狭义的伤筋相当于现代医学的扭捩伤,一般是指关节附近的韧带因关节活动超过了其正常活动范围而引起的损伤,表现为韧带纤维的部分断裂,同时伴有小血管破裂出血,临床上除有关节活动障碍表现外,尚有局部肿胀和皮肤青紫。肌肉或肌腱也可因外力过猛而使其纤维部分断裂。其他如肌腱、腱鞘、滑囊、滑膜等非化脓性炎症亦属伤筋的范畴。

筋未断者指肌腱、肌肉、筋膜、韧带等发生损伤而未断裂者。特点为局部肿胀,皮肤青紫,关节运动发生不同程度的障碍。筋伤断裂者,一般是指韧带、肌腱、筋膜以及周围神经等组织的断裂和软骨的破裂等。治疗原则均以外伤科手术修补缝合为主。

根据其损伤的程度,将筋伤断裂者概括为以下三种类型。

1. 轻度断裂伤 肌腱或韧带的部分纤维撕裂,但无长度和弹性的改变。特点为局部轻度渗出、肿胀或出血,疼痛轻,多不影响功能活动。

2. 中度断裂伤 肌腱的纤维撕裂严重或部分断裂,并有周围其他组织损伤。特点为其长度略增加,弹性不同程度降低,局部因出血等所致的肿胀和疼痛均明显,皮下有瘀斑青紫,影响正常的功能活动。

3. 重度断裂伤 伤筋大部分断裂或全部断裂或造成撕脱性骨折,周围组织严重受损,局部血肿明显,疼痛剧烈。触诊可见筋的两断端,或伴有骨折、关节错位等。

(三)伤骨

由于暴力而使骨骼受损者称为伤骨。根据损伤程度分为轻伤与重伤两种。

1. 轻伤 系指骨骼受到轻微的损伤,没有断碎,也没有脱位,仅骨膜受到损伤,其他部分还是完整的。

2. 重伤 系指骨或关节受到严重的损伤。根据受伤的部位不同,可分为骨折与关节脱位两种。

(1)骨折:古称折骨。系指由于外力作用或其他因素破坏了骨骼的完整性和连续性者。根据受伤的严重程度,分为骨碎、骨断、骨裂三种类型。

骨碎:指骨折伤后断裂成多块碎骨片者,临床上称为粉碎性骨折。

骨断:指骨折伤后断成二段或三段者,此型最多见。根据骨折断的形状,又有横形骨折、斜形骨折或螺旋骨折之分。

骨裂:指骨折处仅有部分裂缝,即骨的连续性未全部碎断者,又称为裂纹骨折。骨骺分离亦属于骨折之一种。

除外伤性骨折外,骨折亦可发生在骨病的部位(如肿瘤、佝偻病、炎症等),外伤可仅仅是一种诱因,此种骨折称为病理性骨折。

(2)关节脱位:古称脱臼或脱骱。中医学认为,上下骨之相合处有臼有杵,脱臼是指受伤后使杵骨位置改变而脱离其窠臼者。所以凡关节因受暴力影响,使组成关节各骨之间的关节面失去正常位置,出现疼痛、畸形和功能丧失者,即称为关节脱位。

根据受伤后的脱位程度,可分为全脱位与半脱位两种类型。

全脱位:指组成关节的骨端关节面完全脱离原位者。

半脱位:指组成关节的骨端关节面仅部分脱离原位者。

根据其病因,又可分为损伤性脱位、习惯性脱位、先天性脱位与病理性脱位四种类型。

二、内伤

内伤指人体气血、脏腑、经络的损伤,即各种因素造成机体内部气血、脏腑、经络功能紊乱而出现的各种损伤内证。古称"内损",为无形之伤。

根据损伤病理的不同可分为伤气、伤血、伤脏腑。

1. 伤气　伤气指各种损伤所引起的人体气机运行失常。临床上分为气滞、气闭、气虚、气脱。

(1)气滞:指伤后气机运行不畅。特点为无形之疼痛,其痛无定处,且范围较广,无明显压痛点。临床表现为咳嗽,呼吸不畅,牵掣作痛,胸胁窜痛胀闷,心烦,气急,脉沉等症状,多见于胸肋损伤,如岔气。

(2)气闭:多因骤然损伤而使气机运行完全或接近完全阻滞,亦可由气滞甚者逐渐发展而成。临床表现为一时性晕厥,昏迷不省人事,恶心呕吐,甚至发展为厥证,患者牙关紧闭,四肢抽搐,脉细数。多见于颅脑损伤,惊吓等。

(3)气虚:是指气机虚弱无力,是全身或某一脏腑、器官、组织出现功能不足和衰退现象。临床表现为疲倦乏力,呼吸气短,声音低微,自汗,脉细无力等。多见慢性损伤、严重损伤的恢复期或体质虚弱的老年患者。

(4)气脱:为气机失调之脱证,是气虚最严重的表现。特点为伤后突然昏迷或醒后又昏迷。临床表现为伤后突然神色颓变,面色苍白,口唇发绀,目光无神,汗出肢冷,胸闷气憋,呼吸微弱,舌质淡,脉细数。多见于开放性损伤失血过多的患者。

2. 伤血　伤血是指因跌打、挤压、碾挫伤的各种机械暴力等因素直接损伤经络血脉,造成损伤出血或瘀血停滞而引起的症状。

病机上可分为血瘀、血虚、血热三种。

(1)血瘀：是伤后血逆妄行，血离经脉之外，滞留体内，而成为瘀血停滞。特点为痛有定处，肿胀瘀斑。临床表现为肌表肿痛青紫，疼痛部位固定。

(2)血虚：是因损伤造成失血过多或脾虚生血不足或筋骨严重损伤累及肝肾而致。临床表现为面色不华，萎黄，头晕，目眩，心悸，手足发麻，心烦失眠，血甲色淡，唇舌淡白，脉细无力。

在伤科疾患中表现为局部损伤处愈合迟缓，功能长期不能恢复，甚至出现筋挛，皮肤干燥，关节缺少血液滋养而僵硬，活动不利。

若损伤后失血过多，则会出现四肢厥冷，大汗淋漓，烦躁不安，甚至晕厥等虚脱症状。

(3)血热：损伤后积瘀化热或肝火炽盛，血分有热均可引起血热。临床上可见发热，口渴，心烦，舌红绛，脉数等。严重者可出现高热昏迷。积瘀化热，邪毒感染，尚可致局部血肉腐败，化脓。若血热妄行，则可见出血不止等。

3. 伤脏腑　伤脏腑又称为伤内脏。凡因跌仆、坠堕、打击或金刃等受到严重损伤时，多次伤及体内脏腑或骨折后断端内陷刺伤脏腑者，均属危急之症。

根据损伤发生的部位，可分为头部内伤、胸胁部内伤、腹部内伤三种。一般头部内伤较为严重，但尚需要根据各部位具体伤情正确判断。

另外，根据受伤的过程及外力作用的性质，分为急性损伤与慢性损伤(劳损)。

(1)急性损伤：系指由于骤然而来的暴力所引起的损伤。急性损伤一般病情急重，应予以重视，及时检查处理。

(2)慢性损伤(劳损)：是指由于劳逸失度或体位不正受积累性静力引起的损伤。此种损伤有时病因不明确，易为人们所忽略。劳损病例常有反复发作的特点，一般病程较长。

根据受伤时间长短，分为新伤与陈伤两种。

(1)新伤：凡伤后时间未超过半个月者，无论伤情轻重，均属新伤。

(2)陈伤：又称宿伤，俗称老伤。一般是指受伤时间超过半个月者。

根据损伤的严重程度，分为轻伤与重伤两种。一般来说，在外伤中伤皮肉病情较轻，伤筋骨较重，而以筋断、骨折为最严重。在内伤中，伤气血病情较轻，伤脏腑较重，又以脏腑破裂出血为最严重。

总之，人是一个内外统一的整体，就外伤而言，皮肉受损，筋骨亦会累及；反之，伤筋损骨，皮肉必然同病。因经络为运行气血的通道，经络"内属于脏腑，外络于肢节"，而且"五脏之道，皆出于经隧以行血气"，因此无论是伤气血还是伤脏腑，均可导致经络阻滞；反之经络损伤，亦必然引起气血、脏腑功能失调。同样，外伤与内伤也是密切相关的，临床辨证施治都应该从整体出发，全面分析，才能取得较好的疗效，这是中医学中医伤科的特点之一。

第二节　病　因

伤病即人体在一定的条件下，对外界损害因素作用的反应，这种反应通过人体内在的变化而反映出来，因此，导致伤病发生、发展的因素，它必须作用于人体，通过人体的反应，才可能构成伤病。同时人体对于各种外界损害因素的反应，固然有它共同的规律，但由于人们所处环境、生理特点与病理因素的不同，这就产生了人体对外界损害因素的各种特殊性。

伤科疾病，根据发生的原因，可分为外在因素与内在因素两方面。

一、外在因素

是指从外界作用于人体的伤病因素。包括外力作用、外感六淫与邪毒感染。

1. **外力作用**　由于跌仆、坠堕、撞击、闪挫、扭捩、压轧、负重、刀刃、劳损等所引起的伤病，均与外力作用有关。根据外力性质不同,可分为直接暴力、间接暴力、肌肉收缩力和持续劳损等四种。

(1)直接暴力:是指损伤发生于外力接触的部位,如挫伤、创伤、直接打击引起的筋伤脱位、横断骨折或粉碎性骨折等。

(2)间接暴力:是指损伤发生在远离外力接触的部位,如传达暴力、扭转暴力引起的骨折、关节脱位和筋伤等。传达暴力为纵向轴心力,作用形式多发生在四肢、脊柱;扭转暴力为横向轴心力,作用发生在关节、筋膜结构薄弱处或骨干细弱处。

(3)肌肉强烈收缩力:是指肌肉急骤强烈而不协调收缩引起的损伤,是另一种造成伤科疾病的间接暴力。如踢腿时用力过猛,导致股四头肌强烈收缩而引起髌骨骨折或股四头肌损伤等。

(4)持续劳损:持续劳损多为较长期的过度用力而积累致伤、长时间劳损或姿势不正确的工作,使肢体某部位之筋骨受到持续或反复多次的慢性牵拉、摩擦等,使筋骨持续受外力积累损伤。如单一姿势的长期弯腰负重可造成慢性腰肌劳损。

2. **外感六淫与邪毒感染**　外感六淫诸邪或邪毒感染,均可导致筋肉、关节发生疾患。由于创伤、邪毒感染,损伤积瘀,经脉受阻,亦可化热成毒,形成化脓性疾病。多种损伤可因风寒湿邪乘虚侵袭,气机不得宣通而出现反复发作性疼痛,或出现筋肉松弛无力,致关节活动不利、肢体功能障碍等。

二、内在因素

内在因素是指从内部影响人体的伤病因素。内在因素与伤科疾病的发生有密切关系。年龄、体质、局部解剖结构、病理因素等的不同,可使疾病具有不同特点。如骨关节疾患可因轻微外力而引起病理性骨折、脱位;内分泌代谢障碍可使骨折愈合迟缓;某些骨肿瘤可能与遗传因素有关等。

1. **年龄因素**　年龄不同,伤病的好发部位及发生率不一样。如跌倒时臀部着地,外力作用相同,但老年人易引起股骨颈骨折或股骨粗隆间骨折,青少年则较少发生。小儿因骨骼柔软,尚未坚实,所以容易发生骨折,但其骨膜较厚而富有韧性,骨折时多发生不完全性骨折。

2. **体质因素**　体质的强弱与损伤的发生有密切的关系。年轻体壮、气血旺盛、肾气充足、筋骨坚固者不易发生损伤;年老体弱、气血虚弱、肝肾亏虚、骨质疏松者容易发生损伤。

3. **解剖结构**　损伤与其局部解剖结构也有一定的关系。传达暴力作用于某一筋骨时,骨折常常发生在密质骨与松质骨交界处,如桡骨下端骨折好发于桡骨下端 2～3cm 松质骨与密质骨交界处。

4. **先天因素**　损伤的发生与先天禀赋不足也有密切关系,如隐性骶椎裂、骶椎腰化、腰椎骶化,降低了腰骶关节的稳定性,容易发生劳损。先天性脆骨病可造成骨组织脆弱,易产生骨折。

5. **病理因素**　伤病的发生还与组织的病变关系密切,内分泌代谢的障碍可影响骨的成分。骨组织的疾患如骨肿瘤、骨结核、骨髓炎等均可破坏骨组织,导致局部结构的破坏。

6. 职业工种 损伤的发生与职业工种有一定的关系。手部损伤多发生在缺乏必要的防护设备下工作的机械工人。慢性腰部劳损多发于经常弯腰负重操作的工人。运动员容易发生各种运动损伤。长期低头工作者容易患颈椎病。

7. 七情内伤 内伤与七情变化的关系密切。慢性的骨关节痛,如果情志郁结,则内耗气血,可加重局部的病情。在创伤骨折患者中,性格开朗、意志坚强,有利于创伤修复;如果意志薄弱,忧虑过度,则加重气血内耗,不利于康复,甚至加重病情。

总之,损伤性疾病发生的原因是十分复杂的,往往是内、外致病因素综合作用的结果。因此,必须正确理解内因与外因这一辩证关系,才能认识伤病的发生和发展规律,更好地辨证和有效地预防损伤性疾病的发生。

第三节 病 机

人体是由脏腑、经络、皮肉、筋骨、气血津液共同组成的一个统一的整体,其正常生命活动有赖于气血、筋骨、脏腑、经络等各部分之间的功能正常。若机体受到外在因素的作用或内在因素的影响而遭受损伤后,气血、筋骨、经络、脏腑之间的功能失调,一系列症状便随之产生,正如《正体类要》所说:“肢体损于外,则气血伤于内,营卫有所不贯,脏腑由之不和。”这就说明了局部与整体的关系是相互作用、相互影响的。所以,在诊治过程中,应从整体的观念出发,对气血、筋骨、经络、脏腑之间的生理、病理关系加以研究,才能认识伤科疾病的本质和病理变化的因果关系。

一、气血

气血的功能,外可充养皮肉筋骨,内可灌溉五脏六脏,温煦肢体,濡养全身,周流运行不息,维持人体正常生命活动。气为血帅,血为气母,气血相辅相成,互相依附,循行全身,周流不息。若气结则血凝,气虚则血脱,气迫则血走;反之,血凝则气滞,血虚则气虚,血脱则气亡。

《素问·阴阳应象大论》曰:“气伤痛,形伤肿。”说明肿与痛是气血损伤的病理反应。《难经·第十二难》指出“气留而不行者,为气先病也,血壅而不濡者,为血后病也”。气无形,血有形。气为血帅,血随气行。气先伤及于血,或血先伤及于气。先痛而后肿为气伤形,先肿而后痛为形伤气。气血两伤,多肿痛并见。

《杂病源流犀烛》曰:“跌仆闪挫,卒然身受。由外及内,气血俱伤病也”“忽然闪挫,必气为之震。震则激,激则壅,壅则气之周流一身者,忽因所壅而凝聚一处……气凝在何处,则气亦凝在何处矣。”肢体损伤诸症,多伤及气血。伤气则气滞,伤血则血凝。气滞能使血凝,血凝能阻气行,以致病变而为瘀。滞于肌表则为青紫肿痛。阻于营卫则郁而生热,积于胸胁则为痞满胀闷,结于脏腑则为癥瘕积聚。

《医宗金鉴·正骨心法要旨》曰:“跌仆损伤之证,专从血论,须先辨或有瘀血停积,或为亡血过多。”皮不破而内损者,多有瘀血。“破肉伤菌,每致亡血过多”。如蓄血可引起瘀血攻心,亡血可引起血脱晕厥。

《洞天奥旨》曰:“气血旺则外邪不能干,气血衰而内正不能拒。”气血的盛衰与伤病的发生、发展有一定关系,对伤病的过程、预后也有所影响。气血充足者,抵抗力强,病程短,易恢复;气血虚弱者,抵抗力弱,病程长,恢复难。

二、筋骨

筋可联络骨骼，维持肢体活动。骨有支持身体，保护内脏的功能。《灵枢·经脉》曰："骨为干……筋为刚。"肢体的运动，虽赖于筋骨，但筋骨离不开气血的温煦，气血化生，濡养充足，筋骨功能才可健运。而且筋骨又是肝肾的外合，肝血充盈则筋得所养，肾髓充则骨骼劲强，肝肾精气的盛衰关系到筋骨的成长与衰退。

筋骨损伤和疾病可累及气血。损骨能伤筋，伤筋亦能损骨，伤筋损骨还可累及肝肾精气，肝肾精气充盛的人，筋骨盛长，筋骨损伤后修复较快；肝肾精气衰的人，筋骨衰弱，筋骨损伤修复迟缓，筋骨损伤之后，如果肝肾得到及时调养，就能促进损伤筋骨的修复。

《素问·上古天真论》曰："肝气衰，筋不能动。"《灵枢·经脉》曰："脉弗荣则筋急。"肝藏血，主筋，肝血充盈，有利于筋的正常活动；肝血不足，筋的功能就会发生异常。四肢关节的屈伸运动与肝有一定关系，而肝的病变又可出现筋挛拘急等症状。

《素问·痿论》曰："……肾主身之骨髓……肾气热，则腰背不举，骨枯而髓减，发为骨痿。"《灵枢·海论》："脑为髓之海……髓海有余，则轻劲多力……髓海不足，则脑转耳鸣，胫酸眩冒，目无所见，懈怠发卧。"骨、髓与脑属奇恒之腑，与肾有密切关系。肾主骨，生髓，通脑，均同出一源，即来源于先天的肾之精气，又为后天水谷精气所化生。所以，骨髓有滋生骨骼的作用。脑则有维持肢体灵活运动的功能。肾主骨，藏精，精生骨髓。骨髓、髓海充足，可使肢体强健有力；骨髓、髓海不足，则肢体骨骼萎弱，甚至废用。

三、经络

《灵枢·本脏》曰："经脉者，所以行气血而营阴阳，濡筋骨，利关节者也。"指出了经络是运行气血的通络，它内联脏腑外络肢体，沟通表里，贯穿上下，调节人体各部功能。因此，经络畅通，则气血调和，濡养周身，肢体健强，维持脏腑正常生理功能活动。若经络阻塞，则气血失调，濡养滞阻，肢体受损，而致脏腑不和，引起病变。

经络的病候主要有两个方面：一是脏腑伤病可以累及经络；二是经络运行阻滞，影响循行所过组织器官的功能，出现相应部位的症状。

《杂病源流犀烛》曰："损伤之患，必由外侵内，经络脏腑并与俱伤。其治之之法，亦必于脏腑经络间求之。"例如胸部内伤，症见胸满气短，其病则在胁肋。其病机就与经络有关，因胸为肺之分野，除肺经与心经外，肝经之脉由下而上布胁肋，胆经之脉由上而下循胸胁。因此，胸部内伤，除有心肺的症状外，还有经络循行部位的症状。

古人认为："腰乃脉络经俞之大合。"《诸病源候论》曰："劳伤之人，肾气虚损，肾主腰脚，其经贯肾络脊，风邪乘虚卒入肾经，卒然而患腰痛。"腰为肾之府，肾经、膀胱经和脊柱相联络，故这些经脉的病变可引起腰背、臀部及下肢放射性疼痛，承扶、委中、承山、昆仑等穴位找到压痛点。《难经》记载："督脉者，起于下极之俞，并于脊里，上至风府，入属于脑。"且督周身之阳，手足三阳经与其交会，脊椎骨折，可出现肢体麻木不仁，活动失灵；合并足太阳膀胱经损伤时，可出现泌尿系统功能障碍；合并手阳明大肠经损伤时，则出现大便功能障碍。

《医宗金鉴·外科心法要诀》曰："痈疽原是火毒生，经络阻隔气血凝。"可见骨病疮疡，由于外感邪毒，引起经络阻塞、气血凝滞而发病；若邪毒由表传里，还可波及脏腑，引起脏腑内的病变，若邪毒波及体表，也是通过经络传导的。

四、脏腑

脏腑是化生气血、通调经络、濡养皮肉筋骨、主持人体生命活动的主要器官,若脏腑不和,则经络阻塞,气血凝滞,皮肉筋骨失去濡养以致引起肢体病变。《素问·至真要大论》指出:"诸风掉眩,皆属于肝;诸寒收引,皆属于肾;诸气膹郁,皆属于肺;诸湿肿满,皆属于脾,诸痛痒疮,皆属于心。"说明各种病变与脏腑病候息息相关,互为因果。

《灵枢·邪气脏腑病形》曰:"有所坠堕,恶血留内;若有所大怒,气上而不下,积于胁下,则伤肝。有所击仆,若醉入房,汗出当风,则伤脾。有所用力举重,若入房过度,汗出浴水,则伤肾。"《外科正宗·杂疮毒门》曰:"从高坠堕而未经损伤皮肉者,必有瘀血流注脏腑。"此外,朱丹溪曰:"凡损伤专主血论。肝主血,不论何经所伤,恶血必归于肝,流于胁,郁于腹而作胀痛。"所有这些论述,都说明损伤瘀血可反映于脏腑而引起病候。

《黄帝内经》认为:肾藏精,主骨,有促进骨骼生长发育和滋生骨髓、脑髓的作用。骨髓贮于骨腔,以养骨骼;脊髓上通于脑,以充养脑髓。肾精充足,则骨髓得养,脑髓充盈,人即精力充沛,耳聪目明,记忆力强,骨骼强健,行动轻捷,矫健有力。如肾精亏损,骨髓不充,则可见骨软齿摇,腰酸腿软,不能久立,不能劳作,或病骨痿,或易骨折;在小儿则见发育迟缓,囟门迟闭。脑髓失充则记忆力差,或见失眠、眩晕、耳鸣等症。阐明了"肾主骨"的生理病理机制及骨髓充盈与否均取决于肾气盛衰。此外,心阳虚脱,可发生休克;肝血不荣,可引起筋痿;脾不统血,可致血证肺肾阴虚,可以诱发骨痨。从而说明脏腑病候与骨关节病变关系密切,互相影响。

由此可见,骨关节损伤和疾病的发生、发展与脏腑的关系极为密切。

第三章

伤科推拿临床辨证诊断

第一节　四　诊

伤科推拿学的辨证诊断是在中医学诊断学的基本理论指导下,通过望、闻、问、切四诊,结合实验室和影像学等辅助检查,在收集临床资料的基础上,根据损伤的病因、部位、程度进行分类,并以皮肉、筋骨、气血、经络、脏腑等理论为指导,根据它们的内在联系,加以综合分析。在临床上,应将这几种辨证方法互相补充,诊断才能臻于完善。在辨证时,既要求有整体观念,重视全面检查,又要结合伤科推拿学的特点,进行细致的局部检查,这样才能做到全面了解病情,做出正确诊断。

一、望诊

望诊是通过视觉来观察疾病表现于外的病情、病态的方法。这是依据"有诸内必形诸外"之理。对伤科患者进行诊治时,应该首先通过望诊来进行全面观察。伤科疾病的望诊,除了对全身的神色、形态、舌象及分泌物等做全面的观察检查外,对损伤局部及其邻近部位必须特别认真观察。如《伤科补要》中就明确指出:"凡视重伤,先解开衣服,遍观伤之轻重。"要求暴露足够的范围,一般采用与健肢对比,进行功能活动的动态观察。通过望全身、望损伤局部、望舌质舌苔等方面,初步确定损伤的部位、性质和轻重。

（一）望全身

1. **望神色**　首先通过察看神态色泽的变化来判断损伤的轻重、病情缓急。如精神爽朗、面色红润者,正气未伤;若面容憔悴、神气委顿、色泽晦暗者,正气已伤,病情较重。对重伤患者,还要观察其神志是否清醒。若神志昏迷、神昏谵语、目暗睛迷、瞳孔缩小或散大、面色苍白、形羸色败、呼吸微弱或喘急异常,多属危症。

2. **望形态**　望形态可了解损伤部位和病情轻重。形态发生改变多见于骨折、关节脱位以及严重伤筋。如小儿桡骨小头半脱位,呈前臂旋前,肘半屈曲位;小儿先天性髋关节脱位,单侧脱位者呈跛行,双侧脱位者呈鸭步步态;若下肢骨折时,患者多不能直立行走;肩、肘关节脱位时,患者多用健侧手扶持患侧的前臂;颞颌关节脱位时,患者多用手托住下颌;腰部急性扭伤时,患者身体多向患侧倾斜,且用手支撑腰部慢行。

（二）望局部

1. **望肤色**　主要是观察皮肤的色泽与外形的变化。新伤出血者,肤色青紫,肿胀范围比较广泛,损伤后肤色青紫不断加重,为内部渗血不止的现象,应注意进一步检查。皮肤青紫而红者应防止继发性感染;肤色失去红润而变白者,为血虚或血液循环受阻;损伤部位肤色黑紫,应防止组织坏死。若皮肤破损者,须分清是外源性或内源性损伤。

2. 望畸形　可通过观察肢体标志线或标志点的异常改变,判断有无畸形,畸形往往表示有骨折或脱位的存在。关节脱位后,原关节处出现凹陷,而在附近,因脱位而出现隆起,患肢可有长短粗细等变化,如肩关节前脱位有方肩畸形。完全性骨折的伤肢,因重叠移位而出现不同程度的增粗和缩短,在骨折处出现高突或凹陷等。如股骨颈和股骨转子间骨折多有典型的患肢缩短与外旋畸形,桡骨下端骨折有"餐叉"样畸形等。如四肢骨折断端移位,由于肌肉的拉力,断端可出现向内、向外、向前、向后等成角畸形。

3. 望肿胀、瘀斑　损伤后,因气滞血瘀,多伴有肿胀、瘀斑。故要观察其肿胀、瘀斑的程度以及色泽的变化。肿胀严重者,明显可见青紫,可能有骨折或筋断存在;肿胀较轻者,稍有青紫或无青紫者多属轻伤。早期损伤有明显的局限性肿胀,可能有骨裂或撕脱性骨折的存在。肿胀较重,肤色青紫,为新鲜性损伤;肿胀较轻,青紫带黄者,为陈旧性损伤。大面积肿胀、青紫伴有黑色者,为严重的挤压伤。

4. 望创口　对各种开放性的损伤,须注意创口的大小、深浅,创缘是否整齐,有无污染及异物,色泽鲜红还是紫暗以及出血情况等。创口一般分为清洁伤口、污染伤口、感染伤口三种。清洁伤口是指损伤时局部清洁,伤口没有细菌侵入。污染伤口是指伤口受到污物、细菌所污染,易引起感染。感染伤口是指伤口渗出脓液坏死组织。

(三)望舌

又称舌诊。观察舌质及苔色,虽然不能直接判断损伤部位及性质,但心开窍于舌,又为脾胃之外候,它与各脏腑均有密切联系。《辨舌指南》说:"辨舌质,可决五脏之虚实;视舌苔,可察六淫之浅深。"所以它能反映人体气血的盛衰、津液的盈亏、病邪的性质、病邪的进退、病位的浅深以及伤后机体的变化。因此望舌是伤科辨证的重要部分。

舌质和舌苔都可以诊察人体内部的寒热、虚实等变化,两者既有密切的联系,又各有侧重。反映在舌质上的,以气血的变化为重点;反映在舌苔上的,以脾胃的变化为重点。观察舌苔的变化,还可鉴别疾病是属表还是属里,舌苔的过多还是过少标志着正邪两方的虚实。所以察舌质和舌苔可以得到相互印证、相得益彰的效果。

1. 望舌质

(1)正常人舌质为淡红色,若舌质淡白,为气血虚弱,或为阳气不足而伴有寒象。

(2)舌色红绛为热证,或为阴虚。舌色鲜红,深于正常,称为舌红,进一步发展而成为深红者称为绛。两者均主有热,但绛者为热更甚。多见于里热实证、感染发热或创伤大手术后。

(3)舌色青紫,为伤后气血运行不畅,瘀血凝滞。局部瘀斑表示瘀血程度较轻或局部有瘀血。全舌青紫表示血运不畅或血瘀程度较重。青紫而滑润,表示阴寒血凝,为阳气不能温运血液所致。绛紫而干表示热邪深重,津伤血滞。

2. 望舌苔

(1)薄白而润滑为正常舌苔或为一般外伤复感风寒,初期在表,病邪未盛,正气未伤;舌苔过多或无舌苔表示脾胃虚弱;厚而滑为损伤伴有寒湿或寒痰等兼证;厚白而腻为湿浊,薄白而干燥为寒邪化热,津液不足;厚白而干燥表示湿邪化燥;白如积粉可见于创伤感染、热毒内蕴之证。

(2)舌苔的厚薄与邪气的盛衰成正比。舌苔厚腻为湿浊内盛,舌苔愈厚则邪愈重。根据舌苔的消长和转化可测知病情的发展趋势。由薄增厚为病进,由厚减薄为病退。但舌红光剥无苔则属胃气虚或阴液伤,老年人股骨颈骨折等严重损伤时多见此舌象。

（3）黄苔一般主热证。在创伤感染、瘀血化热时多见。脏腑为邪热侵扰，皆能使白苔转黄，尤其是脾胃有热。薄黄而干，为热邪伤津；黄腻为湿热；老黄为湿热积聚；淡黄薄润表示湿重热轻；黄白相兼表示由寒化热，由表入里；白、黄、灰黑色泽变化标志着人体内部寒热以及病邪发生变化。若由黄色转为灰黑苔时表示病邪较盛，多见于严重创伤感染伴有高热或失水津涸等。

二、闻诊

闻诊是从听患者的语言、呼吸、咳嗽的声音，以及嗅呕吐物、伤口、二便或其他排泄物的气味等方面获得临床资料。伤科的闻诊需要注意在切诊检查过程中出现的声响。

（一）全身闻诊

主要有鼻嗅与耳闻两个方面。

1. 听声音　正常人的语言声音柔和而圆润，发声高亢洪亮，表示元气和肺气充沛；如果发音低弱则为气血不足。在发病中发音高亢洪亮为阳证、实证、热证，发音低弱为阴证、虚证、寒证。呻吟表示有疼痛或精神烦躁，重声喊叫则表示疼痛剧烈，必须从局部或全身找出原因。言语声音低微，时断时续，为元气亏损。呼吸微弱多属虚证；呼吸气粗，多属实证。善太息多因情志抑郁，肝气不舒。咳嗽重浊，痰清白，鼻塞不通，多属外感风寒；咳嗽不畅，痰稠色黄，不易咳出，咽喉疼痛，多属肺热；喉有痰声，痰多易咳出为痰饮、湿痰；咳嗽无力，气短为肺虚；干咳无痰，咽喉干燥，多属燥邪犯肺或阴虚肺热。

严重创伤或手术患者，失血过多，出现声低，语言无力而断续，呼吸微弱，此为虚脱或休克的表现。头部损伤，烦躁惊叫者为颅内血肿。

2. 嗅气味　口气臭秽者多属胃热或消化不良、有口腔疾患等。二便、痰液、脓液等凡有恶臭，质地稠厚者，多属湿热或热毒。若脓液稀薄，无臭，多为气血两亏或寒性脓肿。

（二）局部闻诊

1. 听筋的声音　伤筋在检查时，可有特殊的摩擦音或弹响声，最常见的有以下几种情况。

（1）关节摩擦音：医者一手放在关节上，另一手移动关节远端的肢体，可听到关节的摩擦音或有摩擦感。

若有柔和的关节摩擦音，多在一些慢性或亚急性关节疾病中听到；若有粗糙的关节摩擦音，可在骨性关节炎时听到；在关节内当关节运动至某一角度，经常出现一个尖细的声音时，表示关节内有移位的软骨或游离体；关节出现音量高而单纯的响声，可在做膝关节旋转检查时出现，多为交锁和解锁响声。

（2）肌腱弹响声与捻发音：屈拇与屈指肌腱狭窄性腱鞘炎患者在做伸屈手指检查时可听到弹响声，多系肌腱通过肥厚之腱鞘所产生，习惯上又把这种狭窄性腱鞘炎称为弹响指或扳机指。腱周围炎在检查时常听到好似捻头发时发出的一种声音，即为"捻发音"，多在有炎性渗出液的腱鞘周围听到，好发于前臂的伸肌群、大腿的股四头肌和小腿的跟腱部。

（3）关节弹响声：膝关节半月板损伤或关节内有游离体，在做膝关节屈伸旋转活动时，可发出较清脆的弹响声。

2. 听创伤皮下气肿的捻发音　当创伤后，发现大片皮下组织有不相称的弥漫性肿起时，应检查有无皮下气肿。当皮下组织有气体存在，检查时将手指分开像扇状，轻轻按揉患部，可感知有一种特殊的捻发感或捻发音。当肋骨骨折后，若断端刺破肺脏，空气渗入皮下组织可形成皮下气肿。在手术创口或缝合伤口的周围若有空气残留在切口中，可发生皮下气肿。开放性骨折合并气性坏疽时也可出现皮下气肿。

3. **听骨擦音** 骨擦音是骨折的主要体征之一。无嵌插的完全性骨折,当摆动或触摸骨折的肢体时,两断端互相摩擦可发出响声或摩擦感,称骨擦音。注意听骨擦音,不仅可以帮助辨明是否存在骨折,而且还可以进一步分析骨折属于何种性质。如《伤科补要》说:"骨若全断,动则辘辘有声。若骨损未断,动则无声。或有零星败骨在内,动则淅淅之声。"骨骺分离的骨擦音与骨折的性质相同,但较柔和。骨擦音经治疗后消失,表示骨折已接续。但应注意,骨擦音多数是触诊检查时偶然感觉到的,不用主动或有意识地去找骨擦音,以免增加患者的痛苦和损伤。

4. **听骨传导音** 主要用于检查某些不易发现的长骨骨折,如股骨颈骨折、粗隆间骨折等。检查时将听诊器置于伤肢近端的适宜部位,或置于耻骨联合部位,或放于伤肢近端的骨突起部,用手或叩诊锤轻轻叩击远端骨突起部,可听到骨传导音。骨传导音减弱或消失说明骨的连续性遭到破坏。但应注意与健侧对比,伤肢不附有外固定物,与健侧位置对称,叩诊时用力大小相同等。

5. **听入臼声** 关节脱位在整复成功时,常能听到"咯噔"的关节入臼声,《伤科补要》说:"凡上骱时,骱内必有响声活动,其骱已上;若无响声活动者,其骱未上也。"当复位听到此响声时,应立即停止增加拔伸牵引力,以免肌肉韧带关节囊等软组织被过度拔伸而增加损伤。

6. **听啼哭声** 主要应用于小儿患者,以辨别受伤部位。小儿不会准确表达损伤部位的病情,家长有时也不能提供可靠病史资料。检查患儿,当摸到患肢某一部位时,小儿啼哭或哭声加剧,则往往提示该处可能是损伤部位。

三、问诊

问诊是伤科辨证的一个非常重要环节,在四诊中占有重要地位。正如《四诊抉微》所说"问为审察病机之关键"。通过问诊可以更多更全面地把握患者的发病状况,更准确地辨证论治。《素问·徵四失论》云:"诊病不问其始,忧患饮食之失节,起居之过度,或伤于毒,不先言此,卒持寸口,何病能中?"喻嘉言在《医门法律·明问病之法》中说:"凡治病,不问患者所便,不得其情,草草诊过,用药无据,多所伤残,医之过也。"由此可见古代医家都非常重视问诊。明·张景岳认为,问诊为诊治之要领,临证之首务。他提出十问"一问寒热二问汗,三问头身四问便,五问饮食六问胸,七聋八渴俱当辨,九因脉色查阴阳,十从气味章神见"(《景岳全书·传忠录上》),迄今仍指导临床实践。

(一)一般情况

了解患者的一般情况,详细询问患者姓名、性别、年龄、职业、民族、婚姻、籍贯、住址、就诊日期、病历陈述者等。建立完整的病案记录,以利于查阅、联系和随访。特别是对交通意外、涉及刑事纠纷的伤者,这些记录尤为重要。

(二)发病情况

1. **主诉** 主诉为患者描述的主要症状及发病时间,是促使患者前来就医的原因,提示病变的性质,包括疼痛、肿胀、功能障碍、畸形及其他等,记录应简明扼要。

2. **发病过程** 应详细询问患者的发病情况和变化的急缓,受伤的过程,有无昏厥,昏厥持续的时间,以及醒后有无再昏迷,经过何种方法治疗,效果如何,目前症状情况怎样,是否减轻或加重。生活损伤一般较轻,工业损伤、农业损伤、交通事故或战伤往往比较严重,常为复合性创伤或严重的挤压伤等。应尽可能问清受伤的原因,如跌仆、闪挫、扭伤、坠堕等,询问打击物的大小、重量、硬度,暴力的性质、方向和强度,以及损伤时患者所处的体位、情绪等。若伤者因高空作业坠落,足跟着地,则损伤可能发生在足跟、脊柱或颅底;平地摔倒者,则应问清着地的姿势,如肢体处于屈曲位还是伸直位,何处先着地;若伤时正与人争论,情绪激昂或愤怒,则在遭受打击后不仅有外伤,还可兼有七情内伤。

3. 损伤情况　问损伤的部位和各种症状,包括创口情况。

(1)疼痛:详细询问疼痛的起始时间、部位、性质、程度。应问清患者是剧痛、酸痛还是麻木;疼痛是持续性还是间歇性;麻木的范围是扩大还是缩小;痛点固定不移还是游走,有无放射痛,放射到何处;服镇痛药后是否减轻疼痛;各种不同的动作(负重、咳嗽、喷嚏等)对疼痛有无影响;与气候变化有无关系;劳累、休息及昼夜对疼痛程度有无影响等。腰椎间盘突出症,疼痛向下肢放射;骨折、韧带急性损伤为锐痛、刺痛;化脓性感染为跳痛;神经受到刺激为灼痛等。

(2)肿胀:应询问肿胀出现的时间、部位、范围、程度。如系增生性肿物,应了解是先有肿物还是先有疼痛以及肿物出现的时间和增长速度等。感染性疾病多是先有肿后有痛;外伤性疾病则是先有痛后有肿。

(3)功能障碍:若有功能障碍,应问明是受伤后立即发生的,还是受伤后经过一段时间才发生的。一般骨折或脱位后,功能立即会发生障碍或丧失;骨病则往往是得病后经过一段时间才影响到肢体的功能。如股骨颈嵌入性骨折的患者仍能骑自行车;有些单纯性轻度腰椎压缩性骨折的患者仍能坐立或行走;脊椎骨折患者合并有脊髓或周围神经损伤,要询问瘫痪症状何时出现,便于判断造成这种并发症的真正原因及时间。

(4)畸形:应询问畸形发生的时间及演变过程。外伤引起的肢体畸形可在伤后立即出现,亦可经过若干年后出现。肢体畸形多由骨关节破坏移位、增生或软组织的瘫痪所致。与生俱来或无外伤史者应考虑为先天性畸形或发育畸形等。

(5)创口:应询问创口形成的时间、污染情况、处理经过、出血情况以及是否使用过破伤风抗毒血清等。

(三)全身情况

1. 问寒热　恶寒与发热是伤科临床上的常见症状。除体温的高低外,还有患者的主观感觉。要询问寒热的程度和时间的关系,恶寒与发热是单独出现或并见。感染性疾病,恶寒与发热并见;损伤初期发热多属血瘀化热,中期发热可能为邪毒感染或虚损发热;骨关节结核有午后潮热;恶性骨肿瘤晚期可有持续性发热;颅脑损伤可引起高热抽搐等。

2. 问汗　问汗液的排泄情况,可了解脏腑气血津液的状况。严重损伤或严重感染可出现四肢厥冷、汗出如油的险象;邪毒感染可出现大热大汗;自汗常见于损伤初期或手术后;盗汗常见于慢性骨关节疾病、阴疽等。

3. 问饮食　应询问饮食时间、食欲、食量、味觉、饮水情况等。食欲缺乏或食后饱胀是胃纳呆滞的表现,多因伤后血瘀化热导致脾虚胃热或长期卧床体质虚弱所致。口苦者为肝胆湿热,口淡者多为脾虚不运,口腻者为湿阻中焦,口中有酸腐味者为食滞不化。

4. 问二便　伤后便秘或大便燥结,为瘀血内热。老年患者伤后可因阴液不足,失于濡润而致大便秘结。大便溏薄为阳气不足或伤后机体失调。对脊柱、骨盆、腹部损伤者尤应注意询问二便的次数、数量和颜色。对尾骨骨折移位者,询问其大便是否困难、形态有无改变等。

5. 问睡眠　伤后久不能睡或彻夜不眠,多见于严重损伤,心烦内热。昏沉而嗜睡,呼之即醒,闭眼又睡,多属气衰神疲;昏睡不醒或醒后再度昏睡,不省人事,为颅内损伤。

(四)其他情况

1. 过去史　过去的健康状况与现在的疾病常有密切关系,应自出生起详细问询,按发病的年月顺序记录。对过去的疾病可能与目前损伤有关的内容,应记录主要的病情经过,当时的诊断、治疗的情况以及有无并发症或后遗症。如先天性斜颈、新生臂丛神经损伤,要了解有无难产或产伤史;骨关节结核要了解有无肺结核史。

2. 个人史　应询问患者从事的职业或工种的年限、劳动的性质、劳动的条件和常处的劳动体位以及个人嗜好等,患者患病后的思想情况、精神状态等。妇女要询问月经、妊娠、哺乳史等。

3. 家族史　询问家族内成员的健康状况。已死亡的则应追寻其死亡的原因、年龄以及有无可能影响后代的疾病。这对骨肿瘤、先天性畸形的诊断尤有参考价值。

四、切诊

切诊包括脉诊和扪诊。

(一)脉诊

脉诊是观察整体变化的方法之一,通过脉诊可掌握机体内部气血、虚实、寒热等变化。伤科脉诊主要从脉搏的有无,脉位的高低,搏动的频率、节律、强弱、大小、势态等方面来观察。

损伤常见的脉象有以下几种。

1. 浮脉　浮脉轻按应指即得,重按之后反觉脉搏的搏动力量减弱而不空,举之泛泛而有余。在新伤瘀肿、疼痛剧烈或兼有表证时多见之。大出血及长期慢性劳损患者出现浮脉时说明正气不足,虚象严重。

2. 沉脉　沉脉轻按不应,重按始得,一般主病在里,伤科的内伤气血、腰脊损伤疼痛时多见之。

3. 迟脉　迟脉脉搏至数缓慢,每息脉来不足四至,一般迟脉主寒、主阳虚,在伤筋痉挛、瘀血凝滞等证常见。迟而无力者,多见于损伤后期气血不足,复感寒邪。

4. 数脉　数脉每息脉来超过五至。数而有力,多为实热;虚数无力者多为虚热。在损伤发热时多见之。浮数热在表,沉数热在里。

5. 滑脉　滑脉往来流利,如盘走珠,应指圆滑,充实而有力,主痰饮、食滞。在胸部损伤血实气壅时及妊娠期多见之。

6. 涩脉　涩脉指脉形不流利,细而迟,往来艰涩,如轻刀刮竹,主气滞、血瘀、精血不足。损伤血亏津少不能濡润经络的虚证、气滞血瘀的实证多见之。《四诊抉微》曰:"提纲之要,不出浮沉迟数滑涩之六脉,夫所谓不出六脉者,亦为其足统表里阴阳虚实,冷热风寒燥湿,脏腑气血之病也。"故有以上述六脉为纲的说法。

7. 弦脉　弦脉脉来端直以长,如按琴弦,主诸痛,主肝胆疾病,阴虚阳亢。在胸胁部损伤以及各种损伤剧烈疼痛时多见之,还常见于伴有肝胆疾患、动脉硬化、高血压等的患者。弦而有力者称为紧脉,多见于外感寒邪之腰痛。

8. 濡脉　濡脉与弦脉相对,浮而细软,脉气无力以动,气血两虚时多见之。

9. 洪脉　洪脉脉形如波涛汹涌,来盛去衰,浮大有力,应指脉形宽,大起大落。主热证,伤后邪毒内蕴,热邪较盛,或伤后血瘀化热时多见之。

10. 细脉　细脉脉细如线,多见于虚损患者,以阴血虚为主,亦见于气虚或久病体虚患者。

11. 芤脉　芤脉浮大中空,为失血之脉,在损伤出血过多时多见之。

12. 结、代为脉　结、代脉为间歇脉之统称。脉来缓慢而时止,止无定数为结脉;脉来动而中止,不能自还,良久复动,止有定数为代脉。在损伤疼痛剧烈、脉气不衔接时多见之。

(二)扪诊

扪诊亦称触诊,是通过医者的手对损伤局部进行认真触摸,查明损伤部位的形态、硬度、温度等有无变化,了解损伤的性质、程度,判断有无骨折、脱位以及骨折、脱位的移位方向等。摸法的用途极为广泛,在伤科临床上的作用十分重要。《医宗金鉴》说:"以手扪之,自悉其情""摸者,用手细细摸其所伤之处,或骨断、骨碎、骨歪、骨软、骨硬、筋强、筋柔、筋歪、筋断、筋走……以及表里虚实,并所患之新旧也。"触摸的方法要由轻到重、由浅入深,同时要沿着肌间隙才易触清骨骼以及具体变化情况。

1. 触摸动脉搏动　了解伤肢远端有无血运障碍,对骨折合并动脉损伤有重要意义,是骨关节损伤在检查与治疗中必不可少的步骤。触摸动脉搏动的部位有肘前肱动脉、手腕桡动脉、踝前侧足背动脉、内踝后方胫后动脉,按压指甲观察肢体远端的血运情况。

2. 摸压痛与叩击痛　根据压痛的部位、范围、程度来鉴别损伤的性质、种类,寻找压痛点,并区分痛的轻、重、深、浅、过敏或迟钝,局部压痛或广泛压痛,有无放射痛。直接压痛可能是局部有骨折或伤筋,而间接压痛(如纵轴叩击痛)常提示骨折的存在。长骨干完全骨折时,在骨折部出现环状压痛。斜形骨折时,压痛范围较横断骨折面积大。骨盆及肋骨骨折时,从前后或左右挤压骨盆或胸廓可引起骨折部疼痛。压痛部位较深、范围较小、锐痛或刺痛则表示筋的断裂或骨质的损伤;压痛部位浅、范围大、程度较轻,则可能为肌筋的慢性损伤;压痛深并向肢体远端放射多系神经根受压。

3. 摸畸形　在检查时,应注意局部有无高凸、凹陷、成角、旋转等畸形。结合触摸体表骨突标志的变化可以了解骨折或脱位的性质、移位的方向以及呈现重叠等。例如,肘关节后脱位,肱骨内上髁、外上髁、尺骨鹰嘴三个骨突标志发生异常变化;骨折后可触摸到移位骨折的断端高凸或成角等。

4. 摸皮肤的温度　根据局部皮肤冷热的程度,可以辨别是寒证还是热证,并可了解患肢血运情况。热肿一般表示新伤或局部积瘀化热、感染;冷肿表示寒性疾患;伤肢远端冰冷、麻木、动脉搏动减弱或消失、皮肤苍白或发绀,则是循环障碍的表现。

5. 摸异常活动　在肢体没有关节处出现了类似关节的活动或关节原来不能活动的却出现了活动即为异常活动,多见于骨折和韧带断裂。检查骨折患者时,不宜主动寻找异常活动,以免增加患者的痛苦和加重局部组织的损伤。

6. 摸弹性固定　患者脱位的关节常保持在特殊的畸形位置,被动活动时手下有弹性阻力感。这是关节脱位的特有体征之一。

7. 摸肿块　首先区别肿块的解剖层次是在骨骼还是在肌腱、肌肉等组织中,是骨性的还是囊性的,还须触摸其大小、形状、硬度、边界是否清楚,推之是否可以移动及表面光滑度。若局部肤色、温度正常或有皮下出血,按之即起或按之肿硬,多系损骨伤筋后内出血及组织反应性水肿所致,常见骨折、伤筋早期,是气血瘀阻之故。若温度、肤色正常或发紫,按之不能即起或伤肢下坠过久,按之有硬韧感,多系长期卧床或骨折固定后,软组织弹性减弱,肌力差,血液回流受到影响所致气虚血瘀,常见于骨折恢复期功能锻炼过程中。在触及包块时,要注意包块与周围组织的关系,如腱鞘囊肿,包块多呈圆形,边缘清楚,可移动,质地较软。胫骨结节骨软骨炎时,胫骨结节有一质地坚硬的、形状不一的明显凸起,且推之不动,压痛明显。包块的性质不明确,边界不清楚或长得比较快,可能是恶性肿瘤,应让患者做病理切片检查,明确其诊断。

第二节　常用检查方法

一、量诊

量诊据中医文献记载有悠久的历史。《灵枢·骨度》准确地制定出人体测量的尺寸,作为诊断定位和治疗的依据。《仙授理伤续断秘方》提出"相度患处"。量诊至今仍被伤科临床医务工作者所重视。对伤肢诊断时,可用皮尺、直尺、量角器等来测量其长短、粗细以及关节活动范围等,并与健侧做比较。通过量诊进行对比分析,了解肢体损伤程度,这对诊断、治疗和疗效观察均是必不可少的。

1. 测量肢体长短粗细

(1)肢体长度的测量:肢体长度的测量主要用于筋伤与骨折、脱位、先天性或继发性畸形的鉴别诊断。

①患侧长于健侧。伤肢显著增长者,常为脱位的标志,多见于肩、髋等关节向前或向下脱位,也可见于骨折过度牵引等。

②患侧短于健侧。伤在肢体多系有短缩畸形之骨折;伤在关节则因脱位而引起,如髋关节、肘关节向后脱位等。

(2)肢体周径的测量:筋伤患者常表现出肢体肿胀或萎缩,测量其肿胀或萎缩的程度对于了解病情的轻重、评定治疗效果很有帮助。一般常用软尺测量肢体周径,测量时取其肿胀或萎缩最明显处,并测量健侧对称部位的周径,以做对比。

①患侧粗于健侧。当患侧粗于健侧,多属于骨折、关节脱位等症;也可见于伤筋肿胀等。

②患侧细于健侧。可为陈伤误治而导致肌肉萎缩或有神经系统疾患而致肢体瘫痪等。

2. 测量关节的活动范围　全身各关节都有其正常的生理活动范围,在肢体发生疾病或损伤时,其活动范围可发生变化,活动度减小或增大,也可出现超越生理活动范围的异常活动度。

(1)中立位 0°法(表 3-1):目前临床上较为常用的测量方法是以中立位为 0°计算的,简称为中立位 0°法。例如,肘关节完全伸直时定为 0°,完全屈曲时可成 140°。

表 3-1　人体各关节功能活动范围(中立位 0°法)

关节	中立位	前后	左右	旋转	内外展	上下
颈椎 (图 3-1)	面部向前, 双眼平视	前屈、后伸 35°～45°	左右侧屈 45°	左右 60°～80°		
腰椎 (图 3-2)	腰伸直自然体位	前屈 90°, 后伸 30°	侧屈 20°～30° 左右	30°左右		
肩关节 (图 3-3)	上臂下垂, 前臂指向前方	前屈 70°～90°, 后伸 40°		内旋 80°, 外旋 30°	外展 80°～90°, 内收 20°～40°	上举 90°
肘关节 (图 3-4)	前臂伸直, 掌心向前	屈曲 130°～150°, 超伸 0°～10°		旋前 80°～90°, 旋后 80°～90°		

（续　表）

关节	中立位	前后	左右	旋转	内外展	上下
腕关节 （图 3-5）	手与前臂 呈直线（0°），手掌向下	背伸 35°～60°， 掌屈 50°～60°	桡偏 25°～30°， 尺偏 30°～40°	旋前及旋后 均为 80°～90°		
髋关节 （图 3-6）	髋关节伸直， 髌骨向前	屈曲 130°～140°， 后伸 10°～15°		内旋 40°～50° 和外旋 30°～40° （屈曲膝关节）	外展 30°～45°， 内收 20°～30°	
膝关节 （图 3-7）	膝关节伸直， 髌骨向前	屈曲 130°， 过伸 10°		内旋 10°，外旋 20° （屈曲膝关节）		
踝关节 （图 3-8）	足外缘与小腿呈 90°， 无内或外翻	背伸 20°～30°， 跖屈 40°～50°		内翻 30° 外翻 30°～35°		
跟距关节 （图 3-8）				内翻 30°， 外翻 30°～35°		

（2）邻肢夹角法：以两个相邻肢段所构成的夹角计算。例如，肘关节完全伸直时定为 180°，屈曲时可成 40°，则关节活动范围为 180°－40°＝140°。

对不易精确测量角度的部位，关节功能可用测量长度的方法以记录各骨的相对移动范围。例如，颈椎前屈可测下颌至胸骨柄的距离，腰椎前屈时测下垂的中指尖与地面的距离等。

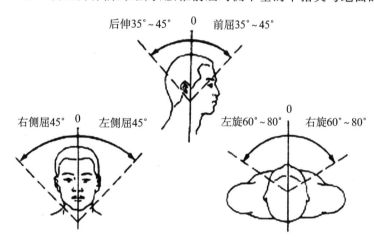

图 3-1　颈椎活动度

二、特殊检查法

（一）颈部

1. **椎间孔分离试验**　又称颈部拔伸试验。医者一手托住患者颏下部，另一手托住枕部，然后逐渐向上牵引头部，如患者感到颈部和上肢的疼痛减轻，即为阳性。多见于颈椎病、颈肋综合征等，如图 3-9。

2. **椎间孔挤压试验**　患者坐位，医者双手手指互相嵌夹相扣，以手掌面压于患者头顶部，同时向患侧或健侧屈曲颈椎，也可以前屈后伸，若出现颈部或上肢放射痛加重，即为阳性。多见于神经根型颈椎病或颈椎间盘突出症。如图 3-10。

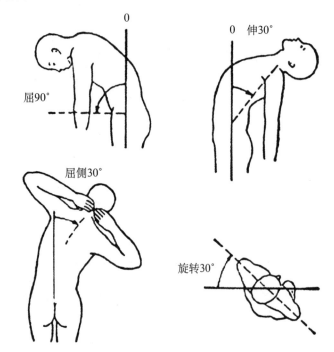

图 3-2　腰椎活动度

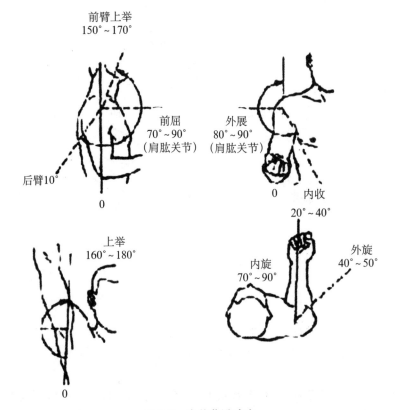

图 3-3　肩关节活动度

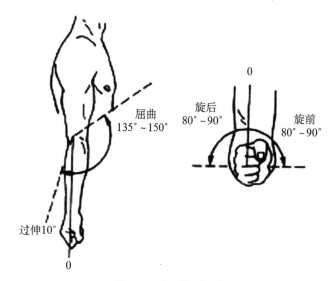

图 3-4 肘关节活动度

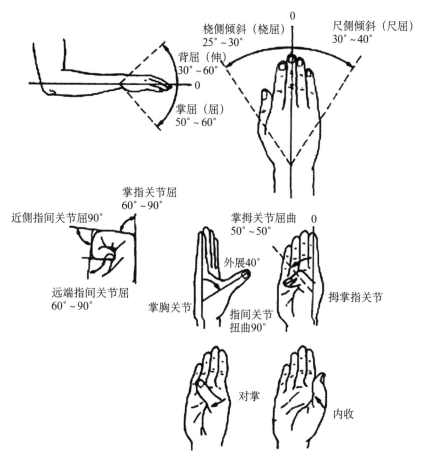

图 3-5 腕关节活动度

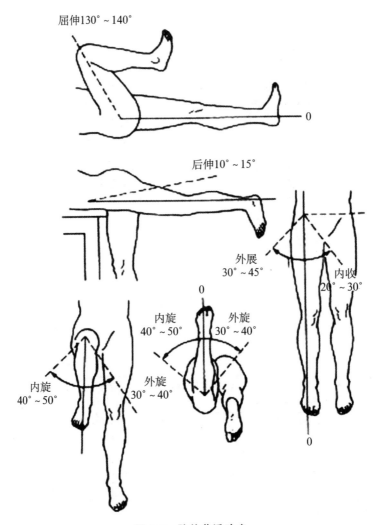

图 3-6　髋关节活动度

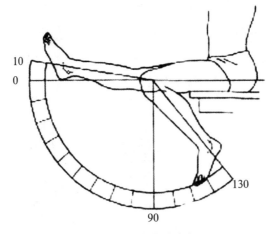

图 3-7　膝关节活动度

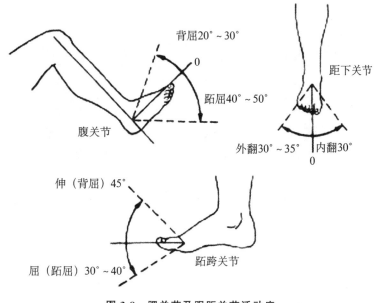

图 3-8　踝关节及跟距关节活动度

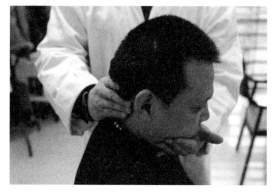

图 3-9　椎间孔分离试验

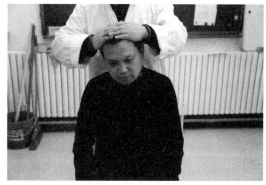

图 3-10　椎间孔挤压试验

3. **臂丛神经牵拉试验**　患者坐位,头微屈,医者立于患者被检查侧,一手推头部向对侧,同时另一手握该侧腕部做相对牵引,此时臂丛神经受牵拉,若患肢出现放射痛、麻木,则为阳性。多见于神经根型颈椎病等,如图 3-11。

4. **击顶试验**　患者端坐位。医者立其后方,用一手掌平放于患者头顶部,另手握拳叩击放于头顶部之手背的一种方法,称为击顶试验或隔掌击顶试验。出现肢体放射性疼痛、麻木为阳性,是椎间盘突出症的重要体征之一(老年人慎用),如图 3-12。

5. **屈颈旋转试验**　患者端坐或站立位。医者立其侧方,双手托扶患者枕颌部,先将其头颈部前屈,继而向左、右转动的一种试验方法,称为屈颈旋转试验。若颈部出现疼痛为阳性,多提示颈椎骨关节疾病,如图 3-13。

6. **斜角肌试验**　患者正坐,双手置于膝上,医生摸其患侧桡动脉,再令患者头后仰并转向患侧,同时深吸气。若桡动脉搏动减弱或消失、血压下降则为阳性,提示为斜角肌损伤综合征,如图 3-14。

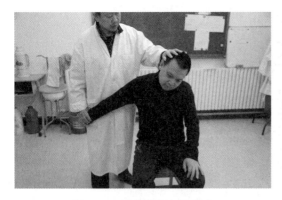

图 3-11 臂丛神经牵拉试验

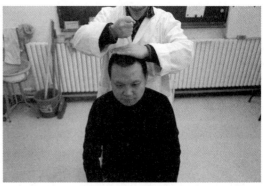

图 3-12 击顶试验

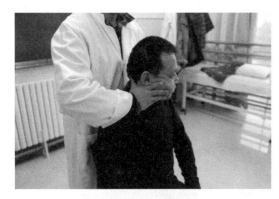

图 3-13 屈颈旋转试验

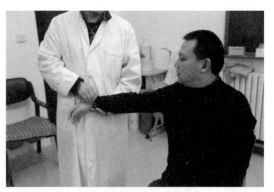

图 3-14 斜角肌试验

7. 肩外展外旋试验 当肩关节外展外旋 90°时,桡动脉搏动减弱或消失则为阳性,提示为斜角肌损伤、胸口出口综合征,见图 3-15。

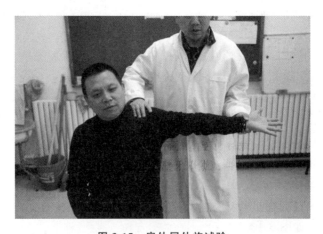

图 3-15 肩外展外旋试验

8. 挺胸直肘后伸试验　让患者尽量将肩部移向后下方，两肘伸直，桡动脉搏动减弱或消失为阳性，提示为肋锁综合征，如图 3-16。

9. 前斜角肌压迫试验　用手指压迫前斜角肌止点时，患者感觉局部疼痛并放射至前臂尺侧，尺神经支配区有麻木、沉重感为阳性，提示为斜角肌损伤综合征、肋锁综合征，如图 3-17。

10. 过度外展试验　患肢伸直并被动过度外展，此时桡动脉搏动减弱或消失为阳性，提示喙突胸小肌综合征，如图 3-18。

（二）腰背部

1. 直腿抬高试验　患者仰卧位，两下肢伸直靠拢，医者用一手握患者踝部，一手扶膝保持下肢伸直，逐渐抬高患者下肢，正常者可以抬高 70°～90°而无任何不适感觉；若小于以上角度即感该下肢有传导性疼痛或麻木者为阳性。多见于坐骨神经痛和腰椎间盘突出症患者，如图 3-19。

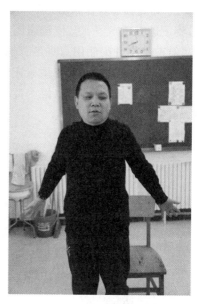

图 3-16　挺胸直肘后伸试验

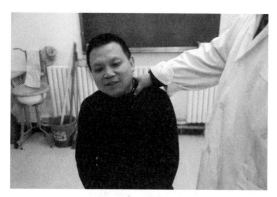

图 3-17　前斜角肌压迫试验

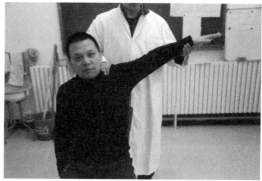

图 3-18　过度外展试验

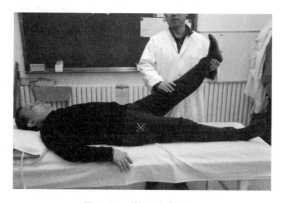

图 3-19　直腿抬高试验

2. 直腿抬高加强试验　在直腿抬高的基础上,当直腿抬高至下肢出现放射性疼痛、麻木时,将下肢放低 5°～10°,使腿痛明显减轻或消失,此时,一手固定此下肢保持膝伸直,另一手握住足趾前半部并突然用力将足背伸 1 次,因坐骨神经突然受到牵拉而紧张,引起伤肢后侧放射性剧痛,即为直腿抬高加强试验阳性。该试验可区别由于髂胫束、腘绳肌、膝部后侧关节囊紧张所造成的直腿抬高受限,因为此试验只加剧坐骨神经及小腿三头肌的紧张,对小腿以上的肌肉、筋膜无影响,如图 3-20。

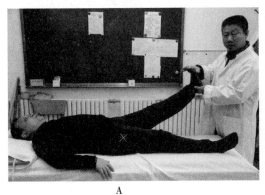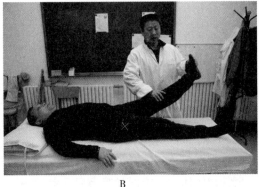

A　　　　　　　　　　　　　B

图 3-20　直腿抬高加强试验

3. 拾物试验　让小儿站立,嘱其拾起地上物品。正常小儿可以两膝微屈,弯腰拾物;若腰部有病变,可见腰部挺直、双髋和膝关节微屈的姿势去拾地上的物品,此为该试验阳性。常用于检查小儿腰部疾病。

4. 背伸试验　患者站立位,让患者腰部尽量背伸,如有疼痛为阳性,说明患者腰肌、关节突关节、椎板、黄韧带、棘突、棘上或棘间韧带有病变或有腰椎管狭窄症,如图 3-21。

5. 仰卧抱膝试验　患者仰卧位。医者嘱患者用双手抱其两膝部,使髋膝关节尽力屈曲,将膝部接近腹壁,若骶髂关节部出现疼痛不适者,即为仰卧抱膝试验阳性,如图 3-22。

6. 髋膝屈曲试验　患者仰卧位,屈曲髋膝关节。医者立其右侧,用双手按扶患者两膝部,使髋膝关节尽量屈曲并贴向胸腹,将臀部离开床面,如腰骶部出现疼痛,即为阳性。若进行单侧髋膝屈曲试验,患者一侧下肢伸直,医

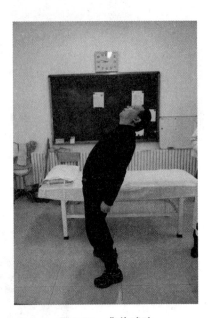

图 3-21　背伸试验

者用同样方法使另一侧髋膝关节尽量屈曲并贴向腹部,若腰骶关节或骶髂关节处发生疼痛,即为阳性。若腰部急性伤筋,慢性筋肉劳损或腰椎后关节、腰骶关节、骶髂关节损伤,或腰椎结核、骶髂关节结核等,本试验均为阳性。但腰椎间盘突出症及腰骶关节滑膜嵌顿,此试验常为阴性,如图 3-23。

7. 仰卧挺腹试验　本试验分为以下 4 个步骤依次进行,一旦出现阳性就不必再进行下一

步试验。本试验的原理是通过各步动作,使腹腔内压力不断增加,腔静脉回流受阻而返回至脊柱静脉系统,促成椎管内压力增高进一步增加,引起原已受压的神经根产生疼痛、麻木。同时,这种挺腹姿势也有可能使椎间盘组织进一步向后突出,挤压神经根而引起疼痛及放射痛。

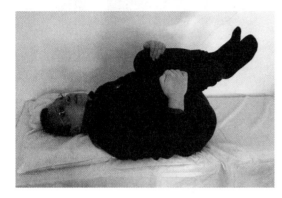

图 3-22　仰卧抱膝试验

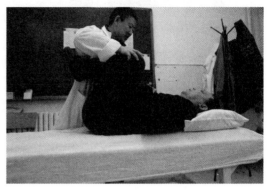

图 3-23　髋膝屈曲试验

仰卧挺腹试验具体做法如下。

(1)患者处于仰卧位,两手置于体侧,以枕部及两足跟为着力点,将胸腹及骨盆用力向上抬起,使腰背、臀部离开床面的一种方法,称为挺腹试验。如感到腰痛及患侧下肢放射痛,即为阳性,可提示腰部脊神经根受压。如不能引出疼痛,无明显阳性体征,则应进行第二步试验。

(2)患者可在保持上述体位的同时,深吸气用力鼓气,并保持 30 秒,至面色潮红,患肢有放射痛麻者即为阳性,此试验亦称挺腹闭气试验或挺腹闭气征。

(3)在挺腹姿势下用力咳嗽数次,出现患肢放射疼痛者为阳性。此试验亦称挺腹咳嗽试验或挺腹咳嗽征。

(4)在患者挺腹时,用双手压迫其颈静脉或用手压迫患者的腹部,此时若出现患肢疼痛,仍是阳性体征。此试验亦称挺腹颈静脉压迫试验(此步试验慎用于高血压及老年人),如图 3-24。

8. **扳颈压胸试验**　患者仰卧位。下肢伸直,上肢放于体侧。医者立其床头侧方,用一手按压胸骨部,另手托住头枕部,将颈部尽量前屈使下颏接触胸骨柄的一种试验方法,称为扳颈压胸试验。若出现腰痛伴有下肢放射痛者为阳性,提示突出物位于脊神经根的外上方(肩部),如图 3-25。

9. **腰部扭转试验**　又称斜扳试验。患者侧卧位,卧侧下肢伸直,另一下肢屈曲。医者立其前方,一手放于其肩前部向后推,另手放于其髂嵴后方向前推,两手协同用力,使腰部

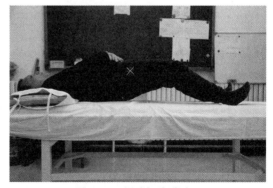

图 3-24　仰卧挺腹试验

尽量扭转,若产生疼痛,即为腰部扭转试验阳性。同样方法检查腰部另一侧。疼痛位于脊柱旁者为腰部肌肉、筋膜损伤,疼痛位于脊柱者多为后关节病损,疼痛位于骶骨背面者,提示该侧骶

骶关节病变,如图 3-26。

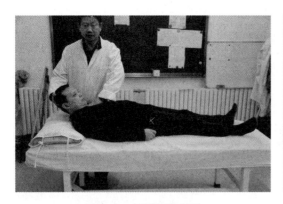

图 3-25　扳颈压胸试验

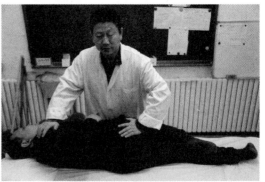

图 3-26　腰部扭转试验

(三)骨盆部

1. 骨盆挤压试验　患者仰卧位,医者用双手分别置于髂骨翼两侧同时向中线挤压骨盆;或患者侧卧,医者挤压其上方的髂嵴。如果患处出现疼痛,即为骨盆挤压试验阳性,提示有骨盆骨折或骶髂关节病变,如图 3-27。

2. 骨盆分离试验　患者仰卧位,医者两手分别置于两侧髂前上棘前面,两手同时向外下方推压,若出现疼痛,即为骨盆分离试验阳性。表示有骨盆骨折或骶髂关节病变,如图 3-28。

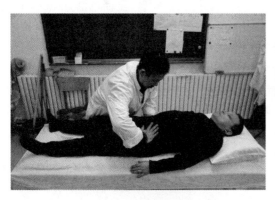

图 3-27　骨盆挤压试验

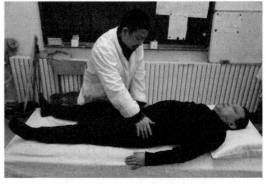

图 3-28　骨盆分离试验

3. 屈膝屈髋试验　患者仰卧位,双腿靠拢,嘱其尽量屈曲髋、膝关节,医者也可两手推膝使髋、膝关节尽量屈曲,使臀部离开床面,腰部被动前屈,若腰骶部发生疼痛,即为阳性。若行单侧髋、膝屈曲试验,患者一侧下肢伸直,医者用同样方法,使另侧髋、膝关节尽量屈曲,则腰骶关节和骶髂关节可随之运动,若有疼痛即为阳性。表示有闪筋扭腰、劳损或者有腰椎椎间关节、腰骶关节或者骶髂关节等病变。但腰椎间盘突出症患者该试验为阴性,如图 3-29。

4. 梨状肌紧张试验　有两种方法。患者仰卧位,伸直健肢,医者立于伤侧,用一手握拿伤肢踝部,另一手按扶膝部,而后协同用力将伤肢膝、髋关节过度屈曲,继之,使髋关节内收内旋位停留 30 秒,若出现臀部及下肢疼痛,再将髋关节外展外旋,疼痛减轻或消失者即称为梨状肌紧张试验阳性,如图 3-30;或患者俯卧位,下肢伸直。医者用一手按压大腿后方(腘窝上)固定,另一手握拿踝部使膝关节屈曲90°位,缓缓地将小腿外展至最大限度,停留30秒,出现臀部疼痛不适或伴有下肢疼痛,再将小腿内收,臀部及下肢症状明显减轻或消失为梨状肌紧张试验阳性,说明有梨状肌综合征,如图3-31。

5. 髋外展外旋试验 又称"4"字试验。患者仰卧位,健侧下肢伸直,被检查一侧下肢膝关节屈曲,髋关节屈曲、外展、外旋,外踝部放于健侧膝上大腿前侧,使双下肢呈"4"字形。医者立于伤侧,一手按压健侧髂前上棘固定,另一手放在屈曲的膝关节内侧并缓慢用力向下按压,使膝外侧接触床面的一种试验方法,即为"4"字试验。如被检查侧骶髂关节处出现疼痛即为阳性。因伤侧大腿外展外旋,髂骨被大腿前侧和内侧肌群牵拉而产生扭转并向外分离。此试验前应排除髋关节本身的病变,如图3-32。

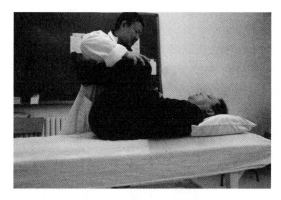

图3-29 屈膝屈髋试验

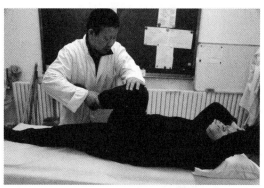

图3-30 仰卧位梨状肌紧张试验

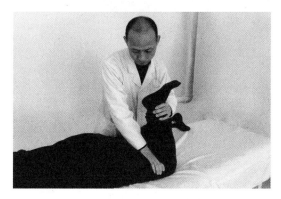

图3-31 俯卧位梨状肌紧张试验

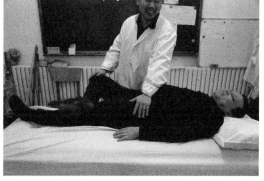

图3-32 髋外展外旋试验

(四)肩部

1. 搭肩试验 又称为肩关节内收试验。嘱患者端坐位或站立位,患侧肘关节取屈曲位,将手搭于健侧肩部,肘部贴近胸壁即为正常。手能搭于对侧肩部,肘部不能贴近胸壁;或者肘部贴近胸壁,手不能搭于对侧肩部,均为阳性体征,提示可能有肩关节脱位,如图3-33。

2. 肱二头肌抗阻力试验 医者一手扶住患者肘部,一手扶住腕部,嘱患者用力屈肘、外展、外旋,医者拉前臂抗屈肘,如果结节间沟处疼痛为试验阳性。提示该肱二头肌长头腱滑脱或肱二头肌长头肌腱炎,如图3-34。

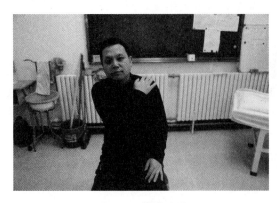

图 3-33　搭肩试验

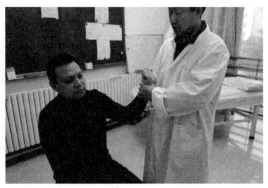

图 3-34　肱二头肌抗阻力试验

3. **直尺试验**　以直尺贴患肢上臂外侧,正常时不能触及肩峰,若直尺能触及肩峰则为阳性。提示有肩关节脱位或其他因素引起的方肩畸形,如三角肌萎缩等,如图 3-35。

4. **疼痛弧试验**　嘱患者肩外展或被动外展其上肢,当肩外展到 60°～120°时,肩部出现疼痛为阳性。这一特定区域的外展痛称为疼痛弧,提示肩峰下的肩袖有病变,如图 3-36。

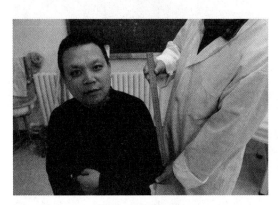

图 3-35　直尺试验

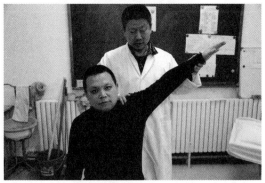

图 3-36　疼痛弧试验

5. **冈上肌腱断裂试验**　嘱患者肩外展 30°～60°,患侧三角肌明显收缩,外展上举困难,越用力越耸肩。若被动外展超过 60°,患者方可主动上举,这一疼痛区域的外展障碍即为阳性,提示有冈上肌腱的断裂或撕裂,如图3-37。

（五）肘部

1. **腕伸肌紧张试验**　嘱患者屈腕屈指,医者握其手背,再嘱患者抗阻力背伸腕关节,出现肱骨外上髁处疼痛即为阳性。提示肱骨外上髁炎。

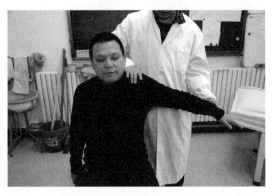

图 3-37　冈上肌腱断裂试验

2. 网球肘试验　又称肱骨外上髁炎试验。患者端坐位。医者立其侧前方,用一手握住伤肢肘部,另手拿住腕部,先屈腕、屈肘,而后将前臂旋前(内旋)并伸直肘关节,若肱骨外上髁部出现疼痛即为阳性,对诊断网球肘(外上髁炎)有重要意义,如图 3-38。

3. 抗阻力伸腕试验　嘱患者握拳屈腕,医者用一手握拿伤肢肘部,另一手按压其手背做对抗,再嘱患者抗阻力伸指及背伸腕关节,若出现肱骨外上髁处疼痛,即为阳性。为肱骨外上髁炎的常见体征之一。

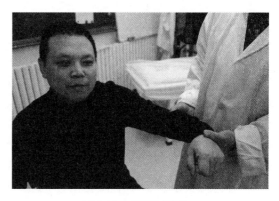

图 3-38　网球肘试验

4. 肱骨内上髁炎试验　又称高尔夫球肘试验。患者端坐位。医者立其侧前方,用一手握住伤肢肘部,另一手拿住腕部,先屈腕、屈肘,而后将前臂旋后(外旋)并伸直肘关节,若肱骨内上髁部出现疼痛即为阳性,可诊断为肱骨内上髁炎。

(六)腕和手部

1. 握拳尺偏试验　嘱患者做拇指内收,并屈曲各指,握拳后向尺侧倾斜屈曲,若桡骨茎突部出现疼痛,即为阳性。提示桡骨茎突部狭窄性腱鞘炎,如图 3-39。

2. 腕三角软骨挤压试验　嘱患者端坐,医者一手握住患肢前臂下端,另一手握住手部,用力将手腕极度掌屈、旋后并向尺侧偏斜,并施加压力旋转,若在尺侧远端侧方出现疼痛,即为阳性体征。说明有三角软骨损伤。

3. 叩击腕管试验　患者端坐位。医者立于伤侧,用一手托住伤肢腕部背面,另一手中指端用力叩击腕部掌侧的腕横韧带中点,若出现和加剧伤侧手指刺痛及麻木等异常感觉,即为叩击腕管试验阳性,提示为腕管狭窄综合征,如图 3-40。

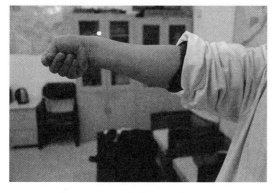

图 3-39　握拳尺偏试验

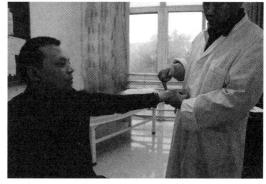

图 3-40　叩击腕管试验

4. 屈腕试验　患者端坐位。医者立于伤侧前方,用一手拇指按压腕部掌侧横纹处,余四指放于腕背侧固定,另一手握住手背将腕关节掌屈 90°,停留 30 秒,若手的掌侧麻木,疼痛加重并放射至桡侧三个半手指,即为屈腕试验阳性,提示为腕管狭窄综合征。

5. 手镯试验　又称握挤试验。患者端坐位。医者立于伤侧,用双手握紧伤肢前臂尺桡骨下端,若出现疼痛,即为手镯试验阳性。如有腕部急性损伤,可为桡尺远端关节损伤,无外伤史者,则可能为类风湿关节炎的体征之一,如图3-41。

(七)髋部

1. 髋关节屈曲挛缩试验 患者仰卧位,医者立于健侧,用双手分别握拿健侧下肢适宜部位,将其膝髋关节屈曲,使股骨贴近腹壁,腰部贴紧床面(克服腰前凸增加的代偿作用),此时嘱患者伸直伤肢,若伤肢屈曲不能伸直平放于床面,即为髋关节屈曲挛缩试验阳性,提示髋关节有屈曲挛缩畸形。伤侧大腿与床面形成的角度,即髋关节屈曲挛缩畸形的角度,如图3-42。

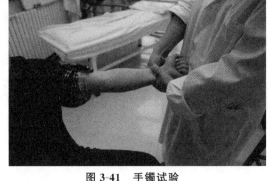

图 3-41 手镯试验

2. 髋关节过伸试验 又称腰大肌挛缩试验。患者俯卧位,患肢屈膝90°,医者一手握踝部,将下肢提起,使髋关节过伸,若骨盆亦随之抬起,即为阳性,说明有腰大肌脓肿、髋关节早期结核或髋关节强直,如图3-43。

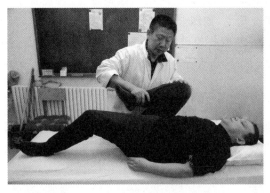

图 3-42 髋关节屈曲挛缩试验

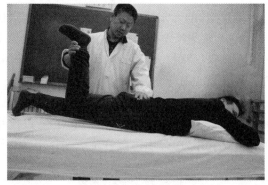

图 3-43 髋关节过伸试验

3. "望远镜"试验 患者仰卧位,下肢伸直。嘱一助手固定骨盆。医者立于伤侧,用双手握住伤肢小腿部,直腿抬高约30°,并上推下拉动作,若伤肢上下移动2~3cm,即为"望远镜"试验阳性。提示髋关节不稳定或脱位等。

4. 蛙式试验 常用于婴儿。患儿仰卧位。医者立于侧方,用双手握扶患儿两侧膝部,将双膝双髋屈曲90°,并使患儿双髋做外展、外旋至蛙式位,双下肢外侧接触到检查床面为正常。若一侧或两侧下肢的外侧不能接触到床面,即为阳性,提示有先天性髋关节脱位。

5. 下肢短缩试验 患者取仰卧位,两腿屈髋屈膝并拢,两足并齐,放于床面,观察两膝的高度,如两膝等高为正常。若一侧膝部比另一侧低,即为阳性。表明有髋关节后脱位、先天性髋关节脱位等。

6. 跟臀试验 患者俯卧位,两下肢伸直。医者握其足踝部后,屈曲其膝关节,使足跟接触到臀部。如出现腰痛为阳性,提示腰部或腰骶关节疾患,如图3-44。

7. 提腿试验 患者俯卧位,两下肢并拢伸直。医者一手握住患侧踝部或托住膝部,使髋关节过度后伸，另一手压住骶部，此时股四头肌紧张，髂骨发生前倾和旋转，如该侧骶髂关节出现疼痛，即为阳性，提示骶髂关节病变，如图3-45。

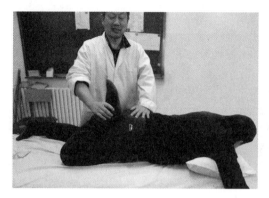

图 3-44　跟臀试验

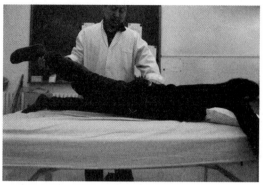

图 3-45　提腿试验

（八）膝部

1. 麦氏征　患者取仰卧位。医者立于伤侧，用一手握住膝部（拇指放于内膝眼或外膝眼处），另一手拿住小腿下端，将膝关节尽量屈曲，然后使小腿内收、外旋或外展、内旋，同时伸直膝关节，若出现膝部弹响与疼痛即为阳性，提示膝关节半月板可能有破裂伤，前者为内侧半月板损伤，后者为外侧半月板损伤。

2. 研磨试验　患者俯卧位。医者立于伤侧，用双手握拿（托握）足部，在膝关节屈曲90°时用力向下挤压膝关节，并做顺、逆时针方向旋转动作，同时屈膝至最大限度，再伸直膝关节，若膝部出现疼痛则为阳性，提示膝关节半月板损伤，如图3-46。

3. 抽屉试验　又称为前后运动试验、推拉试验。患者取坐位或仰卧位，双膝屈曲90°，医者一手固定踝部，另一手拉小腿上段，如出现过度活动或疼痛即为阳性，提示前交叉韧带损伤；反之，则为后交叉韧带损伤，如图3-47。

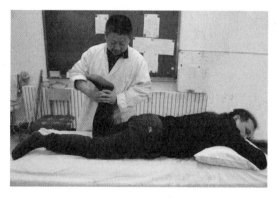

图 3-46　研磨试验

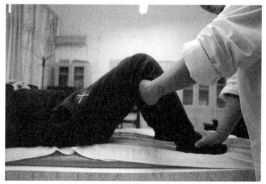

图 3-47　抽屉试验

4. 膝部侧向运动试验　患者仰卧位，下肢伸直，医者一手扶膝部，另一手置于踝部，两手相对用力做侧向运动，若有疼痛或异常活动即为阳性，提示内、外侧副韧带损伤，如图3-48。

5. 浮髌试验　患者仰卧位，下肢伸直，股四头肌放松，医者一手压在髌上囊部，向下挤压使积液局限于关节腔。然后另一手拇指、中指固定髌骨内、外缘，食指按压髌骨，若感髌骨有漂浮感，重压时下沉，松指时浮起，说明关节腔内有积液，提示膝关节创伤性滑膜炎，如图 3-49。

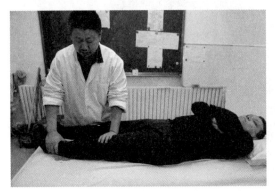

图 3-48　膝部侧向运动试验

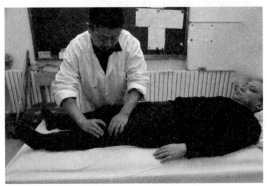

图 3-49　浮髌试验

6．膝过伸试验　患者仰卧位，下肢伸直。医者立于伤侧，用一手按压膝部固定，另一手托住小腿下段或足跟向上提起，将小腿离开床面、腘窝部接触床面，若出现膝部疼痛，即为膝过伸试验阳性，多提示膝关节半月板前角损伤或髌下脂肪垫损伤。

（九）踝部

1．踝关节背伸试验　患者屈曲膝关节，由于腓肠肌起点在膝关节线以上，此时腓肠肌松弛，踝关节能背伸；当膝关节伸直时，踝关节不能背伸，说明腓肠肌挛缩。若伸膝或屈膝时，踝关节均不能背伸，说明比目鱼肌挛缩。比目鱼肌起点在膝关节线以下，所以伸膝或屈膝时做此试验结果相同。该试验是鉴别腓肠肌与比目鱼肌挛缩的方法。

2．伸踝试验　检查时让患者伸直小腿，然后用力背伸踝关节，如小腿肌肉发生疼痛，则为阳性。在小腿肌肉深部触诊时出现疼痛，更证实小腿有深静脉血栓性静脉炎。

3．足内外翻试验　患者仰卧位，下肢伸直。医者立于伤侧床尾，用一手固定伤侧小腿下段，另一手握拿足部，足内翻或外翻时发生疼痛为阳性。如将足内翻时，外侧疼痛为外侧副韧带损伤，内侧疼痛则为内侧骨折；将足外翻时，内侧疼痛为内侧副韧带损伤，外侧疼痛则为外侧骨折。即将足内、外翻时，出现挤压痛为伤骨的体征，牵拉痛为韧带损伤的体征，如图 3-50。

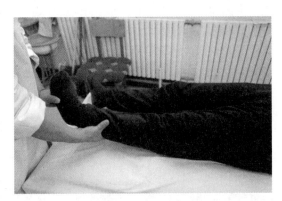

图 3-50　足内外翻试验

三、神经系统检查

神经损伤是筋伤疾患中重要内容，诊断或处理不当常会给患者带来不可挽回的后果，因此，准确判断有无神经损伤或损伤的部位尤为重要，临证时应了解损伤的原因、受伤部位、麻痹发生的时间或伤后是否恢复等。具体检查应包括感觉检查、运动检查和反射检查等方面。

(一)感觉检查

1. 检查内容 感觉分为浅感觉、深感觉及皮质感觉三种。

(1)浅感觉:是指皮肤及黏膜的痛觉、温度觉及触觉。

(2)深感觉:是指身体深部组织(肌肉、韧带、肌腱、骨骼及关节等)的感觉,包括关节觉、震动觉和深部痛觉三种。

2. 临床意义 感觉障碍可提示有下列损害。

(1)神经干损害:深、浅感觉均受累,其范围与某一周围神经的感觉分布区相一致。

(2)神经丛损害:该神经丛分布区的深、浅感觉均受累。

(3)神经根损害:深、浅感觉均受累,其范围与脊髓神经节段分布区相一致,并伴有该部位的疼痛,称为"根性疼痛"。

(4)脊髓横断性损害:损害节段以下深、浅感觉均受累。

(5)脊髓半侧损害:损害节段以下同侧痉挛性瘫痪、深感觉障碍,对侧痛、温觉障碍,两侧触觉往往不受影响,同时伴有同侧运动功能障碍,称为脊髓半侧损害综合征。

(二)肌力检查

1. 检查内容

(1)肌容量:观察肢体外形有无肌肉萎缩、挛缩、畸形。

(2)肌张力:在静止状态时肌肉保持一定程度的紧张度称为肌张力。

(3)肌力:指肌肉主动运动时的力量、幅度和速度。检查及测定方法如下。

①肌力检查方法:通过对关节运动施加阻力的方法,嘱患者做抗阻力运动,能大致判断肌力是否正常。

②肌力测定标准:分为 6 级。

0 级:肌肉无收缩。

Ⅰ级:肌肉有轻微收缩,但不能移动关节。

Ⅱ级:肌肉收缩可带动关节水平方向运动,但不能对抗地心引力。

Ⅲ级:能抗地心引力移动关节,但不能抵抗阻力。

Ⅳ级:能抗地心引力运动肢体,且能抵抗一定强度的阻力。

Ⅴ级:能抵抗强大的阻力运动肢体。

2. 临床意义

(1)肌麻痹。

(2)肌萎缩。

(3)肌张力。

(三)反射检查

1. 生理反射

(1)深反射:包括肱二头肌腱反射、肱三头肌腱反射、桡骨膜反射、髌腱反射、跟腱反射。

(2)浅反射:包括腹壁反射、提睾反射、肛门反射、跖反射。

2. 病理反射

(1)划跖试验:又称 Babinski's 征,即巴宾斯基征。

(2)压擦胫试验:又称 Oppenheim's 征。

(3)捏腓肠肌试验:又称 Gordon's 征。

(4)踝阵挛。

(5)髌阵挛。

(6)弹手指征:又称 Hoffmann's 征,即霍夫曼征。

3. 临床意义

(1)深反射减轻或消失。

(2)浅反射减弱或消失。

(3)反射对比。

(4)病理反射。

4. 周围神经检查　周围神经损伤时,该神经支配区的运动、感觉和营养均将发生障碍。

(1)正中神经检查:正中神经损伤的临床表现如下。

①手握力减弱,拇指不能对指对掌。

②拇指、食指处于伸直位,不能屈曲,中指屈曲受限。

③大鱼际肌及前臂屈肌萎缩,呈"猿手"畸形。

④手掌桡侧 3 个半手指和手背桡侧 3 个指的末节皮肤感觉缺失。

(2)桡神经检查:桡神经损伤的临床表现如下。

①腕下垂,腕关节不能背伸。

②拇指不能外展,拇指间关节不能伸直或过伸。

③掌指关节不能伸直。

④手背桡侧皮肤感觉减退或缺失。

⑤高位损伤时肘关节不能伸直。

⑥前臂外侧及上臂后侧的伸肌群及肱桡肌萎缩。

(3)尺神经检查:尺神经损伤的临床表现如下。

①拇指处于外展位,不能内收。

②呈"爪状"畸形,环、小指最明显。

③手尺侧(包括掌侧面的一个半手指和背侧面的两个半手指)皮肤感觉缺失。

④骨间肌、小鱼际肌萎缩。

⑤手指内收、外展受限,夹纸试验阳性。

⑥Forment 试验阳性,拇内收肌麻痹。

(4)股神经检查:股神经损伤的临床表现如下。

①大腿前侧小腿前内侧皮肤感觉缺失。

②膝腱反射减弱或丧失。

③膝关节不能伸直,股四头肌萎缩。

(5)坐骨神经检查:坐骨神经损伤的临床表现如下。

①膝以下受伤表现为腓总神经或胫后神经症状。

②膝关节屈曲受限,股二头肌、半腱肌、半膜肌无收缩功能。

③髋关节后伸、外展受限。

④小腿及臀部肌肉萎缩,臀皱襞下降。

(6)胫神经检查:胫神经损伤的临床表现如下。

①踝关节不能跖屈和内翻。

②足趾不能跖屈。

③足底及趾跖面皮肤感觉缺失。

④小腿后侧肌肉萎缩。

⑤跟腱反射丧失。

四、影像学检查

(一)X 线检查

1. X 线检查应用原理　X 线检查是伤科临床检查、诊断的重要手段之一。骨组织是人体的硬组织,含钙量多,密度高,X 线不易穿透,与周围软组织形成良好的对比条件,使 X 线检查时能显现出清晰的影像。通过 X 线检查,不仅可以了解骨与关节伤病的部位、类型、范围、性质、程度和周围软组织的关系,进行一些疾病的鉴别诊断,为治疗提供可靠的参考,还可在治疗过程中知道骨折脱位的手法整复、牵引、固定等治疗效果,病变的发展以及预后的判断等。此外,还可以通过 X 线检查观察骨骼生长发育的情况以及某些营养和代谢性疾病对骨骼的影响。

2. X 线检查在伤科的应用

(1)X 线检查的位置选择:正位、侧位、斜位、开口位、脊椎运动检查、断层摄影检查。

(2)X 线片的阅读技能:①X 线片的质量评价;②骨骼的形态及大小比例;③骨结构;④关节及关节周围软组织;⑤儿童骨骺;⑥脊椎。

(二)CT 检查

1. 脊柱

(1)检查方法:根据病变选择合适的扫描厚度和间距,一般病变小需要薄的断层。正常腰椎间盘厚度为 8～15mm,检查时断层厚度 5mm 左右;颈椎及胸椎的椎间盘较薄,断层厚度 2～3mm。

(2)CT 图像下脊柱解剖结构

①椎管:颈部椎管略呈三角形,从颈 1 到颈 2 逐渐缩小,其余椎管差别不大。正常颈 1 前后径为 16～27mm,颈 2 以下为 12～21mm,一般认为小于 12mm 为狭窄。颈段椎管内脂肪组织很少,普通 CT 对硬膜囊显示不清楚。但蛛网膜腔比较宽大,脊髓横断面前后径约 2∶1。胸段椎管的外形大小比较一致,上胸段略呈椭圆形,下胸段略呈三角形,椎管内脂肪稍多于颈段,仅限于背侧及椎间孔部位。上腰段椎管呈圆形或卵圆形,下段为三角形,前后径 CT 测量正常范围为 15～25mm,椎弓间距离为 20～30mm,腰 4～5 段均大于腰 1～3 平面。

②椎间盘:颈胸段椎间盘平均厚度为 3～5mm,腰段为 15mm,而腰 5 骶 1 间盘厚度一般不超过 10mm。颈椎间盘横切面近乎圆形,胸椎及上四个腰椎间盘后缘呈长弧形凹陷,腰 4～5 椎间盘后缘弧形中部变浅,腰 5 骶 1 间盘后缘呈平直状或轻度隆凸,此段与颈段不同,椎管内有丰富的脂肪组织分布在硬膜囊周围和侧隐窝内,厚度可达 3～4mm,由于脂肪的 CT 稍低于椎间盘组织,所以普通 CT 扫描大都可以清楚看出椎间盘及硬膜囊的关系。

③脊髓:颈段脊髓横断面呈椭圆形,前缘稍平,在前正中可见浅凹陷为正中裂,后缘隆凸,后中沟看不清楚。胸段脊髓横断面为圆形,相当于胸 9～12 段为脊髓膨大,其远侧很快缩小成为脊髓圆锥。

④侧隐窝(神经根管):侧隐窝是由前壁椎体和椎间盘、后壁上下关节突、外侧壁椎弓根所构成,在椎弓根上缘处最窄,为神经根到达神经根孔的通道,正常前后径为 5~7mm,一般小于 5mm 考虑为狭窄。

⑤黄韧带:正常厚度为 2~4mm,在椎管及腰神经孔部位稍变薄。

2. 椎管及椎管内软组织　因为腰椎段硬膜囊外的脂肪组织丰富,CT 扫描能够识别蛛网膜腔、神经、黄韧带,有时可以显示出椎管内的马尾神经、圆锥、硬膜外静脉。而颈段和胸段椎管的正常解剖常常不能清楚显示出来,这与该段椎管的大小、形态不同,硬膜外脂肪组织较少有关。

3. 椎间盘突出症

(1)腰椎间盘突出:发生在腰 4~5 及腰 5 骶 1 间隙的约占 90%。CT 扫描可以显示突出位置,如侧方、中央、中间偏侧和最外侧的较小突出。突出邻近的硬膜外脂肪消失,硬膜囊受压变形,神经根位移、增粗、变形及突出髓核钙化等,因为脊柱解剖两侧自然对称,所以容易发生异常变化。椎间盘术后症状复发的患者,CT 扫描可以帮助区别骨或软组织的压迫,了解病变部位上、下椎间盘的情况。

(2)胸椎间盘突出:由于椎管相对较小,硬膜外脂肪也少,普通 CT 扫描不易发现突出,必要时可采用注入水溶性造影剂增强检查法,但一般常规脊髓造影也可以显示出来。

(3)颈椎间盘突出:颈椎管虽然比胸椎管宽大,但脂肪组织也少,有时普通 CT 扫描可以显示颈椎间盘突出是由于椎间盘组织的 CT 值比硬膜囊高,为使影像显示清楚,注射造影剂进行检查效果较好。

4. 椎管狭窄　椎管狭窄症由先天性骨发育异常、脊柱退行性变或多种混合因素压迫脊髓、马尾和神经根而引起,最多见的是腰椎管狭窄,其次为颈椎管狭窄,胸椎管狭窄很少见。腰椎管狭窄表现为上下关节突增生肥大,椎管呈三叶状改变,通常椎管矢状径 12~15mm 和侧隐窝小于 5mm 者为狭窄,黄韧带增厚是造成椎管狭窄的重要因素之一;当椎间盘退变伴有椎间盘膨出时,CT 图像可见椎体周围呈均匀性膨隆,有时呈多节段性,这与腰椎间盘局限性突出不同,椎间盘膨隆在脊柱原有退变的基础上可加重脊髓神经的压迫。CT 扫描能分清大多数椎管狭窄是发育型、退变型或混合型。颈椎管狭窄与腰椎管狭窄的原因基本相同,但由于颈椎解剖部位关系,临床症状比较复杂,大多数学者应用测量椎管矢状径作为判断狭窄的依据,但不能作为诊断狭窄唯一的依据。

5. 软组织及骨肿瘤　CT 扫描有助于肿瘤定位和受累范围的确定,还可了解肿瘤与邻近神经干、大血管的解剖关系。CT 扫描不受骨组织和内脏器官遮叠的影响,对早期发现脊柱、骨盆等解剖部位复杂的肿瘤有独特的作用。CT 扫描可观察脊柱肿瘤骨质破坏程度、范围及与软组织的关系。对外向生长的骨肿块,CT 扫描可以明确肿块基底部与骨质的关系,有助于判断切除后局部骨质是否需要重建等情况。CT 扫描软组织肿瘤,可以从肿瘤密度的差异、边缘是否完整和有无包膜等区别恶性或良性肿瘤,如脂肪瘤、血管瘤等,但并不能够鉴别所有肿瘤。

6. 脊柱结核　一般正侧位 X 线片可以明确脊柱结核的诊断,但对椎间隙正常、骨质破坏和椎旁寒性脓肿阴影不明显者,X 线片往往不能明确诊断,CT 扫描检查可提供重要帮助。

7. 骨折　常规 X 线片基本上都能满足骨折临床诊断的需要。但普通 X 线片不能满足脊柱、骨盆等部位骨折的检查,CT 扫描可以发现 X 线片很难辨认的小碎骨片,如陷入髋关节腔内的股骨头或髋臼缘骨折的小碎片,能够较好地显示出骨折片与椎管、脊髓的关系及脊柱后侧骨折累及的范围。应用CT扫描显示椎体爆裂骨折效果十分满意,能看到椎体破坏程度及骨折片穿入椎管压迫脊髓神经等,为计划手术方案摘除骨碎片提供重要依据。

(三)磁共振

1. 磁共振成像术应用原理　质子从外加的射频脉冲中获得能量,受激发而发生"共振效应",并以共振频率将能量放射至周围环境,这种能量可被检测出来称为磁共振信号。信号的强弱在人体各部分根据质子的不同差数、活动质子的密度、质子的分子环境、温度与黏稠度等因素而有差异。磁共振器中的电子计算机利用磁共振信号的强弱重组信息,从而得到各种脏器显示出来的各种不同图像。不同组织图像上可显示不同的灰阶,其信号强度有高低不同。

2. 磁共振成像术在伤科的应用

(1)骨折:目前MRI多以组织中的氢核质子的变化为信号来源,软组织氢核密度大,发出的信号多,分辨能力好。皮质骨缺乏信号,显示能力不如X线和CT,但骨折缝隙仍可显示。松质骨含大量骨髓,骨髓含脂量高,信号强,累及骨髓的肿瘤、变性、感染和代谢性疾病,在MRI图像中均可详细显示。MRI还可显示病变侵入软组织的程度。

(2)脊柱:脊柱是MRI临床应用的重要领域,可获取直接的多平面图像,而不像X线和CT那样会产生影像衰变,观察脊髓和神经根可以不用椎管内对比剂。对急性脊柱创伤进行MRI检查时,可不翻动伤员而获得各部骨结构与脊膜囊及脊髓之间相互关系的信息,也可显示蛛网膜下腔阻塞和脊髓肿胀情况。用MRI追踪观察脊髓创伤可显示脊髓萎缩、血肿吸收、脊髓坏死及随之而来的脊髓空洞等变化。

(3)椎间盘疾患:MRI在椎间盘疾患的诊断中能发挥重要作用。T_1和T_2加权图像都可以显示椎间隙变窄。T_2加权图像对椎间盘变性最敏感。正常情况下纤维环含水量约78%,髓核含水量为85%～95%,但变性椎间盘二者的含水量均下降至70%左右,以致这两部分在MRI图像中变得难以区别。由于所有突出的椎间盘几乎都有变性,此种现象就更具临床意义。采用T_2加权MRI矢状面检查脊柱,能迅速排除椎间盘疾病。MRI可直接识别突出的椎间盘,还可间接地从脊膜囊前方的硬脊膜外压迹或椎间孔内脂肪影的变化诊断椎间盘突出症。在T_2加权图像上,通常能分清脑脊液与变性的椎间盘,从而可估计椎管狭窄程度。

(4)椎管狭窄症:MRI在椎管狭窄症中显示压迫部位及范围的精确度较高。尤其当椎管高度狭窄时,脊髓造影可能得不到关键部位的满意对比,而T_2加权MRI可较好地观察到脊膜管的硬膜外压迹。MRI能显示蛛网膜下腔完全阻塞时梗阻的上、下平面。MRI对神经根管狭窄的诊断特别有效,硬脊膜外脂肪和侧隐窝内脂肪减少是诊断神经根受压的重要标志。MRI能迅速排除枕骨大孔疾病和髓内病变等其他病因。矢状面MRI屈、伸位动态检查可观察颈椎排列情况,用于颈椎融合术前、术后确定融合部位及了解融合部位是否稳定。

(5)椎骨或椎间盘的感染:椎骨或椎间盘的感染在MRI图像显示特殊变化。受累椎骨或椎间盘在T1加权图像显示信号强度一致性降低,而在T_2图像显示信号增强,同时髓核内的缝隙消失。如有椎旁脓肿,MRI可明确显示。

(6)脊髓内、外肿瘤:MRI所具有的显示整个脊髓和区分脊髓周围结构的能力有助于脊髓内、外肿瘤的诊断,并能确切区分肿瘤实质和囊性成分。髓外硬脊膜内肿瘤表现为脊膜囊内软组织包块,可使脊髓移位,并常见骨质异常改变或同时出现椎旁包块。多平面成像对神经纤维瘤的诊断特别有价值,可以描绘出硬脊膜囊的扩张以及肿瘤在硬脊膜内外成分。脂肪瘤在 T_1 及 T_2 加权 MRI 图像中显示特有的强信号。脊椎肿瘤不论原发抑或继发，在 T_1 加权图像表现为信号减弱，在 T_2 加权图像表现为信号增强。椎体血管瘤在 T_1 加权图像信号强度中等。

3. **膝关节** MRI 可显示膝关节前、后交叉韧带和侧副韧带，可用于急性韧带伤，特别是完全性韧带撕裂的诊断。膝关节韧带发出低强度信号，在 MRI 图像依靠具有较强信号的关节液和周围软组织的衬托对比识别。采用 MRI 检查半月板效果欠佳。膝关节影像要结合临床或手术所见加以解释。

(四)放射性核素

1. **放射性核素应用原理** 放射性核素显像是将可以被骨骼和关节浓聚的放射性核素或标记化合物注入人体后，通过扫描仪或 γ 照相仪探测，使骨骼和关节在体外显影成像的一种诊断技术。

2. **放射性核素在伤科的应用**

(1)骨骼系统疾病：它最大的优点是比 X 线检查早 3～6 个月发现病灶，其阳性发现率比 X 线检出率高 25%。全身骨骼均可进行扫描，可见颅骨、脊柱、骨盆、肩关节、肘关节、膝关节、踝关节等均浓集有放射性核素，肋骨亦见有散在点状分布的核素。用此核素来检查骨骼系统疾病阳性率较高。

(2)原发性恶性肿瘤：放射性核素显像对诊断原发性骨肿瘤无特异性，但恶性骨肿瘤对核素聚集比度较高。核素骨显像对原发性骨肿瘤的应用价值主要是确定放射治疗的照射野、截肢范围和活检定位。因为显像的病灶范围一般比 X 线所见的范围大，灵敏度高。

(3)骨转移灶：放射性核素显像可比 X 线检查提前 3～6 个月发现转移病灶。因此，已确诊癌症的患者，应定期进行全身骨骼显像，以便及时确定有无早期骨转移。

(4)骨病：诊断创伤性和非创伤性股骨头无菌性坏死，早期表现为股骨头局部出现放射性减低区或缺损区，坏死中期在缺损区周围出现不同程度的放射性浓集反应，坏死晚期整个股骨头呈放射性浓集区。早期诊断急性血源性骨髓炎，并通过核素血管动态造影和延迟显像对骨髓炎和蜂窝织炎等疾病进行鉴别诊断。另外，对各种骨代谢疾病，如原发性或继发性甲状旁腺功能亢进、骨软化病、骨髓纤维化病、骨关节炎等，均可用以进行诊断。

(5)确定移植骨的血液供应及存活情况：要了解吻合血管是否通畅，虽可进行 X 线血管造影术，但吻合的血管内膜异常敏感，碘油造影容易引起血管痉挛，而使用核素造影则无此危险。可在手术后 10 天左右进行，如血运畅通或移植骨有代谢能力时，就会在该处出现浓聚区。

第三节　诊断与治疗原则

对于伤科疾病的诊断，根据病史、症状、体征和 X 线检查等，一般不难做出诊断，但对某些疾病，因其临床症状基本相似，所以还应该注意鉴别诊断。

在对疾病做出正确诊断后，根据该病的病理学临床表现拟定其治疗原则。"治病求本"是中医辨证论治的基本原则，也是推拿治疗伤科疾病的基本原则。求本，就是要了解疾病本质，抓住疾病的主要矛盾进行治疗。应注意，同一疾病的不同阶段其病情的主要矛盾也有所不同，如肩周炎，初期以疼痛为主症，治疗以消炎镇痛为主；后期以肩关节活动障碍为主症，治疗以剥离粘连、滑利关节为主。对某些疾病,还需要采取"急则治其标"的原则,如腰椎间盘突出症初期,因神经根受压,发生反应性水肿,其痛阈降低,疼痛剧烈,治疗首先应消炎镇痛,待炎症消退后再以整复还纳类手法治其本。

一、推拿疗法

推拿疗法对伤科疾病的治疗有其独特的效果。推拿以手法为主,兼以取穴进行治疗。手法推拿是治疗伤科疾病的主要手段。在对疾病进行治疗过程中,大致可将其概括为三个步骤。

1. 基本手法　如推、揉、压等作为治疗疾病的基础手法,用以解痉镇痛,使患者肌肉放松,从而为下一步的手法施术奠定基础。

2. 治疗手法　即针对疾病的本质施法,是治疗疾病的关键手法,如临床上的拨法、压法、牵引运动以及各种特效手法等。要求手法灵巧稳妥,力度与幅度要恰到好处。

3. 缓解手法　主要用于重刺激、大幅度手法之后,以缓解上法给患者造成的不适症状,同时也有一定的治疗作用,所以应根据病情需要选择与病症相适应的手法。

二、施治原则

经过详细的临床检查及必要的辅助检查,明确诊断,全面而准确地掌握病情是施术推拿手法的前提。特别是对骨折、脱位,医者在头脑中要有一个伤病局部内、外的立体形象,确实了解骨端在肢体的方位,也就是"知其体相,识其部位,一旦临证,机触于外,巧生于内,手随心转,法从手出""法之所施,患者不知其苦"。概括来说,若病情需要施术推拿手法时,则应遵循早、稳、准、巧这些原则。

早:早期恰当而及时地施术推拿手法,患者痛苦小,痊愈快,功能恢复好。

稳:施术手法要有力而稳妥,同时要注意医患体位适当。

准:对病变局部解剖、损伤的性质或移位的方向要认识准确。施术手法时,操作要准确、实效,用力大小要恰到好处,避免不必要的动作,以防加重损伤及影响治疗效果。

巧:施术推拿手法时,要动作轻巧,做到既省力又有效。切忌鲁莽粗暴,增加不必要的损伤。

总之,要早期、稳妥、准确、轻巧而不增加损伤地施术推拿手法。对关节脱位、骨错缝等,力争一次整复成功。

三、配穴

腧穴是人体气血输注于体表的部位,通过经络系统的传导作用及对穴位的刺激,调整和改善脏腑与气血功能活动,用以配合手法治疗,提高治疗效果。主要操作方法有点揉、揉拨等法。治疗伤科疾病的配穴主要有以下三种。

1. 阿是穴　即压痛点,是治疗伤科疾病的主要穴位,也是手法操作的主要部位。压痛点是某些疾病的病损所在,当消除其痛点后,也就达到了治疗疾病的目的,如急性腰肌扭伤、落枕、筋肉的急性轻度损伤。

2. 局部取穴　局部取穴具有解痉镇痛活血化瘀的作用。

3. 特效穴与辨证选穴　特效穴是根据前人总结的经验或自身的临床经验,选取对某症状或部位有特殊治疗作用的腧穴。辨证选穴是从整体出发,根据疾病的症象进行选穴,如筋骨损伤取肝俞、肾俞、阳陵泉;肾虚腰痛取肾俞、太溪等。

四、其他疗法

包括针灸、火罐、中药熏洗、热敷以及适当的休息和体操锻炼等。尤其是伤科疾病的恢复期,积极正确的锻炼既可促进疾病的康复,又可巩固治疗效果。另外,对某些疾病当非手术治疗欠佳时,应尽早考虑手术治疗。

五、适应证、禁忌证、慎用证

1. 适应证

(1)各个部位关节脱位无骨折者。

(2)各部筋肉急性扭挫伤,无筋肉完全断裂者。

(3)各种损伤后遗症(包括手术与创伤后遗症)。

(4)各种筋肉劳损形成的结索、痛点或功能活动受限者。

(5)风寒湿邪侵袭引起的肢体疼痛、麻木、沉重乏力或功能障碍者。

2. 禁忌证

(1)骨折固定期、脱位早期局部出血或固定期,不宜施术推拿手法。

(2)局部有明显的红、肿、热、痛炎症反应、有化脓趋势者,不宜施术推拿手法。

(3)局部包块性质不明、皮肤病、感染性疾病、恶性肿瘤或易出血性疾病,不宜施术推拿手法。

(4)施术推拿手法后疼痛增剧,有异常反应或出现全身症状者,不宜继续施术手法,需要进一步检查,重新诊断。

3. 慎用证

(1)妇女经期、孕期,不能做重手法,必须施行手法治疗者,宜采用轻手法并分多次进行;但腰骶部和腹部不宜施术推拿手法。

(2)体弱、年老患者,禁施强刺激手法,须用既轻又缓的手法施术。

(3)X线检查显示严重骨质疏松者,不能做重手法。

(4)严重脊椎滑脱的病例,局部慎用重手法治疗。

第二篇

伤 筋

第四章

概　论

　　伤筋，现代医学称之为软组织损伤，是伤科最常见的疾病之一。筋的范围比较广泛，它包括人体骨骼周围的皮下组织、肌肉、肌腱、腱鞘、筋膜、韧带、关节软骨、关节囊以及周围的神经、血管等组织。《素问·五脏生成》记载："诸筋者，皆属于节。"由此可知古人是将关节附近的软组织叫作筋。筋在人体起联系诸骨、组成关节、活动关节和稳定关节的作用。

　　筋有刚柔之分，刚者附于关节，能够束骨起维系稳定关节的作用。柔者超过关节互相交接，起联系、稳定与运动关节、活动肢体的作用。两者共同完成肢节的活动功能和关节的稳定。诸筋皆循一定的部位排列和起止行走，此即所谓筋位。正常情况下筋各守其位，各尽其职，每条筋都可独立运动，但是肢体的关节活动都是很多条筋相互协调运动的结果。这种协调运动是全身肢体关节活动的关键。筋骨关节劲强滑利，动作灵活，主要赖于气血的作用。《素问·五脏生成》记载："足受血而能步，掌受血而能握，指受血而能摄。"《灵枢·本脏》记载："血和则经脉流行，营复阴阳，筋骨劲强，关节滑利矣。"这些都说明了气血、筋骨之间相互依存、相互作用的关系。也明确指出筋是靠气血濡养，只有"血和"才能维持其正常的生理功能。机体一旦遭受跌仆闪挫或锐器所伤，或体虚过劳，风寒湿邪侵袭，破坏了"骨正筋柔"的常态，造成伤筋，伤筋之后，可出现疼痛、肿胀、出血或淤血斑、功能障碍、畸形等不同表现。

　　人体的肌肉、肌腱、筋膜、韧带以及软骨和周围神经等组织，受到外力作用，自身退变因素所引起的疼痛、功能障碍或解剖异常，而无骨折、脱位及皮肤破损者，均为伤筋。应注意在临床上伤筋多同时并发骨或关节的损伤，即所谓"伤筋动骨"，二者之间的相互关系是非常密切的。

　　中医学对伤筋的诊断与治疗已积累了相当丰富的经验。例如《医宗金鉴·正骨心法要旨》"腰骨"一节中曰"若跌打损伤，瘀聚凝结，身为俯卧，若欲仰卧、侧卧，皆不能也，疼痛难忍，腰筋僵硬，宜手法"。又在"踝骨"一节中则有"或驰马坠伤，或行走错误，则后跟骨向前，脚尖向后，筋翻肉肿，疼痛不止，先用手法拨筋正骨，令其复位……"的记载。说明早已掌握了伤筋的原因、症状及治疗方法。目前所采用的推拿治疗方法是在继承了祖国历代医学家治疗经验的基础上，结合临床实践总结发展而来的。

第一节　病因病机

　　从临床上来看，外界暴力是造成伤筋的主要原因。但外力的大小、方向、所作用的部位以及自身体质状况的不同，其疾病的发生与发展也多不相同，就其伤病的原因，可概括为外因和内因两个方面。有的疾病以外因为主，如踝关节扭伤、关节错位和各种肌肉的急性损伤等，有的则以内因为主，如颈椎病、腰椎间盘突出症等。下面我们将伤筋的常见病因及其病机概括为五个方面。

一、急性损伤

急性损伤多因直接或间接暴力所致,伤后主要表现为局部肌紧张,轻者可有少量出血,肿胀不明显或以肌肉痉挛为主;重者肿胀明显、皮下瘀血或伴有不同程度肌腱、韧带断裂,筋伤严重时可并发关节错位或骨折。

二、陈旧性损伤

凡受伤时间超过2～3周,由于急性损伤未能得到及时的正确治疗,伤后组织未能及时得以修复或修复不良,或治疗不彻底,使体内遗留病灶反复发病,引起疼痛等症状,属陈旧性损伤。其主要病机是由于损伤后的筋肉出血,血肿未能彻底吸收,久之瘀血机化、纤维化、形成粘连或瘢痕,致使局部血运不畅,筋失所养,表现为筋肉挛缩、变硬,劳累或寒冷刺激后病情加重。

三、慢性劳损

慢性劳损多与职业有关,长期在单一姿势下工作,反复或过度牵拉部分筋肉,或先天畸形、筋位不合等,均可导致筋肉的积累性微细损伤。《素问·宣明五气》曰:"久坐伤肉,久立伤骨,久行伤筋,久卧伤气,久视伤血。"其主要病机是由于局部血运不足,筋失所养,引起局部酸痛而致病。

四、风寒湿邪侵袭

在人体过度劳累,或汗出当风,或久居阴寒潮湿地等,即可导致筋脉凝滞、经络不通、气血运行不畅、筋失所养,从而发生筋僵、筋挛、筋缩、筋萎、筋软或筋出槽。

五、自身因素

自身因素即内因。久病卧床、年老体弱、平素缺乏锻炼、肌肉不够强壮,尤其是年龄的增长,组织的退变,是某些疾病发生、发展的根本。其临床特点是无外伤史,或轻微外力即可发病,一般损伤程度相对较轻,但临床症状往往较重,恢复较慢,如颈椎病、退行性脊柱炎、腰椎间盘突出症等。

第二节　分类与临床表现

一、伤筋的分类

伤筋的分类在古籍医著中早有记载,如"筋翻、筋转、筋断、筋歪、筋走、筋强、筋柔、筋粗、筋结、筋痿"等。说明当时对伤筋的诊断分类已经积累了丰富的经验。目前常用的分类方法有以下几种。

(一)根据伤筋时外力的性质分类

1. 扭伤　任何关节因外力旋转、牵拉或肌肉猛烈而不协调收缩,突然发生超出生理范围的活动时,造成关节周围的关节囊、筋膜、肌肉、肌腱、韧带等组织的损伤,引起局部疼痛和功能障碍者称为扭伤。扭伤多为间接暴力引起,多发生于活动较多的关节部位,如四肢关节、颈、胸、腰部等。如下楼梯时不慎踏空或行走时不慎失足,使足内翻而扭伤,称之为踝关节扭伤。根据暴力的大小和方向不同,关节扭伤时,其筋肉可因过牵而移位,或伴有筋的部分撕裂、断裂,损伤严重者,也可发生筋的全部断裂。对于扭伤肌筋移位者,又称筋出槽。古人所谓的筋歪、筋翻、筋转和筋走即属此类。

2. **挫伤**　是指跌仆撞击、重力挤压等钝性外力直接作用于机体所造成的闭合性损伤。挫伤以外力直接作用的局部皮下或深部组织损伤为主。引起挫伤的外力多为钝力。挫伤可发生于人体各个部位,但以头部和躯干部挫伤病情较为严重。挫伤轻者,可伤及皮下或深部软组织,局部出现血肿、淤血斑等;重者可致筋肉断裂或神经损伤,甚至伤及脏腑、经脉和气血而引起内伤。挫伤局部常有明显的疼痛、压痛、肿胀、瘀斑、青紫等。若挫伤部位在非关节处,可无明显的关节运动障碍。

3. **碾挫伤**　是指由钝性物体推移挤压或旋转挤压之外力直接作用于肢体,造成以皮下及深部组织为主的严重损伤。往往形成皮下组织的碾挫伤及肢体皮肤的脱套伤。如上肢被绞入机械皮带内或慢行的汽车轮胎挤压下肢等造成的碾挫伤,常伴有不同程度的皮肤剥脱或肢体皮肤脱套等严重损伤。

(二)根据发病的缓急(时间)分类

1. **急性伤筋**　急性伤筋中医称为新伤,是指突然的暴力所造成的筋伤。受伤时间不超过2周,不论伤情轻重,均属新伤。直接暴力或间接暴力均可导致急性伤筋。其主要特点是有明显的外伤史,发病急,局部疼痛、肿胀、血肿及淤血、功能障碍、畸形等症状体征及时出现而又较明显。压痛明显且固定。

2. **慢性伤筋**　慢性伤筋中医又称陈伤、久伤、劳伤等。凡受伤时间超过2周未愈者,不论经过治疗与否,均属慢性伤筋。其特点是无明显的损伤史,多与职业有关,常发生在关节周围肌腱附着处。发病缓慢,病程长,多无法确定发病的时间,病情时好时坏,时轻时重,每遇劳累或单一姿势持续过久而加剧,稍活动后减轻,多为酸痛、困痛,压痛广泛且不固定(经反复触压,痛点可有变化),喜按,肌束多呈条索状改变,弹性降低。病情继续发展,可累及周围其他组织,形成代偿性劳损,严重者可伴有疲倦无力、精神萎靡等全身症状,但无关节功能障碍。体征不如急性伤筋明显,但与七情六淫和劳累关系密切。慢性伤筋又可分为慢性劳损和陈伤两种。

(1)慢性劳损:是指长期在单一姿势下工作、劳动,反复或过多使用某些筋肉组织等导致筋的积累性损伤。《素问·宣明五气》说:“久视伤血,久卧伤气,久坐伤肉,久立伤骨,久行伤筋,此为五劳所伤也。”这是中医学对劳损的认识。常发生于活动多、负重大的关节附近的筋肉附着处。

(2)陈伤:是指新伤失治,日久不愈或愈后又因某些诱因,隔一定时间在原损伤部位复发者,称为陈伤。由于急性损伤未能得到及时的正确治疗,受伤组织未能及时重新生长修复或者修复不良,以致体内遗留病灶常反复发病,并引起疼痛不适等症状。此种损伤从病理上看,是撕裂的肌筋出血,血肿未能彻底吸收,久之,血肿机化后形成瘢痕,使肌筋组织发生相互粘连。运动时,牵扯粘连,可引起疼痛。由于损伤局部血运不良,筋失濡养,每遇气候寒冷,伤处出现疼痛,故病程日久,症状反复发作,遇寒冷则痛重,是陈伤在临床上的特点。

陈伤与劳损在临床表现方面大体相同,它们的病史都较长,可有反复发作史,局部变化多不典型,但均可查得压痛点;其不同的是,陈伤可发生于机体任何部位,而劳损常发生于关节附近的肌筋与骨附着的部位,陈伤有过去损伤史,慢性劳损一般无损伤病史,但与职业工种有关。

(三)根据伤筋的程度分类

古代文献将伤筋分为筋断裂与筋不断裂两大类。其实,筋不断裂又可分为数种,其中筋歪、筋翻、筋转属于筋失其位,又称筋出槽;属于筋的形态改变者有筋粗、筋挛、筋结等情况;根据筋的性质改变,又可分为筋萎、筋弛、筋软、筋缩、筋强、筋硬。把伤筋进行如上的分类,有利于认识伤筋的病理发展过程。目前又将其分为筋断裂伤、筋不断裂伤、骨错缝三种类型。

1. **筋断裂伤** 是由于扭挫牵拉等强大外力造成的某一部位筋的完全断裂,导致严重的功能障碍和明显的局部疼痛、肿胀、淤血及淤血斑、畸形等临床表现,尤其是筋断而挛缩所致的筋聚及缺如部分的凹陷空虚畸形,更是筋断裂伤的特点。

2. **筋不断裂伤** 是指筋伤而未断者,筋伤严重者可出现撕裂伤。

3. **骨错缝** 是指可动关节或微动关节在外力作用下发生细微错动而言,也称为骨缝开错。多因扭伤挫伤而发生,伤后常出现突然疼痛、活动障碍等症状,一般无肿胀、淤血等。

(四)根据伤后肢体皮肤是否完整分类

1. **开放性伤筋** 是指外界暴力造成肢体局部皮肤破坏开裂,皮下及深部组织与外界相通的损伤,称为开放性伤筋,如切割伤、枪伤、爆炸伤等。此类损伤容易发生感染。

2. **闭合性伤筋** 是指外力作用于肢体造成的伤筋,但皮肤保持完整者,称为闭合性伤筋,如扭挫伤及撕裂伤等多属于闭合性伤筋。

二、伤筋的临床表现

伤筋的临床表现差异很大,归纳起来就是疼痛、肿胀、功能障碍与畸形。

1. **疼痛** 疼痛是伤筋的主要症状,损伤初期,疼痛是由于损伤后血肿压迫或炎症反应所致,后期疼痛则是由于肌肉、肌腱的附着点与关节囊、韧带等组织发生纤维化出现瘢痕,使神经、血管受压,影响循环和新陈代谢,刺激局部神经所致。

中医学认为,疼痛是外力伤及经络,经络受阻,气血运行失调,流通不畅造成的。疼痛的程度、性质与损伤的程度和部位有关,一般认为,急性损伤疼痛较剧烈,慢性损伤多为沉痛、酸痛。损伤皮肤和皮下组织疼痛较轻,损伤关节、韧带、滑膜时疼痛较重,神经损伤则出现电灼样剧痛、放射性疼痛或麻木、蚁行感等。肌肉、血管、神经损伤一般在伤后立即出现持续性疼痛,而肌腱、筋膜、软骨等损伤常在突然疼痛过后缓解一段时间,然后疼痛才逐渐加剧。根据临床观察,按疼痛性质可分为以下几种。

(1)胀痛:多为伤后出血或渗出液积聚于局部未能吸收与消散而出现的肿胀疼痛。

(2)酸痛:由于长期疲劳、少动或感受风寒湿邪,使体内酸性代谢产物积聚筋肉之内而产生的疼痛。

(3)跳痛与灼痛:伤后脉络阻塞,气滞血瘀,局部感染化脓可出现跳痛、灼痛,某些神经遭受挤压受损也可出现烧灼痛,如腕管综合征等。

(4)刀割样痛:是筋断裂伤或撕裂伤引起的像刀割样疼痛。

(5)窜痛:为游走性疼痛,多为伤气所致。

(6)沉痛:多为湿邪致病,湿邪重着黏滞,滞留于肌筋或关节之内,出现困倦乏力,酸、沉痛。

(7)放射痛:是脊神经根受到病理性刺激而引起的该神经路线和分布区域的疼痛。

(8)反射痛:是指神经的一个分支受到刺激或损害时,引起该神经其他分支支配区域的疼痛。

2. 肿胀　所有伤筋均有不同程度的肿胀。"气伤痛，形伤肿"。肿为有形之伤。肿胀有血肿和水肿之分。血肿是血管破裂出血而形成血肿，呈现青紫色的淤血斑，若在关节囊内或滑囊内出现则形成局限性血肿或有波动感。若伤后血管未破裂，局部神经组织则反射性地引起血管壁渗透功能增加，大量组织液渗出而形成肿胀，则为水肿。有的损伤两者可同时存在。若肿胀不能及时消除，最终将造成肌肉、肌腱、关节等组织的粘连，使活动受限或肿胀绵延不消。

3. 功能障碍　伤筋后的功能障碍多由疼痛和肌痉挛引起或由肌肉、肌腱断裂及神经损伤所致，后者的特点是主动活动受限、被动活动尚可。后期发生的功能障碍是由损伤性炎症造成的机化、粘连、变性、萎缩所引起，关节主动活动和被动活动均受限。

4. 畸形　伤筋后出现的畸形多由肌肉、韧带、关节囊的断裂、挛缩、关节错位及淤血造成。肌肉、韧带断裂挛缩后，出现挛缩性隆凸，断裂缺损处凹陷畸形；关节韧带断裂造成关节内翻或外翻，脱位或半脱位畸形；损伤后肌肉、肌腱粘连挛缩可引起关节屈曲或僵直，躯干侧弯、后突等畸形；长期姿势不良可造成筋的损伤变性、挛缩引起脊柱侧弯、骨盆倾斜等畸形。

三、伤筋的并发症

一般伤筋，只要及时正确的治疗多可获得满意的疗效，如果严重的筋伤或治疗失宜或年老体弱又失调养可导致下列并发症。

1. 慢性肿胀（重力性水肿）　慢性肿胀是四肢伤筋中最常见的并发症，尤以年老体弱者发病率最高，主要是由于四肢筋伤后伤情严重，经脉受损，气血运行受阻或包扎固定过紧，影响气血运行或伤肢下垂多，活动少，使气血瘀于末端，或过早过度的热敷和强力按摩刺激，使局部炎性渗出过多，则肿胀难消。老年体弱、气候寒冷等因素影响血管末梢或气血回流不畅所致。临床表现为患肢远端或局部肿胀，肌肤温度高，末端温度低，肤色暗或发绀，晚期呈现慢性充血，远端处于低位时肿胀加重，所以又称重力性水肿。

2. 肌萎缩　筋伤后由于气血瘀阻、疼痛及包扎固定，使肢体活动减少，气血运行不畅，日久肌肉失于濡养，而出现局限性肌萎缩，一般称为失用性肌萎缩。另一种是营养不良性肌萎缩，其特点是病变与肌萎缩的范围比较广泛，恢复慢，预后较差，多由于体质素弱，肝肾不足，伤筋后经脉受损，气血瘀阻，筋肉失养引起。日久，由于津液瘀滞而出现持续性水肿。肢体肤温降低、怕冷和广泛性的酸楚疼痛，或伴有骨质疏松、广泛脱钙等营养不良性病理变化。

3. 关节僵直　由于损伤或其他骨关节疾病，造成关节活动严重障碍者，称为关节僵直。筋伤在关节部位导致关节周围的肌肉、肌腱、韧带、关节囊严重撕裂或断裂，损伤局部出血、渗出，形成血肿，若血肿机化吸收不完全，则可形成组织粘连或瘢痕、挛缩，均可造成关节活动不同程度的受限与僵直。

4. 韧带松弛　韧带严重撕裂或断裂后未能恢复原状，失去正常的弹性和约束而松弛无力，称为韧带松弛。伤筋后由于韧带严重撕裂或断裂，或治疗不当，其未能恢复原状，造成肌腱、韧带、关节囊的松弛，失去正常的约束，致稳定性差，常表现为关节打软、乏力，容易摔跤及关节扭伤或疼痛，关节屈伸无力或受限等。

5. 关节韧带骨化　由于急慢性伤筋，使关节部位附着的肌腱、韧带、关节囊发生血肿、机化，从而导致其变性似骨样之性，称为关节韧带骨化。

急性或慢性扭挫伤造成肌腱、韧带、关节囊、近关节起止处撕裂或断裂，往往沿骨关节缘的关节囊、韧带、肌腱及血肿出现骨化。多见于肩关节、肘关节、髋关节、膝关节等部位。表现为疼痛、肿胀、僵硬、功能受限或关节僵直,X线显示有韧带骨化。

6. 关节游离体　严重的扭、挫、挤压,使关节软骨面破裂脱落或关节囊、韧带自骨缘完全断裂,均能骨化形成关节内游离体。多见于关节软骨面的破裂脱落。其病理变化主要是创伤性、无菌性骨软骨,故病理上又称为剥脱性骨软骨炎。多见于老年人,表现为阵发性疼痛或持续性疼痛,且有绞锁症状或伴有关节肿胀、跛行。

7. 创伤性关节炎　由于扭挫挤压、撞击等暴力直接作用于骨性关节面或关节伤筋后造成关节失稳,发生慢性撞击、磨损,使骨关节面发生退行性改变,软骨面出现吸收与增生,导致关节面不平、周围骨质增生所致。临床表现为关节疼痛,周围肿胀,肌肉萎缩,劳累或遇寒冷加重,休息或保暖后减轻,功能受限,负重困难。

8. 痹证　由于伤筋后经络受损,恢复差,或治疗失当,致气血循环不畅,伤处远端气血俱虚,营养失调,腠理空虚,风寒湿邪乘虚侵入,流注经络,凝滞关节,导致肌肉、筋骨、关节麻木重着,酸楚疼痛,屈伸不利,肿胀变性,春秋季节及阴雨寒冷时加重。

并发症严重影响了患者的康复及日后生活质量,所以在治疗中应当注意,严防并发症的发生。

第五章

颈部伤筋

第一节　落　枕

【概述】　落枕又称失枕,是指由于睡眠姿势不良或睡卧当风,醒后突然感觉颈部一侧疼痛不适,肌肉痉挛、僵硬,以致颈部功能障碍、动则痛甚为主要特征的一种伤病。是临床常见病之一,多发生于青壮年,以冬春季多见。常发生在一侧,亦可累及两侧。落枕病程较短,一般一周左右即可痊愈,及时治疗可减轻病痛,缩短病程,不经治疗者亦可自愈,但复发机会较多。若经常反复落枕常是颈椎病的先兆,应予以重视。

【相关解剖】　斜方肌起于枕外隆凸、项韧带及全部胸椎棘突和棘上韧带,止于锁骨的肩峰端及肩胛骨的肩峰和肩胛冈。一侧收缩可使头屈向同侧,两侧同时收缩可使头后仰。

肩胛提肌起于上4个颈椎横突的后结节,肌纤维向后下方,止于肩胛骨的内侧角及其脊柱缘的上部。单侧收缩时可使头屈向同侧,双侧收缩可使头后仰。

胸锁乳突肌起自胸骨柄的前面和锁骨的胸骨端,肌束斜向后上,止于颞骨乳突部。单侧收缩使头屈向同侧,面转向对侧,两侧同时收缩时,可使头部后仰。

【病因病理】

1. **睡眠姿势不良**　本病多因睡眠姿势不良,使头颈部长时间处于扭转或偏斜位置,或睡眠时枕头过高、过硬,使头颈部处于过屈或过伸状态,致颈部的胸锁乳突肌、斜方肌及肩胛提肌长时间受到牵拉而发生静力性损伤,或有小关节移位。损伤处肌肉紧张、痉挛、气血运行不畅,而产生颈项疼痛不适,头颈部活动受限。

2. **感受风寒**　睡眠时颈部暴露在外,当风受寒,使局部血液循环障碍,以致肌肉痉挛、强直而疼痛。

落枕属中医学"痹证"的范畴,认为睡眠时头颈姿势不良,致使颈部一侧筋肉牵拉过久而损伤;或睡眠时颈项部受到风寒侵袭,使颈肩、项背部气血凝滞,痹阻经络,则颈项僵硬疼痛,活动不利。

【临床表现】

1. **病史**　本病多发生于青壮年,患者一般无明显颈项部外伤史。但有睡眠姿势欠佳或受凉史,多是睡前正常,晨起后发病。

2. **症状**　多在晨起后即感一侧或两侧颈项、肩背部疼痛不适,头颈活动受限,活动时疼痛加重。严重者颈部僵硬,头歪向患侧,下颌偏向健侧;头颈仰俯、转侧困难;或伴有头痛、头晕、心烦等症状。

3. **检查**

(1)胸锁乳突肌呈痉挛状态,肌肉僵硬,常可累及斜方肌和肩胛提肌;在胸锁乳突肌中上段、斜方肌的上部、肩胛提肌附着处可触及异常与压痛;在受累颈椎棘突旁及患侧风池、大杼、风门、肩中俞、肩井、天宗穴等处也可触及明显压痛点。

(2)头偏向一侧,颈部主、被动活动明显受限,尤以向患侧旋转时更为困难,向后观物试验阳性(即患者向后看物时连同躯体一起向后旋转)。

(3)X线检查一般无异常发现。

【诊断依据】

1. 一般无外伤史,多因睡眠姿势不良或感受风寒所致。

2. 急性发病,睡前正常,睡醒后或头颈扭转活动时突感一侧颈项、肩背部疼痛、酸胀,活动受限,动则疼痛加剧。严重者头部歪向患侧。

3. 患侧常有颈肌痉挛。在胸锁乳突肌、斜方肌及肩胛提肌等附着处压痛,在肌肉紧张处可触及肿块和条索状改变。

【鉴别诊断】

1. 颈椎小关节紊乱　有明显外伤史,颈项疼痛,活动困难,颈椎棘突偏歪,棘突旁明显压痛。

2. 颈椎病　有颈部劳损和反复发作史,年龄在40岁以上,颈部酸痛,活动受限,常伴有上肢疼痛及手指麻木或有头晕、头痛等症状。再结合颈椎病的体征检查及X线检查提示有颈椎骨质增生或生理曲度的改变,一般不难鉴别。

【推拿治疗】

1. 治疗原则　舒筋通络,解痉止痛。

2. 施术部位　颈肩项背部,以伤侧为主。

3. 主要穴位　风府、风池、风门、肩中俞、肩外俞、天宗、肩井、缺盆、扭伤、落枕穴等。

4. 施术手法　推、揉、擦、拿、按、牵引、回旋等。

5. 时间与刺激量　每次治疗20分钟左右,局部手法刺激不宜过重。远端取穴手法宜适当加重。

6. 手法操作

(1)推揉擦拿颈肩法:患者取坐位。医者立其后方或侧方,用一手固定伤侧肩部,另一手拇指由轻渐重用力按揉天宗穴3~5分钟,同时嘱患者活动头颈部;然后一手固定其头部,另一手掌或鱼际由下向上或由上向下推摩颈肩背部数十次;拇指或多指上下往返揉颈项部,用前臂或肘由轻渐重缓稳揉拨肩背部数分钟;单手小鱼际部擦上述部位数分钟;用单手多指上下往返捏拿颈项部数遍,双手多指由内向外捏拿两侧肩部(以伤侧为主)数遍。以达到解痉、松筋的目的。

(2)牵提回旋颈部法:患者低坐位,医者立其后方或侧方,用双手分别托扶其枕颌部,用缓力向上牵提,并先向健侧、后向患侧回旋数次,以牵拉颈部关节、筋肉。用单或双手拇指在颈项部施推理手法数遍,以疏顺颈部筋肉。

(3)扣颈抱肘拔伸法:患者站立位或高坐位,双手十指交叉扣于颈项部。医者立其后方,用一侧上胸部抵紧患者上胸段脊柱,双手扣握其肘部,协调用力拔伸其颈部,多闻"咯噔"响声。而后用双手拇指施理筋手法。此法适用于下颈段疼痛者。

(4)按揉捏拿腧穴法:患者取坐位,医者立其后方或侧方,用一手固定头部或伤肢适宜部位,另一手拇指按揉风池穴(或用拇指、食指捏拿两侧风池穴)、肩中俞、风门、天宗、缺盆穴各半分钟;拇指、食指捏拿肩井数次,拇指按揉伤侧扭伤、落枕穴各 1 分钟。

【其他疗法】

1. 针灸治疗　针刺颈项部痛点、风池、大椎、风门、扭伤、后溪等腧穴,一般用泻法,留针 5～10 分钟,每日 1 次。

2. 药物治疗　以活血舒筋为主,可外贴伤湿止痛膏,内服独活寄生汤(丸),或用中药热敷等。

3. 理疗　可用治疗仪或其他理疗器械在局部治疗。

【注意事项】

1. 嘱患者调整睡枕高度,纠正不良睡眠姿势,注意颈部保暖,防止受风着凉及寒冷刺激。

2. 加强颈部锻炼,如颈肩操等。

第二节　颈椎病

【概述】　颈椎病又称颈椎综合征,由颈部的急、慢性损伤及感受风寒湿邪、颈椎间盘与韧带组织退变、颈椎骨质增生等,引起颈段脊柱平衡失调,刺激、压迫颈部的神经、血管,而产生一系列临床症状、体征者,称为颈椎病。是中老年人的常见病之一。

颈椎病的临床表现较为复杂,可出现颈、肩臂疼痛、麻木或眩晕,甚至瘫痪等症状与体征。严重影响人们的身心健康及生活质量,通过推拿、牵引、药物等治疗,可以获得较满意的疗效。近年来,随着科技的发展,电脑、手机的普及,颈椎病的发病年龄趋于年轻化,应予以重视。

【相关解剖】　正常成人颈部有 7 个颈椎、6 个椎间盘(包括第 7 颈椎与第 1 胸椎之间的椎间盘)、8 对脊神经及长短不同的韧带、形态各异的小关节和大小不等的肌肉。由于第 1 和第 2 颈椎的特殊结构,寰枕与寰枢椎之间无椎间盘和正常的椎间孔,所以第 1 和第 2 颈脊神经易受直接外伤。

1. 一般颈椎　是指第 3 至第 6 颈椎。每个颈椎包括前方的椎体和后方的椎弓两部分。

(1)椎体:颈椎的椎体一般较小,呈一横椭圆形,其横径大于前后径,椎体上面在横径上凹陷,下面在前后径上凹陷。椎体前面隆起,其上下缘有前纵韧带附着。后面平坦,中部有小静脉通过的小孔,其上下缘为后纵韧带的附着部。椎体侧后方上有钩突,下有斜坡形缺面。

(2)椎弓:呈弓形,自椎体后面两侧发出。由一对椎弓根、一对椎弓板、一个棘突、四个关节突及两个横突构成。

①椎弓根:椎弓根细而短,连结椎体的后外侧,上下缘各有一凹陷,分别称为椎上、下切迹,两侧上下切迹深浅度相似。

②椎弓板:为椎弓后部呈板状的部分。上缘及前下面粗糙,为黄韧带的附着部。椎弓板狭长,构成椎管的后壁,椎孔较大,近似三角形。

③棘突:颈椎的棘突微斜向后下方,比胸椎棘突短。除第 1 颈椎和第 7 颈椎棘突外,第 2 至第 6 颈椎棘突末端一般分叉。

④关节突:关节突呈短柱状,发自椎弓根与椎板的连结处。关节面呈卵圆形,近似水平位,上关节突的关节面朝向后上方,下关节突的关节面朝向前下方。由于关节面近似水平位,当颈椎受到斜行、横行或挥鞭式外力时,则易导致颈椎向前、后及左、右移位,压迫部的神经、血管,而出现相应的临床症状与体征。

⑤横突：颈椎的横突略短而宽，根部有一圆形孔，称为横突孔，有椎动脉、椎静脉及交感神经通过，并受其保护。颈椎横突上面紧贴横突孔的后方有一自内向外下行走的斜形深沟，称脊神经沟，有脊神经通过。横突末端分裂成前后两个结节，称为前结节和后结节，为颈部肌肉附着部。上部颈椎横突的后结节位于前结节的后外侧，下部颈椎横突的后结节位于前结节后侧。第 6 颈椎横突前结节高而粗大，位于颈总动脉的后方，特称为第 6 颈椎颈总动脉结节，当头颈部出血时，可在此处按压颈总动脉进行止血。

2. 特殊颈椎　特殊颈椎是指第 1 颈椎、第 2 颈椎和第 7 颈椎，如图 5-1、图 5-2。

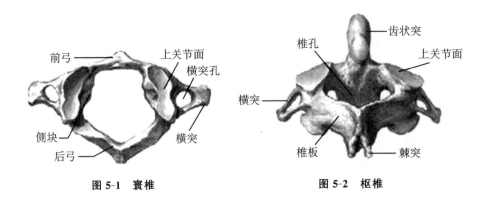

图 5-1　寰椎　　　　　　　　　图 5-2　枢椎

(1)第 1 颈椎又称寰椎，位于脊柱的最上端与枕骨相连接。其外形呈不规则的环形，无椎体和棘突，主要由两侧的侧块及连接于两个侧块之间的前、后弓构成。

①侧块：位于寰椎两侧，为寰椎两侧骨质肥厚的部分。侧块上面有肾形凹陷的关节面，朝向内上方，称为上方关节面，与枕骨髁相关节；侧块下面为圆形凹陷的关节面，向内下方，称为下关节面，与枢椎的上关节面相关节。寰椎的上关节凹与下关节面的周缘，分别为寰枕关节囊和寰枢关节囊的附着部。侧块的内侧面有一粗糙的结节，为寰椎横韧带的附着部，侧块前面为头前直肌的附着部。

②前弓：前弓较短，为连接两侧侧块前面的弓形板。其前面凸隆，中央有小结节，称为前结节，为颈长肌和前纵韧带的附着部；其后面凹陷，中部有圆形或卵圆形的关节面，称为齿突凹关节面，与枢椎齿突相关节。前弓上下两缘，分别为寰枕前膜及前纵韧带的附着部。

③后弓：后弓较前弓长，曲度也较大，呈弓形，连接于两侧侧块后面。后面中部有粗糙的隆起，称为寰椎后结节，为棘突的遗迹，有项韧带及头后小直肌附着。后弓起始部下面两侧各有一浅切迹，与枢椎椎弓根上缘的浅沟相合形成椎间孔，第二对颈脊神经通过此孔。后弓与侧块连接处的上面有一深沟，称为椎动脉沟，有椎动脉及枕下神经通过此沟。后弓上缘为寰枕后膜的附着部。前、后弓比较细，与侧块相连处更为脆弱，可因暴力而发生骨折。

④横突：寰椎的横突上下扁平，较粗大，末端肥厚而粗糙，不分叉，为肌肉和韧带的附着处。横突孔较大。

(2)第 2 颈椎又称枢椎，是颈椎中最肥厚的。形状与其他颈椎相似。自椎体向上发出一个指状突起，称为齿突，齿突长约 1.5cm，根部略细，前、后面均有卵圆形关节面，称为齿突前、后关节面，分别与寰椎的前弓齿突关节面及寰椎横韧带中部的软骨相关节。齿突尖部称为齿突尖，是齿突尖韧带的附着部，齿突尖的两侧有翼状韧带附着。由于齿突根部较细，因此可因暴力而发生骨折,压迫脊髓造成严重损伤而危及生命。

枢椎椎体比其他颈椎的椎体小,其上面于齿突根部两侧各有一圆形或椭圆形的关节面,称为枢椎上关节面,与寰椎下关节面相关节,其前面中部两侧微凹,为颈长肌的附着部。

椎弓根短粗,后下方有下关节突,关节面向前下方,与第3颈椎的上关节突关节面相关节。椎弓的上缘有一宽沟,与寰椎侧块下面后方、后弓起始部的切迹围成椎间孔。椎弓板较厚呈棱柱形。椎下切迹较深,椎弓较大。

棘突粗大,下面有深沟,末端分叉,为临床辨认椎骨序数的标志。

横突短小,上面无沟,末端不分叉,横突孔由内下斜向外上方。

(3)第7颈椎又称隆椎,形状大小与上部胸椎相似,其特点是棘突特长而粗大,近似水平位向后方伸出,末端不分叉而呈结节状,于皮下形成一隆起,故称隆椎。常作为临床辨认椎骨序数的标志。横突粗大,后结节大而明显,前结节则小而不显著,有时甚至缺如。横突孔较小,有椎静脉通过。但绝大多数人横突无孔。

3. 颈椎的关节　包括寰枕关节、寰枢关节、关节突间关节和钩椎关节。

(1)寰枕关节:由寰椎两侧侧块上面的一对关节凹与枕骨大孔两侧枕骨髁下面椭圆形关节面相对应,被关节囊包绕所组成。关节囊松弛,上方起自枕髁的周缘,向下止于寰椎上关节凹的边缘。

(2)寰枢关节:由寰椎、枢椎外侧相邻关节突关节面周围被关节囊包绕组成寰枢外侧关节;枢椎齿突前关节面与寰椎前弓齿凹相关节,齿突后面的关节面与寰椎横韧带上的薄层软骨相关节。寰枢关节是左右寰枢外侧关节与寰枢前、后关节的总称。

(3)关节突间关节:由相邻颈椎后方的上、下关节突关节面周围被关节囊包绕而组成的关节,又称后关节。颈2以上的关节面近似水平位,颈2以下的关节面与水平面成约40°的前后斜坡,此种结构有利于颈部的灵活运动,但不利于颈部的稳定。当颈部突然受到挥鞭式扭转外力时,易发生颈椎半脱位,压迫、刺激颈部的神经、血管等,出现相应的临床症状与体征。

(4)钩椎关节:位于椎体两侧偏后方,构成椎间孔的前壁。第2颈椎至第7颈椎之间,相邻椎体侧后方向上突起的钩突与向下的斜坡缺面,周围被滑膜囊包绕而组成的半椎体关节。此种结构从椎体后部两侧增加了颈椎的稳定,有阻止颈椎间盘从侧后方突出的作用。当椎间盘退变而萎缩变薄时,钩椎关节间隙狭窄,上下椎体相邻缘易发生触碰或磨损,而形成钩椎关节骨质增生,导致椎间孔呈哑铃形改变,挤压该处脊神经根及侧方的椎动脉,产生相应的临床症状与体征。

4. 颈椎椎间孔　是由相邻椎弓根的上下切迹与椎体侧后方的钩椎关节和关节突间关节的前方共同围成上下径大于前后径的卵圆孔。内有颈脊神经通过,又称脊神经孔。

5. 颈椎椎管　是由颈椎的骨性椎孔与骨连接交替组成的一纵形骨纤维管道。由于颈段椎弓根较短,其围成的椎管及椎间孔较小,椎管的前后径为 $10\sim18mm$,但在颈部前屈、后伸及旋转活动中,其管径可发生 2mm 的改变;颈部前屈时,其椎管内的脊髓亦相应被拉长、变细而紧张。颈部后伸时椎管缩短,管内脊髓相应缩短、变粗而松弛,故易受挤压。脊髓第一个膨大处位于颈3至胸2水平,颈5、颈6处最明显。故颈段椎管狭窄时,可使颈脊髓受压,而出现脊髓受压症状和体征。

6. 颈椎间盘　正常人颈部有6个椎间盘,位于颈2至胸1椎体之间。椎间盘是由上下软骨板、周围的纤维环和中央的髓核三部分组成。有连接椎体和负重的作用,并随颈部运动而变形。

7. **颈部的韧带** 颈部的韧带除有前纵韧带、后纵韧带、项韧带、黄韧带、棘突间韧带、横突间韧带外,还有寰枕、寰枢关节周围的韧带。

(1)寰枕关节的韧带

①寰枕前膜:形态比较宽阔,连接枕骨大孔前缘与寰椎前弓上缘。韧带前面中部因有前纵韧带移行而变厚;其两侧略薄,多与关节囊相愈合。

②寰枕后膜:较寰枕前膜薄而略窄,连接枕骨大孔后缘与寰椎后弓上缘。该膜中部略厚,其前面与硬脊膜紧密相连,后面接头后小直肌;两侧移行于关节囊;其与寰椎后弓的椎动脉沟之间围成一管,管内有椎动脉和枕下神经通过。

③寰枕外侧韧带:连结寰椎横突的上面与枕骨的颈静脉窦之间,有加强关节囊外侧壁的作用。

(2)寰枢关节及枢枕之间的韧带

①寰枢前膜:起于寰椎前弓前面及下缘,止于枢椎椎体的前面。膜的中部因与前纵韧带相移行而增厚。

②寰枢后膜:起于寰椎后弓下缘,止于枢椎椎弓上缘;其中部略厚,两侧有颈 2 神经通过。

③寰椎横韧带:坚韧而肥厚,连结寰椎左右侧块的内侧面,韧带中部前面有一薄层软骨;韧带中部有向上的纤维束附着于枕骨大孔前缘,向下的纤维束附着于枢椎椎体的后面中部,因此,寰椎横韧带与上下纤维束共同构成寰椎十字韧带。有限制齿状突向后方移位的作用。

④覆膜:位于椎管内,连结枢椎与枕骨。起自枕骨斜坡,沿齿突及其周围的韧带后面下行,于枢椎椎体后面移行于后纵韧带。

⑤翼状韧带:起于齿突尖端的两侧,斜向外上方,止于枕骨髁内侧面的粗糙部。可限制头部过度前俯和旋转运动。

⑥齿突尖韧带:为细小的索状韧带,连结于齿突尖端与枕骨大孔前缘,当头部后仰时,该韧带紧张;头部前俯时则变松弛。

8. **颈部的肌肉** 颈部的肌肉分为前群、外侧群和后群三部分。

(1)前群肌:数量少,肌肉小,位于颈段脊柱的前面,包括颈长肌、头长肌、头前直肌与头侧直肌。

(2)外侧群:即前斜角肌、中斜角肌、后斜角肌。

当颈椎被固定时,前、中、后斜角肌收缩可上提肋骨,助吸气。当肋骨被固定时,两侧同时收缩可使颈前屈,单侧收缩时,使颈屈向同侧,并微旋向对侧。前、中斜角肌与第一肋骨之间呈三角形间隙,称为斜角肌间隙,其中有臂丛神经、锁骨下动脉通过。当前斜角肌肥大或损伤痉挛时,可压迫臂丛神经及锁骨下动脉,产生相应的临床症状和体征。

(3)后群肌:包括浅层斜方肌、肩胛提肌和深层的头、颈夹肌与头、颈半棘肌等。

9. **颈部的脊神经及椎动脉**

(1)颈脊神经:颈脊神经有 8 对。第 1 颈神经后支称为枕下神经,分布于项上部及颅后部皮肤;第 2 颈神经后支的内侧支称为枕大神经,分布于颅顶及半棘肌;第 3 颈神经后支分布于枕外隆凸的皮肤;颈 4～8 脊神经后支分布于颈髂肋肌和头、项最长肌、半棘肌等。8 对脊神经中,颈 1～4 脊神经前支合成颈丛神经,支配颈项部周围的肌肉。颈 5～8 脊神经前支与胸 1 神经前支的大部分组成臂丛神经,支配胸背部相应的肌肉及上肢部的肌肤。

(2)椎动脉:椎动脉起自锁骨下动脉第一段后上方,向上行走于第 6 颈椎至第 1 颈椎的横突孔内。椎动脉出第 1 颈椎横突孔后,经寰椎侧块后方的椎动脉沟转向上进入枕骨大孔入颅,穿过蛛网膜,在脑桥下缘左右汇合形成基底动脉。

10. **颈部关节的运动**　颈部关节可做前屈、后伸、侧屈、左旋、右旋及环转运动。

(1)寰枕关节的运动:低头 10°,抬仰头 25°。

(2)寰枢关节的运动:左旋、右旋、旋转幅度最大。

(3)颈部前屈以下颈段为主;后伸以 3、4、5 为中心;侧屈及大幅度的左旋、右旋和旋转运动,是全部颈椎的协同作用。第 5 颈椎是承受旋转、扭曲力最大的一个颈椎,故第 5 颈椎常为临床主要发病部位。

(4)颈部正常活动幅度:头颈正直,双目平视,为 0°,或称中立位,前屈 35°～45°,后伸 35°～45°,左旋 60°～80°,右旋 60°～80°。

11. **颈椎先天变异**　颈椎先天变异常为颈椎病的主要内在因素。颈椎变异有以下几种。

(1)移行椎:是指颈段椎骨数目的增减。包括枕骨椎化和寰椎枕化,亦称下同化或上同化,临床均不多见。但后者易发生寰枢关节半脱位或全脱位;前者易发生寰枕关节脱位,而出现严重的不良后果。

(2)齿状骨:是指第 2 颈椎椎体与其上方的齿状突未形成骨性连接,其间以纤维组织相连者。临床亦少见。

(3)融椎:是指相邻两个椎骨的椎体之间形成骨性连接者。临床多见于第 2、3 颈椎或第 3、4 颈椎椎体融合。

(4)颈肋或第 7 颈椎横突过长:颈肋是指在第 7 颈椎椎体侧方有肋骨形成,并出现颈肋关节者;第 7 颈椎横突过长,是指横突明显超过其正常的长度。临床较常见,多在 30～40 岁以后出现神经、血管受压症状。

(5)两侧横突孔大小不等或下段颈椎横突孔缺如:临床较多见,此种变异常影响脑部供血,为椎动脉型颈椎病的内在发病因素,常在 40 岁以后出现症状及相应体征。

【病因病理】

1. **病因**　可分为外因和内因两种。

(1)外因:各种急性损伤、长期姿势性慢性劳损、风寒侵袭及邻近组织炎症等。

①各种急性损伤:如突然的颈部扭、闪或其他外伤等,导致颈部肌筋受损或小关节错位,而发生颈椎病。

②慢性劳损:如长期低头工作或睡眠姿势不良,使颈部肌筋及小关节长期持续受到牵拉、扭转而造成慢性损伤。从而加速颈椎的退行性变化而逐步发生症状。

③风寒侵袭:与人体的正气不足、体质虚弱有关。颈部受到风寒侵袭后,局部血管收缩,肌肤紧张,从而影响颈部的血液循环,诱发颈椎病的发生。

④邻近组织的炎症:如咽部的乳蛾、喉痛,颈后部的对口、偏对口等急性疮肿,热毒壅滞红肿作脓,可波及邻近的颈椎,引起小关节渗出,韧带松弛等变化;由于疼痛使颈部的肌肉痉挛收缩,引起颈部疼痛、强直、斜颈等。

(2)内因:颈椎间盘的退行性改变和颈椎的先天性变异是引起颈椎病的主要内因。因为颈椎解剖结构的异常,必然导致内平衡失调和运动点的转移,从而增加了损伤的机会。颈椎间盘退变可导致椎间隙变窄,椎周韧带与关节囊松弛,导致颈段脊柱内外平衡失稳,使颈椎后关节、钩椎关节及椎体边缘形成骨质增生,压迫刺激与其相邻的神经、血管,而产生临床症状与体征。

中医学认为,肝肾亏虚、筋骨衰退是形成本病的主要内因。肾藏精、主骨。肝藏血、主筋。《素问·上古天真论》曰"五八肾气衰","七八肝气衰,筋不能动","身体重,行步不正"。概括地叙述了随着年龄的增长,脏气衰退,筋骨也会出现功能障碍,引起各种症状,颈部的筋骨也有同样的演变规律。

2. 病理 本病的常见病理变化有以下几个方面。

(1)椎间盘与椎间韧带等组织的退变:椎间盘的退变是发生颈椎病的基础,既是产生本病的内因,又是较为普遍的病理改变。30岁以后纤维环弹力降低,软骨板也有变性,特别是髓核的含水量减少,弹性逐步降低,整个椎间盘退化变薄。椎间盘的退变也必然引起附近的后关节及其关节囊、椎间韧带发生相应的改变。如果颈部的长期过度伸、屈活动可使弓间韧带肥厚、弹力减弱,甚至发生钙化或骨化,直接压迫脊髓。长期过伸可损伤前纵韧带;突然的猛力后伸活动可造成前纵韧带与椎体前缘附着处的撕裂。反之,可造成后纵韧带损伤或与椎体后缘附着处的撕裂。由于椎间盘的退变,首先出现项韧带松弛,继而发生肥厚、钙化或骨化反应。韧带钙化部位与颈椎间盘受损平面相一致。颈椎病患者的前后纵韧带及项韧带的钙化是普遍的,可在颈后触及条索状物或硬结。

(2)颈椎骨质增生:增生多发生于椎体缘、关节突、钩椎关节等部位。增生形成的主要原因是急、慢性损伤和颈椎间盘退变。由于椎间盘的退变,其后果必然导致颈椎生理曲线的改变,破坏了椎体间的平衡,久之,机体为了抵抗疼痛,使神经免受刺激,建立新的平衡,而产生代偿性骨赘,以重新稳定脊柱。骨赘的形态及部位与损伤的性质、程度及部位等有关。骨赘的大小与年龄有关,与症状的轻重不一定成正比。症状的轻重与骨赘发生的部位有关,若骨赘发生于椎间孔或椎管附近,可压迫刺激神经根或脊髓,骨赘发生于钩椎关节可刺激椎动脉或相邻的软组织,使其发生炎症改变,压迫刺激相应的神经血管,出现相应的临床症状与体征。若骨赘发生于颈椎前缘,一般不会出现临床症状。

(3)颈椎关节移位:由于颈椎关节突间关节面近乎水平位,一旦椎间盘发生退变,椎间隙即变窄,关节囊及韧带松弛,加上颈部活动时重力的影响,即可造成积累性慢性损伤,加速颈椎退变和不稳,导致颈椎关节发生移位,使椎间孔前后径变窄,椎管腔发生改变,压迫颈神经根或脊髓,产生临床症状与体征。

(4)颈脊髓和神经根的变化:由于颈部椎管纵径缩短及供血障碍,骨赘或椎间盘组织等混合突出物直接挤压硬膜囊,压迫脊髓、神经根等。久之,则导致脊髓变性软化,甚至出现脊髓空洞症等难以恢复的损伤。颈脊神经根也可因长期受压而发生变性反应,出现肢体麻木、运动障碍和腱反射的改变。

(5)颈椎骨折:由于外伤所致颈椎骨折,可造成出血、水肿或碎骨片移位,波及椎间孔或椎管,可直接压迫颈神经根或颈脊髓。另外,骨折愈合期、骨痂的形成,使椎管、椎间孔发生狭窄性改变,也会产生脊髓、神经根受压症状与体征。

【临床表现】

1. 病史 发病年龄一般在成年人之后最多见。患者多有经常低头工作等劳损史或颈部扭闪等损伤史。也可因寒冷刺激使症状加剧或诱发。

2. 症状与体征 颈椎病的临床表现比较复杂而多变,常见的临床表现有颈项部、肩臂部、头部、上胸壁、肩胛上背及上肢部的疼痛、麻木、无力、活动障碍等;或见有头痛、头晕、视物模糊不清等症状。临床症状的产生随病变所在颈椎的平面、部位及范围而有差异。根据其临床表现可分为颈型、神经根型、脊髓型、椎动脉型、交感神经型、混合型颈椎病。

（1）颈型颈椎病：又称落枕型颈椎病。由于头颈扭转不当、过劳或寒凉刺激引起颈部椎间关节及周围筋肉损伤，出现颈项、肩背部酸胀、疼痛、僵硬，做点头、仰头及头颈部旋转活动时受限，严重者呈斜颈姿势，患者回头时，颈部与躯干共同旋转。个别患者合并有眩晕或偏头痛。每次发作3～5天后，可有一段时间的缓解。体征检查：触诊可见颈项部、肩背部肌肉紧张或僵硬，有广泛压痛或有结节条索。颈部活动范围减少。击顶试验、椎间孔挤压试验、臂丛神经牵拉试验均为阴性。X线检查可见颈椎生理曲度变直、小关节增生等。

（2）神经根型颈椎病：又称痹证型颈椎病。颈丛或臂丛神经受压，出现典型的神经受压症状，即放射性疼痛。病变部位在第4颈椎以上者，可出现颈肩、头枕部疼痛或项枕部感觉异常。病变部位在第5颈椎以下者，可出现项强、颈部活动受限及单侧（也有双侧者）颈肩臂及手部的放射性疼痛、麻木无力、感觉异常等。常伴有肢冷、上肢沉重乏力、持物坠落等。患者睡眠时，喜取伤肢在上的屈肘侧卧位。体征检查：击顶试验、椎间孔挤压试验、臂丛神经牵拉试验阳性；肱二头肌腱或肱三头肌腱反射减弱。可触及颈5或颈6棘突偏歪，偏歪的棘突旁压痛且向肢体远端放射性疼痛、麻木。病久者可有上肢肌肉萎缩。影像学检查可见颈椎生理弧度改变、椎间孔狭窄、颈椎椎体缘或钩椎关节增生、椎间隙变窄。

（3）脊髓型颈椎病：又称痿证型颈椎病。颈脊髓因受压而缺血、变性，导致脊髓传导障碍，造成四肢无力，活动不便，走路不稳，主诉"脚下有踩棉花样感觉"，严重者瘫痪，大小便障碍等。更有甚者，出现呼吸困难，大小便失去控制。体征检查：可见下肢肌张力增高，腱反射亢进，浅反射减弱或消失，并出现病理反射与感觉、运动障碍。影像学检查显示颈脊髓受压。

中医认为，肝肾久虚，渐觉肢体沉重，行走不利，肢冷不温，肌肉萎缩。如兼气血不足，经脉空虚，筋骨失养，宗筋弛纵，则症状逐步加重，肢体萎废，最后无力行走，形成瘫痪重症，可兼有二便失控。

（4）椎动脉型颈椎病：又称眩晕昏厥型颈椎病。由于颈椎间盘退变、颈椎及小关节错位、钩椎关节增生肥大、横突孔狭小或横突间韧带扭转等致椎动脉受压或扭曲，或使椎动脉、脊髓前动脉、脊髓后动脉血运不畅，对脑供血不足，出现眩晕。眩晕是椎动脉型颈椎病的主要症状，尤其是颈部侧屈、后伸及扭转到一定位置时，头晕加重，甚至猝倒（猝倒后因颈部位置改变而立即清醒，并可起来走路）。常伴有耳鸣、视力下降、记忆力减退等；或有精神萎靡，乏力嗜睡；或伴有偏头痛，或颈肩、项枕部疼痛不适。体征检查：触诊可见病变节段横突部压痛。头颈侧屈、后伸、旋转到一定位置时头晕加重，改变位置则症状减轻。椎动脉造影可见椎动脉迂曲、狭窄或中断。脑血流图可见脑部血流量减少。CT或MRI可协助诊断。

中医认为，肾水亏虚，肝阳上亢，致头目眩晕，尤以位置性眩晕为特点。还可见头痛、急躁易怒，偶有肾气亏损，气血俱弱，突然晕厥跌倒者，但较为少见。比较多见的是眩晕时头重脚轻，走路欠稳或同时有偏头痛，呈胀痛或跳痛，与眩晕同时出现或交替发作，可合并有耳聋、听力下降等症状。

（5）交感神经型颈椎病：又称五官型颈椎病。较少见，症状多不典型。多因颈椎骨质增生、颈部肌肉痉挛或炎症等刺激交感神经，出现头痛、头晕、项枕痛、偏头痛或顽固性头痛；或眼痛、视物模糊、眼窝发胀、流泪、眼睑无力；或血压忽高忽低、心率异常、心前区疼痛（假性心绞痛）、胸闷不舒；或咽部不适有异物感，易恶心；或有肢体发凉、指端红肿、出汗障碍（皮肤多汗或少汗)等综合征,即霍纳尔征。体征检查:第 5 颈椎两侧可有压痛,局部皮肤温度下降,四肢冰凉,肢体遇冷时有针刺感,四肢、头颈部可有麻木感,半侧或局部肢体多汗或少汗。X 线片显示颈椎体前缘明显增生。

(6)混合型颈椎病:又称综合型颈椎病。凡临床上同时出现上述两型或两型以上症状、体征者,即可诊断为"混合型"颈椎病。为临床常见的一种类型。

3. 检查 患者以坐姿为宜,应注意以下几个方面。

(1)检查颈项活动幅度是否正常:医者立于患者背后,一手按扶患者肩部,另一手扶其头部,做头颈部前屈、后伸、侧弯及旋转活动。注意其活动在何角度出现肢体放射痛或沿何神经分布区放射,并注意其他症状的出现,有助于确定颈椎病的类型。

(2)触诊:医者立于患者后方,一手扶其头部,另一手拇指由上而下逐个触摸颈椎棘突,可发现:①患椎棘突偏离脊柱中心轴线;②患椎后方项韧带剥离、钝厚、压痛或有索条状硬物;③多数患者向棘突偏歪侧转头受限或有僵硬感;④患椎平面棘突旁开一横指处可有压痛,并沿一定的神经分布区放射至伤侧上肢。

(3)注意伤侧肢体有无发凉、肌萎缩及肌力、肌张力等情况。

(4)椎间孔压缩试验阳性、臂丛神经牵拉试验阳性,对神经根型和椎动脉型颈椎病的诊断具有临床意义。

(5)神经系统检查:应注意颈神经分布区的痛觉、触觉、温度觉有无改变,肱二头肌、肱三头肌腱反射有没有减弱或消失,并注意下肢腱反射情况及有无病理反射。

(6)影像学检查:一般需要拍照正位、侧位、斜位片。重点观察颈椎生理曲线、钩椎关节、关节突间关节、椎间孔、椎间隙、棘突顺列、椎体缘等变化情况。必要时可做 CT 或 MRI 检查,或脊髓、椎间盘、椎动脉造影等。其他辅助检查均有助于本病的诊断,如肌电图、心电图、脑电图等。

【诊断依据】 根据病史、临床表现及 X 线检查的提示和其他项目检查结果进行分析研究,一般不难做出诊断,但应与下列疾病相鉴别。

【鉴别诊断】

1. 颈型颈椎病应与落枕相鉴别 落枕多见于青年人,无明显外伤史,但与睡眠姿势不良有关,一般多在晨起后突然发病,以颈项疼痛、活动受限、动则痛甚为主症。或晨起数小时后而发病。颈椎病多发生于中老年人,有颈部姿势性劳损或外伤史,症状常持续不愈、时轻时重、反复发作。X 线检查可显示颈椎退变增生等征象。

2. 神经根型颈椎病应与下列疾病相鉴别

(1)颈肋综合征:为肩部下垂时,前斜角肌压迫臂丛神经及锁骨下动脉而产生的症状。疼痛可向肩臂及手部放射,尺侧手指发麻。鉴别点有血管症状如手部发凉、发白或发紫,桡动脉搏动减弱或消失;X 线正位片可提示有颈肋或颈 7 横突过长。

(2)风湿病:包括关节炎与肌肉筋膜炎。有颈肩痛、颈部活动受限及手部麻木等现象,鉴别点有多发部位疼痛史、无放射性疼痛、腱反射无改变、麻木区不按脊神经节段分布、服用抗风湿药物后症状可以明显减轻。

(3)心绞痛:颈椎病有左上肢或双侧上肢尺侧疼痛,同时合并有右侧胸大肌筋膜炎时应与心绞痛相鉴别。前者在压痛局部封闭后可以镇痛,后者则无肌肉的压痛点,发作时多有胸闷、气短的感觉;心电图多有变化,服用硝酸甘油类药物可以立即镇痛。

(4)斜角肌综合征:颈肩臂疼痛、无力,伤侧上肢高举时疼痛减轻。上肢有明显的神经、血管受压症状,如放射痛、感觉异常、肢体发凉、肿胀等。直臂后伸时痛甚,前屈位抬高伤肢则症状减轻。

(5)锁骨上窝肿瘤:可出现臂丛神经及相应血管受压症状,且为持续性加重。出现上肢疼痛、麻木及血运障碍,可在锁骨上窝处触及瘤性肿块。

3. 椎动脉型颈椎病应与下列疾病相鉴别

(1)梅尼埃病:又称发作性眩晕,是由内耳的淋巴代谢失调、淋巴分泌过多或吸收障碍引起内耳迷路积水,内耳淋巴系统膨胀、压力升高,使内耳末梢感受器缺氧和变性所致。主要表现为头痛、眩晕、恶心、呕吐、耳聋、耳鸣,目颤,脉搏缓慢,血压下降等。梅尼埃病之眩晕与大脑功能失调有关,如睡眠不足、过度疲劳、情绪波动等引起,而非颈部的活动而诱发。

(2)内听动脉栓塞:多出现突然耳鸣、耳聋及眩晕,症状较严重而且持续不减。

4. 脊髓型颈椎病应与下列疾病相鉴别

(1)颈段脊髓肿瘤:患者可有颈、肩、臂及手指疼痛、麻木或枕部不适感,而且随着肿瘤的变化,症状逐渐加重。同侧上肢出现软瘫(即上肢出现下运动神经元性损害),下肢出现硬瘫(下肢出现上运动神经元性损害),症状逐渐发展到对侧下肢,最后到达对侧上肢,随着肿瘤的变化,症状逐渐加重,最后呈现脊髓横贯性损害的现象。鉴别点:①X线正位、侧位、斜位片显示椎间孔扩大,椎体或椎弓破坏;②脊髓碘油造影,可显示梗阻部造影剂呈倒杯状,脊椎穿刺奎氏试验阴性;③在完全梗阻的病例,脑脊液呈黄色,易凝固,蛋白含量增高;④CT或MRI可明确诊断。

(2)原发性侧索硬化症:是一种原因不明的神经系统疾病。当其侵犯皮层脊髓的运动束时,表现为双侧锥体束受损,肌张力增高,浅反射消失,多为其他硬化症的前驱症状。鉴别点:①无感觉障碍;②腰穿奎氏试验通畅;③脊髓造影无梗阻现象。

(3)肌萎缩侧索硬化症:也是一种致病因素尚未明确的神经系统疾病(为脑运动核、皮层脊髓束和脊髓前角细胞受损害的疾病)。多发生于中年人的颈膨大部,起病缓慢。主要症状是:①上肢肌肉萎缩性瘫痪,小肌肉受累尤其显著,手呈鹰爪形(主要是因为脊髓前角细胞受累所致);②下肢呈痉挛性瘫痪,腱反射活跃或亢进;③病变发展到脑干时,可发生延髓麻痹而死亡。鉴别点:①无感觉障碍;②脊髓造影无阻塞现象。

(4)脊髓空洞症:发病部位多在颈胸段,有感觉障碍,有时感觉臂部疼痛。鉴别点:①多发生于20～30岁的青年人;②痛觉与其他深、浅感觉分离(即在颈胸神经分布区出现痛觉、温度觉障碍,而触觉正常)。以温度觉减退或消失较为突出。

5. 交感神经型颈椎病应与冠状动脉供血不足相鉴别　冠状动脉供血不足发作时心前区疼痛剧烈,伴有胸闷、气短,且只有一侧或两侧上肢尺侧的反射痛,没有颈脊神经根刺激体征,心电图检查有异常改变,服用硝酸甘油类药物后,症状可以缓解或消失。

【推拿治疗】

1. 治疗原则　活血祛瘀,剥离粘连,整复理筋,解除神经、血管受压,恢复颈椎的平衡。

2. 施术部位　颈肩背部及受累肢体。

3. 主要穴位　风府、风池、大杼、肩中俞、肩外俞、天宗、天鼎、缺盆、尺三里、手三里、颈部压痛点等。

4. 施术手法　推、摩、擦、揉、拿、按、擦、拨、理、牵引等。

5. 时间与刺激量　每次治疗30分钟左右,每日或隔日1次。手法刺激量应因人、因病情而定。

6. 手法操作

(1)推摩揉按项背法:患者俯卧位,胸部前方垫枕。医者立于床头或坐于椅凳上,用单或双手掌由上向下、自内向外推摩颈肩项背部2分钟;继之,单手掌、双手掌、拇指或多指以颈根部两侧为中心,缓稳用力向下按揉至膈俞穴,向外下沿肩胛冈下窝按揉至肩贞穴,向外经肩井按揉至巨骨穴,向上沿颈椎棘突两侧按揉至风池或天柱穴;用双手中、环指按揉风池至完骨,各重复3~5遍;而后,用双拇指缓稳用力按压上述部位各3遍。本法施术部位应重点突出颈1至胸2(或胸4)棘突两侧和颈根部至肩峰一段。

(2)拨拿擦叩项背法:患者俯卧位,胸前部垫枕。医者立于床头侧方,用双手拇指重叠缓稳用力拨颈肩项背部3~5遍;用双手多指重叠上下往返捏拿颈部数遍;单或双手多指由内向外捏拿颈肩部数遍;亦可用双手鱼际由下而上从两侧向中间缓稳用力推挤颈项部数遍;用单或双手掌指关节(亦可用小鱼际)擦颈项肩背数遍;用双手掌尺侧或空拳有节奏的交替叩击肩背部,或双手合掌掌侧或掌背着力有节奏地叩击肩背部数遍。

(3)按揉擦拿颈肩法:患者侧卧位,头部侧方垫枕。医者立其后方或床头,用一手固定其肩或头部,另手拇指缓稳用力按揉颈部侧方棘突与横突之间及颈根部至肩峰处数遍(如左手拇指做逆时针方向按揉,右手拇指应做顺时针方向按揉),亦可用一前臂上1/3处着力缓稳地揉颈部侧方及肩部上方数遍;小鱼际擦颈侧部,掌指关节擦肩上部各数遍,一手多指上下往返捏拿颈项部及肩部数遍。同样方法施术于对侧颈肩部。

(4)揉拨擦按上肢法:仅适用于神经根受压上肢有症状者。患者侧卧位,头部侧方垫枕。医者立其后方,用双手拇指或多指由上而下适度用力揉拨伤肢相关部位3~5遍;继之,用一手固定其腕部,另一手小鱼际或掌指关节上下往返擦伤肢3~5遍;而后,用一手握拿伤肢适宜部位,另一手拇指按压颈臂、扭伤、手部第二掌骨尺侧的颈肩点各半分钟,中指拨按极泉,拇指拨按臂臑、手三里,中指拨尺三里等穴各3~5次,或以酸、胀、沉、麻等得气感为度。

(5)拿叩搓抖伤肢法:仅适用于神经根受压上肢有症状者。患者仰卧位。医者立于伤侧,用双手多指由上而下同时或交替捏拿伤肢数遍,用双手掌侧或空拳上下往返叩击伤肢数遍;用双手掌相对用力自上而下地搓伤肢部,以温热为度;最后,用双手握拿其前臂远端,在轻力牵引下抖动伤肢数次;再用拇指、示指捻揉、牵拉,中指弹击麻木的手指数次。

(6)揉拨托顶颈项法:患者仰卧位,头后部垫枕,将其颈项部悬空。医者坐于床头椅凳上,用一手固定其头部,另一手中指、环指缓稳用力揉拨对侧大椎旁至风池穴一段3~5遍,而后交换双手用同样方法揉拨另一侧大椎旁至风池穴处3~5遍;再用双手掌根托住枕部,双手中指抵紧大椎两侧用力向前方托抖数次,用双手中指、无名指重叠由大椎向上依次托顶至风府穴2~3遍,并同时配合颈部屈、伸活动;最后,用一手托起枕部,另一手多指上下往返捏拿颈项部筋肉数遍。椎动脉型颈椎病慎用此法,最好不用颈项部托顶手法。

(7)牵拉颈项理筋法:患者仰卧位。医者坐于床头椅凳上,用双臂交叉托住患者枕部,两手掌按压其双肩前部固定,缓慢用力将头颈部尽力前屈3~5次(以牵拉颈项后侧小关节及筋肉组织);继之,用一手托握其后枕部,另一手推住肩部,将颈项部在不同的姿势下侧屈数次(以牵拉颈侧部筋肉、关节),同法施术于对侧;然后,用双手分别托扶其枕、颔部,在轻力牵引下(使颈部适度前屈)向健侧旋转头颈部至有阻力时用缓稳力拔伸一次,回中立位,交换双手再向患侧施术本法一次,将头颈部恢复中立位;用一手托握枕部,另一手或前臂上1/3处托住下颌部,在中立位缓稳地适度用力拔伸颈项部,拔伸时颈部出现响声为佳;最后,用双手多指在颈项部由下向上施理筋手法数遍,并顺向轻力拔伸头颈部一次;用双手中指钩点两侧风池穴半分钟,用双手拇指、示指同时捻揉、点按两侧耳部相关穴区2～3分钟。椎动脉型颈椎病仅做中立位拔伸即可。

(8)后伸颈项拿肩法:患者取坐位。医者立其侧后方,用一手扶其前额部,另手掌贴紧颈项部(虎口顶住枕部,掌根抵紧颈跟部),两手协同用力,将头部后伸、上提数次;而后,仍用一手扶其头部,另一手多指捏拿颈项部数遍;用一手拇指按压颈臂或缺盆穴,以得气感为度,用大鱼际擦颈部痛点,透热为度;最后,用双手拇、示指捏提肩井穴、多指拿肩部数次。

【辨证治疗】 椎动脉型颈椎病加"推抹按揉头部法"。患者仰卧位。医者取坐位,用双手拇指或多指依次推、抹、揉、按、捏挤头部督脉、膀胱经、胆经路线3～5遍,用中环指揉、按枕骨下缘风池至完骨一段3～5分钟;用拇指或中指按揉印堂、神庭、百会太阳、头维、风池、风府、完骨穴等各0.5分钟。

脊髓型颈椎病加"推拿背腰下肢法"。患者俯卧位,医者立于侧方,用单、双掌从上向下推脊柱及两侧数遍,用拇指或大鱼肌揉督脉,用双掌、前臂、拇指揉、拨、按压脊柱两侧数分钟;隔掌空拳叩击督脉大椎至腰腧穴一段3～5遍,以振动脊髓和马尾神经;用拇指或前臂分别揉、拨、按压,小鱼际或掌指关节擦下肢后侧数分钟;双手空拳叩击下肢后侧数遍。然后,患者仰卧位,医者立于一侧,用拇指或手掌揉、拨、按压,双手捏拿、小鱼际擦、空拳叩击受累肢体;用双手活动受累肢体。

复位手法如下。

1. 旋转扳提顶推法 以颈椎小关节错位棘突向右偏歪为例。患者坐于约距地面40cm高的低凳上,医者立其背后,左手拇指顶住偏歪棘突的右侧,右肘窝夹住患者下颌,手掌托扶健侧颞顶部,使头颈向左前下方屈曲,缓缓将头颈部向右侧后上方旋转扳提,同时,左手拇指用巧力向左侧顶推偏歪棘突,此时多有指下位移感或伴响声,症状即刻减轻,示复位成功。将头颈恢复中立位,用单手拇指推理、滑按项韧带、双拇指推理项韧带两侧。此手法适用于颈椎小关节错位棘突偏歪及神经根型颈椎病的治疗。椎动脉型或脊髓型颈椎病的症状明显者或椎体缘骨质增生已形成骨桥、椎间孔周围因增生明显狭窄者慎用。颈椎骨质破坏性疾病禁用。本法施术时,动作一定要柔和轻巧,严禁猛力、暴力手法。

2. 仰卧牵旋理筋法 患者仰卧位;嘱一助手固定患者两肩部或下肢部。医者坐于床头椅子上,用双手分别托其枕颌部(或用一前臂托住下颌,一手托扶枕部),逐渐用力向上拔伸(颈部出现响声为佳),并在牵引下缓慢地左、右旋转、侧摆及屈伸数次,恢复中立位慢慢放松牵引;而后,用一手托其枕部将头部抬起,另一手多指揉捏、推理颈部棘突两侧筋肉或用双手多指揉理项韧带及两侧筋肉数遍;用双手拇指、示指同时捻揉、点压两侧耳部的脊柱及其他相关穴区3～5分钟,以消除整复手法后的不适感。此步手法适用于颈部各关节错位的整复。

3. 定点交错推棘法 此法适用于下段颈椎椎间关节错位,以第6颈椎棘突向右偏歪为例。患者俯卧位,胸部前方垫枕,头面部转向左侧。医者立于床头,用左手拇指抵住第6颈椎棘突右侧,右手拇指抵住第7或第5颈椎棘突左侧,双拇指同时逐渐用力对侧(即左手向左,右手向右)推,待感觉患者颈部肌肉放松时,加大力度顿推1～3次,指下棘突有位移感,示复位成功。此法亦可用于第6、7颈椎及胸椎后关节错缝。

4. 枕颌带牵引法 为治疗颈椎病临床常用方法之一,患者可采取坐位或仰卧位两种姿势,用枕颌带对颈部牵引。每日或隔日牵引1次,每次牵引以15～30分钟为宜,牵引的重量应根据患者体质、伤情及耐受程度而定。

牵引的目的是调整和恢复已破坏的颈椎动力、静力平衡。颈牵的主要作用：①解除颈部肌肉痉挛；②缓冲椎间盘向周围缘的外突膨胀力，有利于已外突的纤维环伸展复位；③增大椎间隙和椎间孔，使神经根不再受压；④松解神经根与周围组织的粘连，促使神经根水肿吸收；⑤改善钩椎关节与神经根之间的位置关系，对神经根起到减压作用；⑥牵开被嵌顿的小关节滑膜，整复小关节移位及伸张被扭曲的椎动脉，改善脑部供血；⑦拉长椎管纵径，伸展颈脊髓，改善脑脊液循环及颈脊髓的血液供应；⑧紧张纵韧带，有利于膨出或突出的椎间盘组织复位等。

【其他疗法】

1. 药物治疗

(1)颈型颈椎病：舒筋活络、散风止痛，方剂用舒筋汤加味。成药常用疏风定痛丸、散风活络丸等。若体质虚弱，肝肾不足者，常用补肾壮筋丸。

(2)神经根型颈椎病：疼痛为主者，可服用解热镇痛类药物，如布洛芬、吲哚美辛、双氯芬酸等；麻木者可配合服用天麻丸、活络丹等。

(3)椎动脉型颈椎病：可配合服用骨刺丸；或用复方丹参注射液 15mL 加入 10% 葡萄糖 500mL 静脉滴注，每日 1 次，连续用 6 天，对眩晕疗效较佳。

(4)脊髓型颈椎病：常用强筋壮骨汤、补阳还五汤等。成药常用健步虎潜丸、健身全鹿丸等。

2. 牵引和理疗

(1)牵引：用牵引器械给患者牵引，根据患者病情、体质选择坐位或卧位牵引以及牵引力的大小和时间。一般是从小力(4～7kg)开始，每次牵引时间 15 分钟左右为宜。对神经根型颈椎病有良好的效果。

(2)理疗：用理疗器械如电脑中频、六合仪、骨质增生治疗仪、中药熏蒸等，在颈部或患肢局部做理疗治疗，也有一定的疗效。

3. 针灸治疗　针灸治疗对颈椎病有行气活血、和络止痛、调节机体功能的作用。一般根据颈椎病的症型针刺相关的经络腧穴，亦有一定的疗效。

【注意事项】

1. 预后　颈椎病的预后与临床症型有密切关系，一般来说，颈型颈椎病预后良好；神经根型与椎动脉型颈椎病预后较理想；脊髓型颈椎病预后不良。但对各种类型颈椎病均应积极采取有效的推拿和牵引治疗，早期诊断和正确治疗方法与预后有直接的关系。

2. 预防措施

(1)避免颈部过度疲劳，注意颈部保暖，防止受寒冷刺激。

(2)睡眠时枕头高低要适宜。提倡低枕，不宜高枕无忧，高枕易使颈部关节囊、韧带、肌肉紧张，血管迂曲，血流受阻；使气管前屈，呼吸不畅。一般是仰卧时宜低枕，侧卧时枕头宜稍高一些。

(3)注意纠正不良的长期低头和睡眠姿势，防止病情反复或加重。

(4)颈部功能锻炼，如缓慢做前屈、后伸、侧屈及左右旋转活动；椎动脉型颈椎病，不宜大幅度侧屈、后伸及旋转活动；脊髓型颈椎病，颈部各种活动都要小心谨慎。颈部功能锻炼可预防颈椎病的发生，有利于颈椎的恢复及疗效的巩固。

(5)若症状严重，影响患者的工作、学习和日常生活，用非手术治疗无效者，可动员其做外科手术治疗。

第三节 小儿肌性斜颈

【概述】 小儿肌性斜颈又称先天性斜颈、原发性斜颈,是由先天因素或产伤而导致患儿头部向一侧倾斜,颜面旋向健侧为特征的一种疾病。临床较为常见,如不及时有效治疗,斜颈往往伴随一生。

【病因病理】 引起小儿肌性斜颈的原因,至今尚未完全定论。普遍认为与产伤、胎位不正、胎儿在宫内位置不良有关。其主要的病理改变是胸锁乳突肌发生纤维性挛缩,初期为纤维细胞增生和肌纤维变性,最终颈部其他软组织也发生肌纤维挛缩,形成斜颈。

1. 产伤 胎儿娩出时,一侧胸锁乳突肌受产道或产钳挤压受伤出血,血肿机化形成肌纤维变性挛缩,而导致斜颈。

2. 胎位不正 分娩时胎儿头位不正,阻碍一侧胸锁乳突肌的血液供应,引起该肌缺血性改变而挛缩。

3. 宫内位置不良 胚胎发育期因子宫壁的压迫,致胎儿头部向一侧偏斜,影响颈部肌肉血液供给,发生挛缩而致病。

【临床表现】 患儿头颈向患侧倾斜,颜面旋向健侧,头颈活动受限是本病的主要临床表现。婴儿出生后,在一侧胸锁乳突肌部可摸到梭形的肿块,质硬而较固定。三四个月后,肿块逐渐消失而发生挛缩,出现斜颈。1周岁左右,斜颈畸形更为明显,头部向一侧倾斜,下颌转向健侧。如勉强将头摆正,可见胸锁乳突肌紧张而突出于皮下,形如硬索。

在发育过程中脸部逐渐不对称,健侧饱满,患侧短小,颈椎侧凸,头部运动受限制。若不及时治疗,畸形可随年龄的增长而加重。

【诊断依据】

1. 畸形表现为头颈倾向患侧,而脸转向对侧并后仰。

2. 新生儿胸锁乳突肌挛缩可触及梭形纤维肿块。肿块可在数月内自行消退,胸锁乳突肌变短并挛缩。随着年龄增长上述畸形加重,而且邻近器官产生继发性畸形。

3. 头面五官不对称,如双眼不在同一水平,甚至大小不等,患侧颅骨发育扁平而小,颈胸椎出现代偿侧弯、双肩不平等一系列畸形。

【鉴别诊断】 先天性肌性斜颈诊断并不困难,但应与其他原因所致的斜颈相鉴别:如应注意排除骨关节疾患或损伤所致的斜颈;通过 X 线检查排除先天性颈椎畸形、颈椎半脱位、颈椎外伤、结核、类风湿关节炎等;亦应排除肌炎、淋巴结炎、眼病引起的斜颈,某些神经性疾患和痉挛性斜颈以及姿势异常等引起的斜颈。

【推拿治疗】

1. 治疗原则 舒筋活血,软坚消肿,纠正畸形。

2. 施术部位 以患侧病变部位为主。

3. 主要取穴 有风池、完骨、缺盆、桥弓等。

4. 施术手法 有推、揉、拨、理、捏拿、拔伸牵引法等。

5. 时间与刺激量 每次治疗 15～20 分钟,每天治疗 1～2 次;手法宜轻柔缓和,不宜施重刺激手法。

6.手法操作

(1)推揉拨理颈部法:患儿取仰卧位。医者坐位,先在施术部位涂上活络油或其他介质,一手扶头部固定,另一手多指由上而下推、揉、患侧胸锁乳突肌及周围 3～5 分钟;多指揉拨、推理患侧胸锁乳突肌数遍。

(2)捏拿拔伸牵引法:患儿仰卧位。医者坐位,用拇指、示指或拇指、示指、中指三指捏拿患侧挛缩之肌筋数次。然后医者一手扶住患侧肩部,另一手托扶患儿枕部,轻轻拔伸牵引并渐渐向健侧扳动或者旋转患儿头部(下颌转向患侧),手法由轻到重,幅度由小到大,逐渐牵拉胸锁乳突肌,反复数次。

(3)按揉相关腧穴法:患儿仰卧位。医者用一手扶头部固定,另一手示指或中指适度用力按揉患侧风池、完骨、扶突、天鼎、缺盆穴各 30 秒。双手多指在颈部两侧从下向上施理筋手法数遍。

【其他疗法】

1.热敷 一般用 40℃热水或活血散瘀、舒筋散结之中药在患处热敷,每次 20 分钟,每日 2～3 次。

2.小针刀及手术治疗 若小儿偏大,推拿治疗效果欠佳或无效者可用小针刀治疗或手术治疗。

【注意事项】

1.患儿皮肤容易损伤,手法一定要轻柔,可配合选用介质。

2.扳患儿头部时手法必须在生理许可范围内。

3.嘱家长在患儿睡眠或给患儿哺乳或怀抱患儿时,应采用与头颈畸形姿势相反方向的动作以助矫正畸形。

4.嘱家长平时用轻柔的手法在患处推拿、提捏,使肌肉经常放松。

第四节 胸廓出口综合征

【概述】 胸廓出口综合征又称颈肋综合征,是指胸廓上口出口处由于某种原因导致臂丛神经、锁骨下动脉受压而产生的一系列上肢血管、神经症状的总称。其主要症状是肩臂及手部疼痛、麻木、发凉、桡动脉搏动减弱,日久可出现患肢肌肉萎缩等。以青壮年多见,男女之比约 1:2.2。

【相关解剖】 胸廓出口的骨性结构是由第 1 肋骨与其上方的锁骨交叉而构成。锁骨的近端与胸骨形成胸锁关节,其远端与肩峰形成肩锁关节,连接着胸廓与上肢。胸廓出口有许多肌肉附着,前斜角肌位于胸锁乳突肌的深面,其止点在第 1 肋骨的前中 1/3 的斜角肌结节。该肌将肋锁间隙分为前后两部分,锁骨下静脉位于前斜角肌的前方和锁骨后方。中斜角肌位于前斜角肌的后方,止于第 1 肋骨中部上面、锁骨下动脉沟以后的部分。前、中斜角肌与第 1 肋骨形成斜角肌三角间隙,臂丛神经和锁骨下动脉由此通过。臂丛神经由第 5 至第 8 颈神经根和第 1 胸神经根的前支组成,在其行程中要经过斜角肌间隙、锁骨后方之锁骨下肌及胸小肌腱的后方。

【病因病机】 正常情况下肋锁间隙足以容纳通过的神经、血管而不产生压迫症状,但如有先天或后天各种因素使其解剖结构变异,间隙狭窄,形成了对血管、神经束的压迫,就会出现临床症状与体征。

1.颈肋或第 7 颈椎横突过长可改变胸廓出口的结构,易使臂丛跨越颈肋时受到压迫。有颈肋者不一定出现症状,根据 Adson 报道颈肋的发病率仅为 0.056%。根据 Haven 的材料,颈肋的发病率也只有 0.074%。只有出现症状者方需要治疗。

2. 斜角肌三角间隙变窄：锁骨下静脉在前斜角肌的前方,臂丛神经和锁骨下动脉在前斜角肌的后方,在此区域内的动、静脉和神经可单独或同时受压而产生症状。前斜角肌痉挛、挛缩或纤维化、肌肉异常发育或过度肥大,或者止点外移,以及增厚的中斜角肌筋膜和韧带,都可使间隙狭窄,使神经、血管受到卡压。

3. 肋锁通道结构变异：第1肋骨或锁骨的畸形、外生骨疣以及外伤骨折、肱骨头脱位等,均可使肋锁间隙变小,产生臂丛神经和血管压迫症状。当肩部上抬时锁骨上升,裂隙加大;肩部下垂时则锁骨下降而致肋锁接近,通道变狭窄。

4. 肩部外展时肋喙韧带或胸小肌腱后的神经、血管受卡压。另外,肩部向后下垂,颈部伸展,面部转向对侧以及深吸气都可使肋锁间隙狭窄,对神经、血管产生压迫。

【临床表现】

1. 病史　本病常发生在青年或中年,女性多见。常在先天因素的基础上,由外伤、劳损或其他原因诱发,单侧发病多于双侧。

2. 症状

(1)神经症状：患侧颈肩部疼痛或前臂、手痛,一般多在尺神经和正中神经的支配区,多为持续性,呈钝痛或刀割样痛。有的患者有感觉异常,如麻木感、烧灼感、蚁行感、痛觉过敏等,以尺神经支配区最明显,肩部任何外展活动都可使症状加重。根据报道90%以上的患者出现神经症状。

(2)血管症状：动脉受压迫时导致患肢血流障碍,可出现疼痛、无力、发凉、怕冷、手指苍白,并有缺血性疼痛。患肢上举时疼痛加重,桡动脉搏动减弱或消失,此征阳性率可达72%。静脉受压时患肢肿胀、手指发绀、水肿、静脉扩张等。

(3)运动障碍：患肢出现神经、血管症状的同时,常有疲劳感,握拳无力,持物不稳或脱落,但肌力无明显变化。病程长者,可出现受累肌肉的萎缩、肌力下降、精细动作困难等。

3. 检查

(1)斜角肌试验、肩外展外旋试验、直肘后伸试验、前斜角肌压迫试验、过度外展试验为阳性。

(2)X线检查：常规拍颈椎正侧位片及上胸部正位片,以便确定有无颈肋或上肺部肿瘤、锁骨或第1肋畸形等。

(3)尺神经传导速度：尺神经传导速度的正常值在胸廓出口处为72m/s,有胸廓出口征的患者则减少到平均53m/s。此种检查对治疗方法的选择、诊断及疗效评定等都有一定的价值。

(4)肌电图检查：检查肌肉在静止和收缩时的生物电变化有助于确定病变是在周围神经还是在肌肉本身。

【诊断依据】

1. 多见于青壮年女性,常与工作性质及常用姿势有关。

2. 早期在某姿势时出现上肢疲劳无力感,发凉或上肢疼痛、发麻,受凉时加重,肢体远侧水肿、发绀。后期可有手部的尺神经分布区感觉丧失、肌力减弱及肌萎缩。

3. 斜角肌试验、上肢过度外展试验、挺胸直臂后伸试验等可为阳性。

4. 影像学检查：可了解有无颈肋、横突过长、锁骨及第1肋骨畸形、颈椎病等。肌电图检查有助于诊断。

【鉴别诊断】　在诊断本病时,应与下列疾病相鉴别。

1. 颈椎疾病　如颈椎病,尤其是神经根型颈椎病、椎管内肿瘤、颈椎间盘急性突出等,都可引起上肢疼痛、麻木及功能障碍。一般来讲,这些疾病的桡动脉搏动多无异常。本病颈部僵直,活动受限,压头试验及神经根牵拉试验多为阳性,上肢腱反射减弱,颈椎 X 线示生理曲度消失、椎间隙狭窄、颈椎骨质增生及颈椎失稳等。必要时行 CT 扫描则更易鉴别。

2. 臂丛神经及其末梢损伤　如腕管综合征、肘管综合征等症状多局限在肘部以下,且无血管搏动减弱征象。打击、牵拉引起的臂丛损伤多有明确外伤史,伤后即有症状,不难鉴别。

3. 血管病变　以血管改变为主的疾病,如血栓性静脉炎、动脉栓塞等,应注意与本病鉴别。

【推拿治疗】

1. 治疗原则　舒筋通络、活血止痛。

2. 施术部位　颈项部及受累肢体。

3. 主要取穴　阿是穴、颈臂穴、缺盆、极泉、小海、少海、肩髃、曲池等。

4. 施术手法　推法、揉法、按法、擦法、弹拨法、拿法、搓法、抖法等。

5. 时间与刺激量　每次治疗 25 分钟左右,每日或隔日治疗 1 次,10 次为 1 个疗程;颈项部手法宜轻柔,刺激不宜过重。

6. 手法操作

(1)推揉拨擦颈肩法:患者俯卧位。医者立位或坐位,一手轻扶患者头部固定,另一手掌推颈项、肩背部数遍,用拇指揉、多指拿揉颈项部、掌揉肩背部 2～3 分钟;双拇指揉拨颈项肩背部、小鱼际擦颈项部、掌指关节擦肩背部 2～3 分钟。

(2)捏拿颈肩按揉法:患者俯卧位。医者站立位,用单手或双手多指捏拿颈项、肩部数次,用拇指、食指拿风池或按揉肩中俞、肩外俞、天宗、肩井等穴位各 30 秒。

(3)推揉擦拿颈臂法:患者仰卧位。医者取坐位,用一手轻扶患者头部,另一手多指推、揉、拨、理颈部的胸锁乳突肌数遍、斜角肌 3～5 分钟(以患侧为主);然后,医者立于患侧,推揉擦拿伤侧上肢数分钟。

(4)按揉相关腧穴法:患者取坐位。医者取站立位,一手扶肢体适宜部位,另一手中指拨极泉 2～3 次,拇指揉压风池、天鼎、颈臂、缺盆、肩髃、曲池、列缺等穴位各 30 秒。

(5)摇肩搓抖拿肩法:患者取坐位。医者立于患侧后方,一手扶肩固定,一手托握腕部,做肩部摇转运动;然后用双手空拳由上而下或由下而上往返叩击、双手掌搓抖伤肢数遍,双手拇指、食指拿肩井、多指拿肩部结束。

【其他疗法】

1. 针灸治疗　取阿是穴及肩髃、曲池、小海、列缺等。一般是平补平泻,可留针 20 分钟,1 天治疗 1 次。10 天为 1 个疗程。

2. 手术治疗　神经、血管症状明显,严重影响患者的工作和生活,且经非手术治疗无效,建议手术治疗。

3. 根据病情可选择理疗、中药外敷、热敷、超声波等治疗。

4. 疼痛剧烈者可配合服用镇痛类药物治疗。

【注意事项】

1. 首先要改变上肢姿势,如睡眠时将上肢高举过头,日常避免提重物,减少上肢过度外展、外旋或下垂、后伸的动作。

2. 平时加强颈肩部肌肉锻炼。

3. 对于血管痉挛者可给予扩血管药,前斜角肌痉挛者可口服解痉镇痛药物。

4. 局部注意保暖,防止受寒着凉。

第五节　前斜角肌损伤综合征

【概述】　前斜角肌损伤综合征是由颈部后伸侧屈位时,头部突然向一侧扭转,使前斜角肌受到过度牵拉而致损伤性肿胀或痉挛,引起斜角肌间隙狭窄,挤压其中通过的臂丛神经及锁骨下动脉,以出现上肢神经、血管症状,前屈位抬高伤肢则症状减轻为主要特征的一种伤病。多发生于 30 岁以上的青壮年,女性多于男性。

【相关解剖】　斜角肌为颈部深层肌肉,位于颈部脊柱两侧,包括前、中、后三个斜角肌,三个斜角肌共同形成一个不完整的圆锥面,遮盖着胸廓上口的外半部。

前斜角肌起于第 3～6 颈椎横突前结节,止于第 1 肋骨斜角肌结节,受 5～7 颈脊神经前支支配;中斜角肌位于前斜角肌的后方,起于第 2～6 颈椎横突的后结节,肌纤维斜向外下方,止于第 1 肋骨中部上面,受 2～8 颈脊神经前支支配;前、中斜角肌与第 1 肋骨之间有一个三角形间隙,称为斜角肌间隙,由臂丛神经及锁骨下动脉通过。后斜角肌位于中斜角肌的后方,起于5～7 颈椎横突后结节,止于第 2 肋骨外侧粗隆,受 5～6 颈脊神经前支支配。

颈脊神经根自同位颈椎椎间孔发出后,沿颈椎横突前侧的浅沟,呈斜位向下行走。如第 4颈脊神经根自椎间孔发出后,位于起始于第 3 颈椎横突的前斜角肌后侧及第 4 颈椎横突的前侧。因此,颈神经根在斜角肌与横突之间易受压迫。锁骨上窝部为臂丛神经干经过的部位;锁骨中 1/3 的后侧为臂丛神经束经过的部位;锁骨下动脉跨过第 1 肋骨上缘,位于臂丛与前斜角肌之间。锁骨中 1/3 后上缘所经过的神经、血管,前方有前斜角肌,内后方是第 7 颈椎横突,后方是中斜角肌,下方为第 1 肋骨上缘。当前斜角肌下段因损伤而发生肿胀或痉挛时,可压迫该部的神经、血管。

斜角肌的作用:如肋骨被固定,单侧斜角肌收缩,使颈部侧屈并回旋;双侧斜角肌同时收缩则使颈部前屈。若颈部被固定,该肌收缩,可上提第 1 第 2 肋骨,助吸气。

【病因病理】　多因搬提扛抬重物或头颈部后伸侧屈位突然猛力扭转,使前斜角肌受到过度牵拉而致伤。伤后局部出现不同程度的肿胀和反射性的肌肉痉挛引起斜角肌间隙狭窄,压迫通过该间隙的臂丛神经和锁骨下动脉,或前斜角肌与横突之间压迫神经根而出现相应的临床症状与体征。

根据神经受压部位,分为上型(神经根受压型)和下型(臂丛神经及锁骨下动脉受压型)两种。

1. 上型　在颈部后伸侧屈位时,头部突然向对侧扭转,使对侧前斜角肌上部(起点)受到牵拉而损伤,伤后局部渗出、肿胀或肌肉痉挛,压迫颈神经根;亦可由前斜角肌本身过度发育而肥大,出现神经根受压症状。因神经根受压,可使前斜角肌更加痉挛,形成恶性循环。

2. 下型　由颈部后伸侧屈位时,头部突然向侧屈方向扭转,使对侧前斜角肌下部受到牵拉而损伤,伤后局部渗出、肿胀及肌肉痉挛或前斜角肌肥大,则易引起斜角肌间隙狭窄,压迫臂丛神经及锁骨下动脉。第 7 颈椎横突肥大、过长,或前、中斜角肌肌腹合并在一起,则神经、血管穿过斜角肌肌腹,此种变异为本病的内在因素,即轻微的损伤也可以出现臂丛神经及锁骨下动脉受压症状与体征。

【临床表现】

1. 病史　发病年龄以青中年为多；一般有扛、抬重物或有头颈在后伸、侧屈位猛力扭转的损伤史。

2. 症状　颈肩臂部疼痛无力，伤侧上肢上举时疼痛减轻是本病的主要特点。可有伤肢放射性触电感，以前臂尺侧、小指及环指为最明显；严重病例或病程久者，疼痛可向耳后及上肢扩散，患侧上肢肌肉萎缩，以手部小鱼际肌肉萎缩最明显，手的握力降低或持物功能丧失。患肢感觉异常，可出现发凉、肿胀等神经、血管症状。

3. 检查　可在患侧颈部横突前方、锁骨上窝内侧触及斜角肌紧张、钝厚、变硬，压痛并向上肢放散，亦有在第 5、6 颈椎横突部压痛并向耳后放散的病例。臂丛神经牵拉试验阳性，前屈位抬高伤肢则症状减轻；深吸气后闭气转头试验可为阳性（深吸气后闭气，将头转向患侧，如果症状加重或桡动脉搏动减弱则为阳性）。X 线检查可排除颈肋、第 7 颈椎横突过长及肿瘤等其他疾病。

【诊断依据】

1. 患者有扛抬重物或颈部后伸侧屈位头部突然扭转等损伤史。

2. 颈肩臂部疼痛无力或有伤肢放射性触电感，且以前臂尺侧为最明显。

3. 病久者患肢及小鱼际肌肉萎缩，手握力降低或持物功能丧失。

4. 触及前斜角肌异常及压痛，且向伤肢放射。

5. 臂丛神经牵拉试验阳性，前屈位抬高伤肢则症状减轻等。

【鉴别诊断】

1. 神经根型颈椎病　共同点是都有颈部及上肢部的疼痛、麻木等症状，臂丛神经牵拉试验阳性；不同点是颈椎病有颈肩背部疼痛，颈椎生理曲度有改变，在棘突及棘突旁有压痛或放射痛，椎间孔挤压试验阳性，X 线显示颈椎曲度变直、颈椎骨质增生、椎间隙及椎间孔变窄等。

2. 颈肋综合征　其与前斜角肌损伤综合征的症状相近，但 X 线可显示有颈肋影像。

3. 肋锁综合征　主要是肋骨与锁骨之间的间隙狭小，挤压其间通过的神经血管，临床表现与前斜角肌损伤下型症状相同，但本病挺胸试验阳性。

4. 锁骨上窝肿瘤　可在锁骨上窝处触及肿块，除有上肢神经、血管症状外，常出现全身症状。

【推拿治疗】

1. 治疗原则　舒筋通络、解痉镇痛。

2. 施术部位　患侧颈部及上肢，以颈部为主。

3. 主要穴位　天鼎、颈臂、极泉、小海、手三里、尺三里、内关、合谷、后溪、扭伤等。

4. 施术手法　揉、拨、理、动、按、搓、拿、抖等。

5. 时间与刺激量　每次治疗 20 分钟左右，每日或隔日 1 次；颈部手法刺激不宜过重。

6. 手法操作

（1）揉拨推理舒筋法：患者坐位，医者立其背后，用一手扶其头部，另手食指、中指或中指、无名指插入（中下段）胸锁乳突肌后缘，于颈椎横突前方，缓揉稳拨前斜角肌起始部 2～3 分钟；然后由上而下或由下而上顺其肌纤维方向推理、滑按 3～5 遍；再用同样的方法揉拨、推理锁骨上窝内侧前斜角肌抵止部。前者适用于前斜角肌起点损伤，后者适用于前斜角肌止点损伤。

（2）托扶枕颌摇摆法：患者取坐位，医者立其伤侧，用一手掌心托住患者下颌部，另一手托扶枕部，两手协调动作，缓缓摇动头部（嘱患者颈部放松），待摆动至无阻力时，可迅速加大向伤侧摇转幅度，并趁其不备时，将头部向伤侧猛摆一次，可闻"咯噔"响声，若无响声出现，亦不必勉强。手法操作时,嘱患者头颈稍微前倾,以防止压伤椎动脉,尤其是老年动脉硬化者,应慎用此手法。寰枕、寰枢关节有病变者,禁用本手法施术。

(3)按揉腧穴痛点法:患者坐位,医者立于伤侧前方,用一手固定肢体适宜部位,另一手拇指按压痛点及伤侧天鼎穴或颈臂穴 30 秒(疼痛严重者压颈臂穴时间延长);中指拨极泉穴(或腋下大筋)2~3 次;中指揉拨小海、尺三里、后溪穴各 30 秒,按揉扭伤穴、手三里、内关穴;拇指、食指捏拿合谷穴数次。

(4)揉搓叩抖伤肢法:患者坐位,医者立其伤侧,用双手掌及多指相对用力上下往返揉、搓伤肢数遍;用双手虚掌或空拳拍叩伤肢数遍;双手握其前臂远端或手部在轻力牵引下抖动伤肢数次;拇指、食指捏拿肩井、多指捏拿肩部数次。

【其他疗法】

1. 理疗 可选用电脑中频治疗仪、骨质增生治疗仪等在伤处治疗,每日治疗 1 次。

2. 热敷 可用活血散瘀、消肿止痛之中药,水煎后局部热敷,每日 2 次,每次 20 分钟。

【注意事项】

1. 如系斜角肌与臂丛神经的关系变异(臂丛神经及血管束穿斜角肌肌腹),经多次推拿治疗无效,可考虑外科手术切断前斜角肌,使症状缓解。

2. 注意颈部保暖,防止寒冷刺激。

3. 治疗期间,应避免颈部大幅度活动与突然的扭转动作。

4. 嘱患者每日坚持适度的颈部运动及上肢高举练习,以预防或减轻肌肉萎缩。

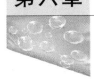

第六章

胸背部伤筋

第一节 胸椎小关节错缝

【概述】 胸椎小关节错缝又称胸椎骨错缝,是因搬提重物时姿势不良、躯干用力扭转或强力挤压等因素,使胸椎后关节、肋椎关节发生微小离错,出现胸背部疼痛、活动受限为主症的一种伤病。多见于青壮年体力劳动者。

【相关解剖】 正常人有12个胸椎。其两侧后部有1~2对肋凹关节面与肋骨小头相连。因第2~9肋骨小头上移,与上1个胸椎椎体的半个肋凹和下1个胸椎的半个肋凹构成关节,故胸2~9椎体的两侧各有一对上半关节面和一对下半关节面。胸椎横突尖端的前面有一接肋骨结节的关节面,即横突肋凹。胸椎棘突细长,向后下方伸出。

胸椎小关节包括胸椎后关节和肋椎关节。

1. **胸椎后关节** 又称关节突间关节。是由相邻胸椎的上下关节突关节面,周围被关节囊包绕所组成。如图6-1。

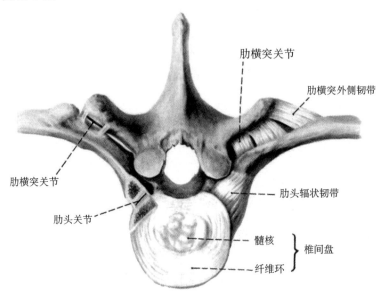

图6-1 胸肋关节图

2. **肋椎关节** 肋椎关节包括肋骨小头关节和肋横突关节。

(1)肋骨小头关节:由肋骨小头关节面与胸椎肋凹相对组成,关节囊被放射性韧带加固。2~10肋,每一肋骨小头同时接两个胸椎的肋凹;第1、第11、第12肋骨的小头,仅和相应的一个胸椎体上的独立肋凹相对,结构较前者单纯。

(2)肋横突关节:由肋骨结节关节面与相应的胸椎横突肋凹构成。肋横突关节只限于第1~10肋,第11、第12肋不与胸11、12构成肋横突关节。

3. **胸神经**　脊髓发出的胸神经共12对,在同序椎下缘穿出,即分为前、后支,除第1胸神经参与臂丛,第12胸神经参与腰丛外,其余均不成丛,称为肋间神经,行走于肋沟内;后支向后进入背部,分成内侧支与外侧支,支配背部部分肌肉、关节及项、背、腰、腹部的部分皮肤感觉。

【病因病理】　胸段脊柱因有胸廓的其他组织加固,比颈、腰段脊柱稳定,故损伤错位的机会较少。但胸椎间盘及其椎间韧带等组织的退变可减弱胸段脊柱的稳定性而增加损伤的机会。如受到强大外力的挤压、用力过猛的扭转或睡眠姿势不当等,均可造成胸椎后关节的移位、肋椎关节的错缝或半脱位,刺激肋间神经或胸神经后支,出现急性背、胸部疼痛。久之,这些错位的关节及其周围筋肉组织发生无菌性炎症改变,引起慢性背部疼痛。

【临床表现】

1. **病史**　本症常发生于体力劳动者,多有躯干用力扭转或挤压性外伤史。

2. **症状**　急性损伤的病例,患者多主诉单侧(或双侧)背肌剧烈疼痛,偶有向肋间隙、胸前部及腰腹部的相应部位放射性疼痛,常不能仰卧休息,深呼吸或咳呛时痛剧。慢性损伤多有背部酸痛及沉重感,久站、久坐、过劳或气候变化时症状加重,但一般无放射性疼痛。

3. **检查**　急性期疼痛剧烈,活动受限;慢性期一般无运动障碍。触诊时可发现患椎棘突偏离脊柱中心轴线,患椎棘突旁压痛;附近肌肉紧张或有硬性条索,棘上韧带肿胀或剥离。如胸脊神经受累,在患椎棘突旁2cm上1cm处按压时,可出现向伤侧相应区域的放射痛。X线检查有利于本症的诊断,目的在于排除胸段脊椎的其他疾患,如胸椎结核、肿瘤等。

【诊断依据】

1. 本病之诊断应依据明显外伤史或长期不良的坐卧姿势等病史。

2. 青壮年体力劳动者或运动员多见。

3. 急性损伤,局部疼痛剧烈,常不能仰卧休息,深呼吸或咳呛时痛剧;慢性损伤,背部酸胀疼痛及沉重感,过劳或气候变化时症状加重,病情突然发作或时轻时重,典型的疼痛部位及符合胸椎小关节错缝的体征者,即可明确诊断。

【鉴别诊断】　应与胸椎结核、肿瘤、骨折、类风湿脊柱炎、先天性胸椎结构异常等相鉴别。胸椎X线检查可显示其征象。

【推拿治疗】

1. **治疗原则**　整复错位、舒筋活血、解痉镇痛。

2. **施术部位**　胸背部。

3. **主要穴位**　扭伤穴、夹脊穴、压痛点。

4. **施术手法**　以整复手法为主,辅以抚摩、按揉、拨理手法。

5. **时间与刺激量**　每次10~15分钟。急性期每2~3日1次,慢性期每日1次,手法刺激不宜过重过猛。

6. **手法操作**　患者取俯卧位,医者立于健侧,用拇指按揉扭伤穴1~2分钟;用双手掌自上而下抚摩、按揉损伤部位数分钟,待局部筋肉组织松软后,选施下列手法进行复位。

(1)脊柱旋转复位法:患者端坐于方凳上,两足分开与肩等宽。这种坐姿应有助手固定其下肢,以维持其正坐姿势。医者坐其背后,一手从患侧腋下绕胸前握其健侧肩部,另一手拇指顶住偏歪棘突。此时,嘱患者配合前屈、侧弯及旋转动作,待脊柱旋转力传到拇指时(即指感),拇指协同用力将棘突向对侧上方顶推,指下有错动感或伴响声表示复位成功。拇指推理、按压棘上韧带和两侧骶棘肌数遍。主要用于胸椎中下段。

(2)顶背扳肩复位法:患者坐于低凳上。医者立其背后,一下肢呈半屈曲状,足尖踏于凳子上,膝部顶于伤处,双手握拿其两肩前部向上拔伸,嘱其抬头、挺胸、深呼吸,于吸气末,手、膝协同用力顶背扳肩,多闻及复位响声。拇指按揉、推理痛点部位1~2分钟即可。此法用于胸部中上段棘突后突者。

(3)按压痛点推肩法:患者端坐,两腿分开与肩同宽。医者立于伤侧,用一下肢抵紧伤侧膝关节内侧,一手拇指按压背部痛点,另一手放于健侧肩前部(嘱其挺胸);两手协同用力按压、推肩,将胸部向健侧回旋至最大限度,拇指下有跳动感为佳。继之,用拇指推按、理筋即可。此法用于胸椎中段棘突偏歪、后突不明显者。

(4)俯卧牵引按压法:患者取俯卧位,一助手用双手分别插于其两腋下,另一助手两手分别握拿踝部做对抗牵引。医者立于左侧,用一手掌心按压向后凸起的胸椎棘突,先缓缓用力,待其呼气之末,向前上方猛然用力推按,重复3~5次即可复位。术后触之棘突后凸消失,示复位成功。若未复位,仍在拔伸牵引下,用双手拇指由上而下逐个顿挫按压胸段棘突两侧间隙3~5遍,拇指下有跳动感为佳。而后,双手拇指推理滑按棘上韧带及其两侧数遍。此法适用于胸椎中上段棘突后突者。

(5)俯卧按压扳提法:患者取俯卧位,医者立于健侧,用一手掌根或拇指置于疼痛部位,向前按压,另一手握伤侧肩部向后扳提,两手协同操作,将疼痛部前后活动数次。此时多可闻及响声或手下有错动感,表示小关节复位或滑膜嵌顿解除。继之,用一手自上而下推揉病变部位(痛点处)及其上、下2~3分钟。

(6)立位牵抖复位法:患者取立位,双手交叉置于颈根部。医者站其后方,用上胸部抵紧其上背部,双手环绕固定其两肘部,将其提起(嘱患者全身放松)牵引0.5~1分钟,上下抖动数次,闻响声缓慢放松牵引;双拇指在患处及两侧施推理、滑按手法5~7遍。

【其他疗法】

1. 药物治疗 疼痛严重者,可内服布洛芬或三七片等,以解痉镇痛。

2. 理疗 慢性损伤可配合激光、醋离子导入、电脑中频治疗仪等治疗。

3. 热敷 可用硫酸镁或中药在局部湿热敷,每日2次。

【注意事项】

1. 急性损伤手法整复后嘱患者休息3~5天,限制活动。

2. 慢性损伤治疗期间嘱患者加强功能锻炼,以巩固疗效、预防复发。

3. 注意保暖,防止受风着凉,避免寒凉刺激。

第二节　胸胁屏伤

【概述】 胸胁屏伤又称岔气,是由于用力不当等因素,引起胸胁部气机壅滞,出现胸胁部疼痛,以痛无定处、范围广、压痛不明显或伴有咳嗽、呼吸急紧、活动痛剧、胸闷不舒为主要症状的一种病症。推拿治疗对本症有显著疗效。因直接暴力造成肋骨骨折及并发内脏损伤等不在本节讨论之列。

【相关解剖】　胸廓由全部胸椎、胸骨和 12 对肋骨借关节和韧带连接而成。12 对肋骨后端的肋骨小头和 12 对胸椎肋凹构成肋骨小头关节,1~10 胸椎横突肋凹与相应的肋骨结节关节面构成肋横突关节。肋骨小头关节和肋骨横突关节合称为肋椎关节。两关节均为平面关节,关节囊较松弛,关节周围有坚固的韧带,两关节活动不在一个平面上。在正常的呼吸活动中,肋椎关节活动范围甚小。肋骨小头关节和肋骨横突关节虽是两个独立的关节,但在功能上实为一联合关节。2~7 对肋软骨与胸骨侧缘的肋骨切迹形成胸肋关节。肋间肌分为肋间内肌和肋间外肌。肋间外肌起自各肋骨下缘,止于下位肋骨的上缘,有扩大胸廓助吸气的作用。肋间内肌位于肋间外肌的深面,肌束与肋间外肌呈交叉状,收缩时有使肋骨下降、缩小胸廓助呼气的作用,如图 6-2、图 6-3。

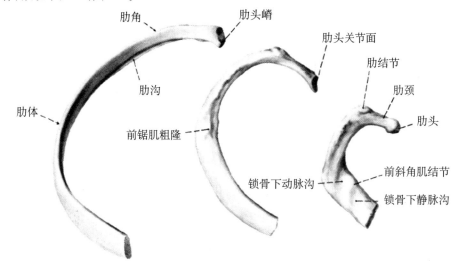

图 6-2　肋骨的基本形态

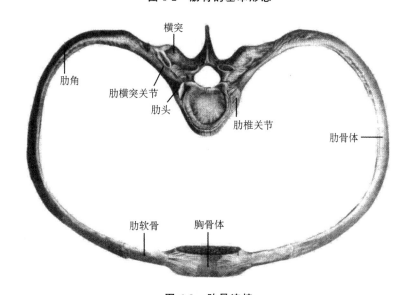

图 6-3　肋骨连接

【病因病理】 多因急性外伤,如提拉重物、姿势不良、用力不当、旋转扭挫而导致胸壁固有肌肉的撕裂伤、痉挛或肋椎关节半脱位、滑膜嵌顿等。

正常情况下两关节协调一致,而当身体受到过猛的扭挫性外力时,则可引起关节错缝,从而压迫肋间神经,引起疼痛。

当身体扭转时,可以造成某一方位的关节间隙张开,而使松弛的关节滑膜嵌入其间。关节滑膜中有感觉神经末梢,故嵌入后即可引起疼痛,并发生急性损伤性病理反应。

此外不合理的弯腰提拉或举重可使胸壁固有肌肉(肋间内肌、肋间外肌、肋间筋膜、胸横肌)受到牵拉或挤压,而产生撕裂伤或痉挛,进而刺激肋间神经,引起疼痛。

【临床表现】

1. 病史 有典型的外伤史,多见于青壮年体力劳动者。

2. 症状 受伤后即出现一侧胸肋部疼痛,咳嗽或呼吸时疼痛加重,并牵扯背部,疼痛范围较广而无定处,患者保护性地减少呼吸运动幅度,形成浅促的呼吸。并可伴有胸闷不适。

3. 检查 患者常不能明确指出疼痛部位。肋椎关节半脱位的患者受累关节处可有小范围的压痛。若系胸壁固有肌的撕裂或痉挛,在相应的肋间隙可见肿胀,触摸时局部可有压痛或肋间隙轻微变窄等现象。

【诊断依据】

1. 有典型的外伤病史。

2. 胸肋部疼痛,深呼吸及咳嗽时加重,或伴有胸闷不适等。

3. 疼痛范围较广而无定处,有时可牵扯到背部。

4. X 线检查无异常显示。

【鉴别诊断】 本病须与胸膜炎引起的胸痛相鉴别,对老年患者尤须注意排除脊椎肿瘤等其他骨关节病变,必要时可拍摄 X 线检查,以资鉴别。

【推拿治疗】

1. 治疗原则 行气导滞、通络止痛。

2. 施术部位 伤侧胸肋部及背部。

3. 主要穴位 期门、章门、日月、膻中、背部痛点。

4. 施术手法 推、摩、按、揉、挤、振、叩、擦等。

5. 时间与刺激量 每次治疗20分钟左右,常用轻手法或中等刺激量,大多1次治愈。

6. 手法操作

(1)推摩揉按胸胁法:患者健侧卧位或坐位。医者立其后方或侧方,用双手掌由上而下纵推、多指前后分推胸肋数次,抚摩胸肋、肩背部疼痛处 3～5 分钟;用双手掌或多指揉按胸肋间背部疼痛部位 3～5 遍,双拇指缓稳地用力按揉伤侧棘突旁数遍。

(2)挤振叩擦胸胁法:医者用双手掌相对用力上下、前后挤压胸肋部 3～5 遍,再加振颤动作挤压 2～3 遍;适度用力隔掌空拳或指侧叩击胸肋部数十次;用一手掌上下纵擦、多指横擦(前后)胸肋部数十次。

(3)提臂叩击胸背法:适用于胸背脊柱中段肋椎关节错位。患者取坐位,医者立于伤侧,用一前臂由前向后插入伤侧腋下,以前臂之力向上提拉伤侧肩部,嘱其深呼气。闭气后,医者用另一手掌根猛击背侧疼痛部位 1 次,再令其深呼吸,疼痛即可缓解或消失。用拇指按揉背部痛点及其上下 2 分钟。

(4)按揉腧穴痛点法:患者坐位或仰卧位,医者立其右侧,用拇指按揉期门、章门、肺俞等穴各 15～30 秒,亦可提弹伤侧腋下大筋 2～3 次。

【其他疗法】

药物治疗:先用理气止痛汤内服,每日 1 剂,水煎,分 3 次服,连服 3 剂。

附:理气止痛汤

方剂:丹参 9g,广木香 3g,青皮 6g,炙乳香 5g,枳壳 6g,制香附 9g,川楝子 9g,延胡索 5g,软柴胡 6g,路路通 6g,没药 5g。

功效与主治:有活血和营、理气止痛作用;主治气分受伤、郁滞作痛诸证。

用法:水煎内服。

【注意事项】

1. 急性屏伤也可先按揉相关腧穴,以行气止痛,然后施术(1)(2)(3)步手法。

2. 手法后,嘱患者适当休息,注意保暖。

3. 严重病例,3 天后开始做推拿治疗。

第三节　胸壁扭挫伤

【概述】　胸壁扭挫伤又称胸壁筋肉挫伤。由直接外力撞击或挤压,造成胸壁筋肉组织异常,出现以局部疼痛与压痛,咳嗽及深呼吸痛剧为主要特征的一种伤病。

【相关解剖】　胸壁是由骨性胸廓与附着于其上的筋肉组织所构成。主要生理功能是容纳和保护胸腔内脏。肋间肌分为肋间内肌和肋间外肌,肋间内肌位于肋间外肌的深面,均附着于肋骨的边缘。肋软骨与胸骨之间由肋间韧带附着。胸大肌位于胸部浅层,起于锁骨内侧半、胸骨与上 6 个肋软骨的前面,止于肱骨大结节。收缩时可使肱骨内收及内旋。胸小肌位于胸大肌的深面,起自第 3～5 肋骨的前面与肋间肌表面的筋膜,止于肩胛骨的喙突部。收缩时,牵引肩胛骨向前下内方。前锯肌位于胸廓外侧面,其上部为胸大肌和胸小肌所覆盖,为一宽大的扁肌,以许多肌齿起自上 8～9 个肋骨的外侧面,止于肩胛骨的脊柱缘及下角的内面。收缩时拉肩胛骨向前,协助上臂前屈和上举。

【病因病理】　外力撞击或挤压是引起本病的主要因素。如胸壁直接受到外力撞击或物体的挤压,当外力未足以使肋骨发生骨折时,可造成胸壁部的筋肉组织损伤性渗出,局部肿胀,筋肉紧张、痉挛或筋肉撕裂、移位,久之,组织粘连、瘀肿机化。由于损伤性炎症刺激,出现局部疼痛或胸廓收缩、舒张时牵扯伤部使疼痛加重。

【临床表现】

1. 病史　胸部有明显的外力撞击、碰撞或受挤压的外伤史。

2. 症状　本病主要症状是伤处疼痛、肿胀,深呼吸时疼痛加剧,胸部活动受限,数日或十数日疼痛无明显减轻。

3. 检查　局部明显压痛,肋间隙肌肉紧张或有轻度肿胀,可在损伤处触及肋骨骨膜钝厚或呈线状剥离,或可触及一滚动的条索状物。扩胸试验阳性,胸部对称挤压试验阴性。X 线检查无异常。

【诊断依据】　根据胸部有明显的外伤病史,结合临床症状和体征检查,X 线检查无异常显示,即可做出诊断。

【鉴别诊断】 本病应与胸部肋骨骨折、胸肋岔气、胸肋及肋软骨间关节错缝相鉴别。

【推拿治疗】

1. 治疗原则 舒筋通络、活血化瘀、消肿止痛。

2. 施术部位 损伤局部及相关部位。

3. 主要穴位 缺盆、胸部压痛点。

4. 施术手法 推、摩、拨、理、按、揉、擦等。

5. 时间与刺激量 每次治疗 15 分钟左右,急性损伤 1～2 天 1 次,慢性损伤每日 1 次;急性期刺激宜轻,慢性期手法刺激适当加重。

6. 手法操作

(1)展胸拨理按压法:患者端坐。医者坐其伤侧,一手将患者伤侧上肢拉起展胸(或让助手协助展胸),另手食指、中指或双拇指将损伤之筋肉拨正、理顺;而后拇指顺肋间隙由前向后、再由后向前按压数遍,可达镇痛之目的。

如有胸肋关节损伤及胸肋关节错位者,可用下列手法治疗。

(2)捧肋晃动复位法:患者取仰卧位,医者立于右侧,双手捧住胸廓两侧肋部,由轻而重地左右晃动十数次,以促使胸肋关节复位。

(3)抹推胸骨边缘法:医者用双手一起沿患者胸骨边缘自上而下(上自锁骨下缘,下至剑突)抹推数次;继之,双手仍自上而下,一前一后向下抹推十数次。

以上(2)(3)两法为一节,为 1 次治疗。若疼痛缓解,即为手法成功。嘱患者休息 5～7 天即可。如仍有疼痛,可隔 2～3 天重复手法 1 次。

【其他疗法】

1. 理疗:用电脑中频治疗仪、红外线治疗仪等局部治疗,每日治疗 1 次。

2. 中药或药膏外敷:可用活血止痛类中药,粉成细末用蜂蜜或凡士林调敷。

3. 可内服跌打丸、三七片等治疗。

【注意事项】

1. 急性损伤手法治疗后应注意局部休息,睡眠时勿挤压伤侧,最好采取健侧卧位或仰卧休息。

2. 急性损伤 3 天以后,可配合局部热敷或硫酸镁湿热敷,每日 2～3 次,可连用 3～5 天。

3. 推拿治疗前一定要排除肋骨骨折等。

第七章

腰部伤筋

第一节　腰痛概论

【概述】　腰部是由腰段脊柱、筋膜、肌肉、韧带所构成。负重量大,支撑人体上半身的重量,活动灵活,能做前屈、后伸、侧屈、旋转等各个方向的运动,是日常生活和劳动中活动最多的部位之一。因此,腰部椎间盘、小关节、筋膜、肌肉、韧带等组织易于受损而引起腰痛疾患。

中医学对腰痛早有认识,从淳于意写的第一个腰痛医案起已有两千多年的历史。中医学认为"腰者肾之府",说明一般腰痛皆与肾有关,同时认为腰痛的病因是外伤劳损,外感风寒湿热,并与脏腑经络有密切关系。《诸病源候论》说:"夫劳伤之人,肾气虚损,而肾主腰脚,其经贯肾络脊,风邪乘虚,卒入肾经,故卒然而患腰痛。"同时又指出:"凡腰痛病有五:一曰少阴,少阴肾也。十月万物阳气伤,是以腰痛。二曰风痹,风寒著腰,是以痛。三曰肾虚,役用伤肾,是以痛。四曰臀腰,坠堕伤腰,是以痛。五曰寝卧湿地,是以痛。"说明腰部伤筋有多种病因,不同程度的外力均可引起,与肾虚、外感风寒湿热也有着密切关系。因此在辨证时应重视气血损伤、风寒湿邪和肾气内虚。

【相关解剖】

1. **腰部脊柱**　腰部脊柱是脊柱的组成部分。正常人体脊柱包括 7 个颈椎、12 个胸椎、5 个腰椎及 1 个骶骨、1 个尾骨,由椎间盘、小关节及许多坚固的韧带连接,其间由 31 对脊神经穿出(第 1、2 颈椎和骶椎、尾椎与其余椎骨不同外)。椎骨的形态结构有 1 个椎体、2 个椎弓根、2 个椎板、2 个横突、1 对上关节突与 1 对下关节突和 1 个棘突,但第 1 颈椎无椎体,呈环状,第 2 颈椎的椎体上方前缘有一突起,称齿状突,骶、尾椎分别由 5 块融合成一块;并且椎体前后部,棘突上由纵贯脊柱全长的韧带把每个椎骨紧紧地连接在一起。从前面观,椎体自上而下逐渐增大,适应生理需求,在骶骨底部,体重沿骨盆传至下肢,所以骶骨自上而下又逐渐变小。侧面观,成人脊柱有颈、腰前凸,胸、骶后凸。生理弯曲的存在使脊柱的弹性和支撑能力得到了加强。脊柱运动的方向及活动范围与各个部位椎骨的关节面排列方向、椎间盘大小、厚度有关。正常脊柱可做前屈、后伸、侧屈、旋转活动,椎间盘和后关节则是脊柱运动的根本。脊柱是人体躯干的重要组成部分,起着支撑头颅的作用,也是胸腹盆腔脏器的支撑者,同时也是上下肢的支撑者,对人体的负重、运动、缓冲震荡和身体平衡发挥了重要作用,如图 7-1。

2. **椎骨间的连接**　椎骨间的连接为椎体间的连接、椎弓间的连接,如图 7-2。

(1)椎体间的连接

①椎间盘:两个相邻椎体之间均有一个与椎体连结紧密、形态与椎体大小一致的纤维软骨垫即椎间盘。椎间盘由纤维环、髓核和软骨板组成,其厚度为相连椎体厚度的1/3 左右。椎间盘为无血管组织,成人椎间盘比连接的椎体稍大,对脊柱起着弹性垫的作用。

②前纵韧带：是一坚固宽阔的纤维膜状韧带，与椎体、椎间盘的前面、侧面融合。

③后纵韧带：贴附于椎体后缘及椎间盘后部，也构成了椎管的前壁。

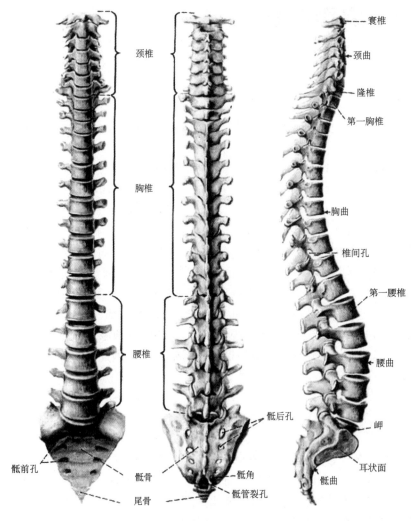

图 7-1　脊柱

（2）椎弓间的连接

①关节突间的连接：又称椎间关节、后关节、关节突间关节、脊柱骨突关节，由相邻两椎骨的上、下关节突的关节面相对应构成的关节，被关节囊包绕，属摩动关节、微动关节。该关节面的排列形式各段均不相同，颈椎近水平位，胸椎近冠状位，腰椎近矢状位。该关节具有稳定脊柱、阻止脊柱的滑脱和防止脊柱过伸的功能，关节面的排列方向决定了脊柱的活动方向和活动范围。

②弓间韧带的连接：又称黄韧带，相邻两个椎弓除椎弓根的椎上切迹与椎下切迹外，全部被弓间韧带封闭。

③横突间的连接：相邻两椎骨的横突被横突间韧带连接。

④棘突间的连接：相邻椎骨的棘突被棘间韧带连接。

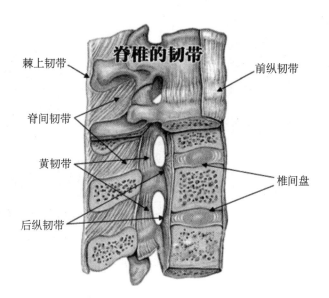

图 7-2　椎骨间的连接

⑤棘突上的连接：附着于椎骨棘突顶端上的纤维软骨组织起自第 7 颈椎棘突，止于骶中嵴。近些年解剖学家发现止于第四腰椎棘突者占 75%，棘上韧带与棘间韧带共同限制脊柱过度前屈。受脊神经后支支配，一旦受伤可通过脊神经后支传入中枢，引起腰部疼痛或牵扯下肢痛。

3. 椎间孔　由相邻两椎弓根的椎上切迹与椎下切迹构成椎间孔的上、下壁，椎体后缘及椎间盘、后侧方构成前壁，关节突间关节构成后壁。脊神经由此通过，又称脊神经管。

4. 腰骶部的神经分布　腰骶部脊神经束源于前根与后根在椎间孔的合并处，脊神经出椎间孔后分为后支、前支。

后支一般较相应的前支细而短，呈节段性地分布于枕、项、背、腰、臀部的皮肤及脊柱两侧的肌肉，此外脊神经从椎间孔出来不久，在神经节的远侧分出脑脊膜返支，穿出椎间孔后返回椎管，分布于后纵韧带、硬脊膜和椎管骨膜、硬膜外血管等部位。

前支粗大，除胸神经前支保持明显的节段性外，其余的前支分别交织成丛。腰骶部主要有腰丛、骶丛分布。腰丛由第 12 胸神经前支的一部分、第 1～3 腰神经前支和第 4 腰神经前支的部分构成。位于腰椎两侧，腰大肌的深面，其主要分支有髂腹下神经、髂腹股沟神经、股外侧皮神经、股神经、闭孔神经等。骶丛由第 4 腰神经前支的一部分与第 5 腰神经前支合成的腰骶干以及骶、尾神经的前支组成，位于骶骨和梨状肌前面，其主要分布有臀下神经、阴部神经、股后皮神经、坐骨神经。

5. 腰背部肌肉及腰背筋膜　腰部肌肉有腹直肌、髂腰肌，其功能为腰部前屈。竖脊肌为后伸。侧屈由竖脊肌、腰大肌和腰方肌完成。旋转由横突棘肌等肌肉完成(图 7-3)。

腰背筋膜位于背部，居于浅、深肌之间，较薄，到腰部致密增厚，分深、浅两层，分别包被于骶棘肌的前、后面，形成骶棘肌之间附着于横突；浅层通过骶棘肌的背面附着于棘突；向外深、浅两层在骶棘肌外缘汇合，成为腹内斜肌和腹横肌的起始腱膜；向上附着于十二肋下缘；向下附着于髂嵴。

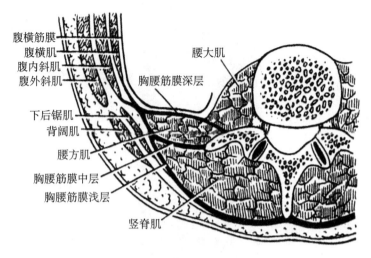

图 7-3 腰部肌肉韧带

【病因与分类】

1. 病因 脊柱是由颈椎、胸椎、腰椎、骶椎、尾椎组成,腰部椎骨最大,椎间盘最厚,因此腰部脊柱承担着人体 60% 以上的重力,并且还要负重,从事伸、屈、旋转等复杂的运动。但在负重和活动过程中,一旦出现不协调的运动,脊柱的任何部分都可能发生损伤、病理性损害、结构异常、全身代谢和内分泌紊乱。日常生活劳动中,姿势不良、长期单一姿势、身体虚弱、肌肉无力、风寒湿邪侵袭均可引起腰痛或腰伴腿痛,常见原因为腰臀部筋肉急慢性损伤及劳损。

2. 分类

(1)脊柱疾病腰痛:又称脊柱源性腰痛,是指由于脊柱本身病损引起的腰痛或腰伴腿痛,如腰椎间盘突出症,腰椎后关节紊乱,椎弓峡部不连伴脊柱滑脱,腰椎管狭窄,增生性脊柱炎,椎体压缩性骨折(轻度),棘上、棘间韧带损伤等。

(2)非脊柱疾病腰痛:又称非脊柱源性腰痛,是指脊柱以外的腰部肌肉、筋膜由外力或风寒湿等引起损伤而出现的腰痛,或椎管内肿瘤等所引起的腰部疼痛,如急性腰扭伤、腰部慢性劳损、第 3 腰椎横突综合征、骶髂关节损伤等。

(3)内科疾病腰痛:即内脏疾病牵涉性腰部疼痛,如胃肠疾病、泌尿系统疾病、中枢神经系统疾病及全身感染性疾病、化脓性脊柱炎、椎体及附件肿瘤、结核等。

(4)先天性畸形:隐性脊椎裂、移行椎、融椎、椎弓峡部不连、半椎体等。

(5)姿势性腰痛:脊柱姿势不良、骨盆倾斜、下肢姿势不良等。

(6)骨关节慢性炎症:类风湿脊柱炎、骶髂关节炎、后关节炎、腰骶部与髂骨的假关节形成等。

【临床表现】 腰部脊柱是由骨、关节、椎间盘、韧带、肌肉、筋膜和神经等组织构成。腰部以灵活运动适应日常工作及生活的多种要求,损伤可能性较大,尤以腰部伤筋引起腰痛的发病率很高,但也会因组织器官的器质性病变或附近脏器的疾病而引起腰部疼痛。腰部伤筋的表现特点有以下几个方面。

1. 腰痛 疼痛可从轻微的钝痛到刀割样剧痛,有的比较固定,有的疼痛部位较深且区域模糊。

2. 腰伴下肢痛　有的患者腰痛同时伴有单、双侧臀部及下肢疼痛，神经根受压为根性疼痛，神经干受压为干性疼痛。多数昼夜均有疼痛，有的患者白天腰痛重，夜间休息减轻，也有的患者白天轻微活动后腰痛减轻，夜间常因腰部疼痛、僵硬而不能入睡，甚至睡眠中痛醒，起床困难。

3. 腰部僵硬或空虚　腰部僵硬多为急、慢性腰痛引起，急性腰痛患者多数损伤后单侧或双侧腰部背部肌肉痉挛、活动受限。慢性腰痛患者腰背肌损伤后，血肿机化、韧带挛缩、后关节的炎症及骨质增生均是造成腰部僵硬因素。腰部空虚则为腰背肌损伤长期废用而萎缩，导致肌力降低或空虚感。

4. 腰部活动障碍　根据损伤的程度、伤病的种类与病程长短等各有所不同，轻者弯腰困难，能做一些轻微劳动与一般性工作，重则卧床不起，甚至翻身困难，生活难以自理。

5. 腰部喜暖怕冷　遇寒则痛、遇热则舒，每遇风寒、潮湿、气候变化时疼痛增剧，阴雨天之前有明显征兆。尤以韧带损伤遇到寒冷刺激更加敏感。

【检查与体征】　腰部疾病除急性损伤外，多数患者症状已数月、数年或已有反复发作。在采集病史时，尽可能追溯首次发病时的情况，分析寒、湿、劳累、腰部闪挫，疼痛突然发生、缓慢出现，疼痛是持续性、间歇性，时轻时重，与气候变化有无关系。

还需要对其工作性质、劳动姿势、生活嗜好等进行全面了解。腰腿痛发作的次数、持续时间、疼痛部位、性质、姿势的关系以及疼痛与休息和治疗的反应、全身有无不适等病史应进行详细询问，以便找出疾病的发生与发展规律。

在询问病史时，应注意患者自述的疼痛部位与病变部位是否相符，不同组织的损伤可出现不同性质的疼痛，如神经受累多是灼痛、刺痛或放射痛，肌肉和韧带损伤多为钝痛或酸痛。

询问病史的过程实际上是对患者的表现进行了一次初步观察和全面了解，还需要进一步检查，综合分析，做出明确诊断。

体格检查：腰背部检查通常采取立、坐、卧不同的体位。循序进行望诊、触诊、叩诊，运动功能和特殊检查。

(1)立位检查：观察躯干前、后、左、右是否对称，两肩有无一高一低，两肩胛骨下角是否平齐，腰骶菱形区是否正常，两侧臀皱襞有无不对称。侧位检查站立姿势是否良好，胸、腰椎的生理曲度是否正常。运动检查：包括前屈 90°、后伸 30°、侧屈 20°、旋转 30°。步态检查：主要观察行走有无病理性步态。

(2)坐位检查：检查有无脊柱侧弯，棘突排列有无异常，棘间隙有无压痛，棘上韧带压痛是否明显，两侧腰肌是否对称，有无压痛，注意压痛有无放射及放射的线路、部位。

(3)卧位检查

仰卧位：观察躯干是否偏斜、骨盆有无倾斜。特殊试验包括屈颈压胸试验，抱膝试验，髋膝屈曲试验，直腿抬高试验，直腿抬高加强试验，腰背伸试验，"4"字试验，床边试验，蹞趾背伸，跖屈试验，踝阵挛试验，巴宾斯基征，下肢腱反射及疼痛区域的检查，下肢肌力肌张力测定等。

侧卧位：包括骨盆挤压试验、阔筋膜紧张试验、抗阻力髋外展试验等。

俯卧位：寻找腰部压痛点，触摸筋肉局部情况及特殊试验。

在触诊寻找压痛点之前嘱患者用手指准确指出疼痛部位，以便了解疼痛部位和范围的大小。腰部压痛点最明显之处多为病变所在部位，能准确指出疼痛部位，说明此部位可能有器质性病变的损伤。反之则无器质性病变及损伤。

寻找压痛点时,嘱患者体位舒适,腰部肌肉放松。医者用拇指稳而有力、由轻到重向深部按压,同时应观察患者表情及身体的移动,并询问其是否感到疼痛增加。如腰部找到多个压痛点,要确定其中压痛最明显的一点或两点,还要注意除局部疼痛外是否引起下肢疼痛。

腰部常见的压痛点有棘突、棘间韧带、腰骶关节、关节突关节、椎旁肌、横突、脊肋角、骶髂关节、骶骨背面、髂嵴、髂腰角、骶尾交界处、坐骨神经干等处。

一般检查顺序如下。

①脊肋角:压痛明显,可能为泌尿系统疾患或第1腰椎横突损伤。由脊肋角向下,压迫第2~5腰椎横突及其竖脊肌。轻压痛则为竖脊肌劳损或腰背筋膜损伤。重压痛者,则要考虑横突骨折。

②棘突与棘突间:要注意棘突有无变位、畸形,如后凸、偏歪等。棘突部压痛多为棘上韧带损伤。棘间部压痛多为棘间韧带扭伤或劳损所致。

③腰5骶1小关节:为腰骶关节或竖脊肌所致。

④骶骨背面:压痛常见于附着于其上的肌肉损伤或劳损。

⑤髂腰角:该处有第5腰椎横突、髂腰韧带及竖直肌。第5腰椎单侧横突肥大有假关节形成时,此处有压痛。

⑥椎旁肌与关节突关节:棘突旁开浅压痛为竖脊肌损伤或劳损,深压痛为关节突关节损伤及劳损。

⑦髂嵴:髂嵴与第4腰椎棘突在一个平面下,压痛多为髂肋肌的起点损伤。

⑧髂后嵴和髂后上棘:髂后嵴压痛者为肌肉损伤或劳损。髂后上棘压痛为骶髂关节扭伤。

⑨腰骶棘突间:常为腰骶部棘间韧带劳损以及椎间盘突出等引起或椎弓崩裂的可能。

⑩骶髂关节:此处压痛多为深压痛,往往是骶髂关节炎或骶髂关节损伤引起。

⑪骶尾交界处:压痛为骶尾挫伤、韧带损伤或骨折脱位等。

⑫坐骨切迹:臀上皮神经由骶髂关节前面经过,然后由坐骨大切迹处出盆腔,故骶髂关节前面组织损伤时,均可引起臀上神经疼痛。

⑬坐骨神经干:股骨大转子与坐骨结节之间,在臀裂处,为坐骨神经所通过,压痛为坐骨神经因腰骶部病变所致。

特殊试验包括梨状肌紧张试验、提腿试验及小腿肌群肌力测定。

【影像学检查】

1. X线检查　X线检查是骨伤科临床检查、诊断的重要手段之一,通过X线检查可以明确有无骨折、脱位以及骨折脱位的部位、类型、程度,还可以观察到有无器质性病变,明确病变的部位、性质、程度、范围以及与周围软组织的情况,腰部病症严重的患者,均须进行X线检查,必要时应做各种造影或其他检查。

拍片目的是了解:①腰骶椎是否有先天性畸形,如脊椎裂、移行椎、椎弓峡部不连、关节突、关节腔与棘突异常;②有无脊椎骨折或脱位等;③有无脊椎侧弯、椎间隙变窄、椎体缘唇形变、腰椎生理曲线的改变等;④有无骨组织的破坏、吸收、松变、硬化、骨刺形成及韧带钙化等。

2. 造影检查　如临床检查和普通X线检查仍不能确诊,或者有椎管内阻塞性病变者(如肿瘤、蛛网膜炎等),又不能排除椎间盘突出症时,可考虑进行造影检查。

3. 腰椎穿刺和脑脊液分析检验　对有脊髓马尾瘤、神经根炎或脊髓炎等可疑的患者,应进行腰椎穿刺检查,测定脑脊液的压力,查脑脊液蛋白定量、糖定量以及细胞数目和分类等。细胞数正常为 0～8 个。

4. 电子计算机 X 线断层扫描(CT)　CT 能从横断面了解腰部脊柱的病变,对脊柱的小关节突、椎管侧隐窝、椎间盘、弓间韧带进行检查确诊是理想的检查方法。

5. 磁共振显像(MRI)　磁共振显像对发现脊髓和髓核病变大有潜力,目前公认磁共振显像比 CT、脊髓造影优越。

第二节　棘上、棘间韧带损伤

【概述】　多由弯腰搬提重物,躯体突然扭转及长期弯腰负重或组织退变等因素,引起附着在椎骨棘突顶端的索状组织损伤,使韧带纤维组织撕脱、剥离或两相邻棘突间的腱性纤维撕裂,出现以腰部疼痛或酸痛不适,棘突或棘间隙压痛为主要特征的一种伤病,称为棘上、棘间韧带损伤。

【相关解剖】　棘上韧带细长坚韧,起自第 1 颈椎后结节,附着于脊椎多个椎骨棘突尖端的索状纤维软骨组织,止于骶中嵴。棘上韧带在第 6 颈椎以上特别发达,构成颈部两侧之间的中隔,所以又称项中隔或项韧带。

棘上韧带向下附着于各椎骨棘突尖部,止于骶中嵴;向上移行于第 1 颈椎后结节。外侧与背部的腱膜相延续;前方与棘间韧带愈合。棘上韧带分三层,浅层纤维可跨越 3～4 个椎骨的棘突;中层跨越 2～3 个椎骨的棘突;而深层纤维只连接相邻的 2 个棘突。

棘间韧带主要由致密排列的胶原纤维构成,杂以少量弹性纤维,较薄,不如棘上韧带坚韧。沿棘突根部至尖部连结相邻 2 个棘突;前方与黄韧带愈合,后方移行于棘上韧带。

棘上、棘间韧带的作用与黄韧带一起限制脊柱过度前屈与稳定腰椎。棘上、棘间韧带有脊神经的后支、内侧支的神经末梢分布,为敏感的组织,一旦发生损伤,可通过脊神经后支传入中枢,引起腰痛或反射性下肢痛。

【病因病理】　弯腰搬提重物时,背腰部肌肉处于松弛状态,以腰部脊椎为杠杆将重物提起,支点就位于腰骶部,此时,韧带缺乏背部肌肉保护,腰部韧带承担了全部作用力,承受的牵张力也最大,故易造成损伤。韧带纤维的退变及弹性减弱与弯腰提物用力过大、过猛,或突然的躯干扭转,或长期弯腰负重等有关,极易造成腰部棘上韧带从个别棘突上撕脱、剥离或引起棘间韧带撕裂,从而出现腰部及下肢症状、体征。

【临床表现】

1. 病史　急性损伤多数由弯腰搬提重物时突然直腰或弯腰负重时不慎扭转身体而引起,有长期、长时间弯腰工作或腰部劳损及腰部病症久治不愈的病史。

2. 症状　急性损伤后脊柱某段疼痛,痛点多局限于 1～2 个棘突或棘突间隙,弯腰困难;慢性损伤可伴有腰部及下肢酸痛不适,劳累后症状加重,休息后减轻。

3. 检查　棘上韧带损伤压痛明显,韧带钝厚、稍有隆起。拇指左右拨动有紧张感、韧带剥离而浮起 1cm 左右。慢性损伤压痛不明显,仅有酸胀感。

棘间韧带损伤,压痛多位于两棘突之间,并能触及一突起的软块,压痛明显,棘间韧带损伤多发生于腰 5 骶 1 之间。该处棘间韧带活动度大,易退变,受到牵拉、磨损可能性大而引起损伤。

【诊断与鉴别诊断】

1. 有弯腰、负重及扭转外伤史和长期弯腰工作劳损史。

2. 伤后背腰部疼痛,棘上韧带、棘间隙有明显压痛,触及棘上韧带、棘间隙有异常等即可确诊。

3. 若出现下肢放射性疼痛时,则应与椎管内疾病相鉴别。

【推拿治疗】

1. 治疗原则　舒筋通络、活血祛瘀。

2. 施术部位　损伤段棘上、棘间韧带处及两侧。

3. 主要穴位　身柱、命门、阳关、腰俞、委中、扭伤、人中等穴。

4. 施术手法　拨、按、揉、擦、抹法等。

5. 时间与刺激量　视伤情而定。

6. 手法操作(分以下三个步骤)

(1)弹拨按抹韧带法:患者俯卧位,腹部垫枕。医者立其左侧,一手拇指按压(固定)损伤段韧带上方,另一手拇指在患部左右弹拨棘上韧带(急性弹拨数次,慢性可增加弹拨次数);继之,拇指顺韧带方向滑动按压数遍,拇指自上而下推抹数遍。

(2)按揉两侧擦棘法:医者用拇指沉稳地按揉损伤段棘上韧带两侧数分钟;一手掌在腰背部直擦督脉,以热为度。

(3)按压腧穴通络法:医者两拇指指端或偏峰按压身柱、命门、腰俞、委中穴各半分钟;患者取坐位,医者立其前方,两拇指同时按压两侧扭伤穴,有得气感时再令其活动腰部。

棘间韧带损伤可施术"屈伸脊柱按揉法"数分钟。操作如下。

患者取坐位,医者立其后方,一手固定肩部,根据需要将脊柱缓慢地前屈与伸直,另一手拇指按揉棘间隙痛点数分钟。按揉时应注意,痛重用力轻,痛轻用力重。掌擦督脉与两侧数分钟,以热为度。

【注意事项】

1. 急性损伤在行手法后嘱患者 1 周内避免腰部旋转活动,3 天内不做身体后仰动作。韧带肿胀明显者,可用 2% 普鲁卡因 2mL,局部封闭 1 次/日,共两次。

2. 慢性损伤在行手法后配合湿热敷或中药外敷,注意局部保暖。

3. 急性期治疗以理筋通络为主;治疗数次后,则以活血祛瘀为主。

4. 急性损伤减去督脉部擦法,多用推理、滑按手法施术。

第三节　急性腰肌扭伤

【概述】　由于弯腰负重、扭转闪挫、强力举重以及外力撞击等因素,引起腰部的肌肉、筋膜、关节囊、韧带等组织受到牵拉、扭转,以骤然出现腰部疼痛以及活动受限等为特征的腰部伤病。该病症为临床上常见的腰部病症。

【病因病理】

1. 病因　人们在长期的生活与劳动中,不少人有过腰部扭伤。导致腰部扭伤的原因很多,常见的有以下几种。

(1)弯腰提取重物、用力搬抬重物、扭转及强力举重时身体两侧用力不平衡,易使腰部的肌肉、筋膜、关节、韧带损伤或两种以上组织同时扭伤。

(2)由于强大的外力使脊柱过度屈伸或腰部直接受外力撞击与推动等而引起腰部的筋肉组织扭伤或撕裂,严重者可造成横突撕脱性骨折。

(3)不正确的站立姿势下,腰部突然扭转、打哈欠、打喷嚏等引起腰部岔气与筋肉的扭伤。

(4)搬抬重物时两人抬起或放下时动作不协调,重力偏移而引起其中一人的腰部扭伤。

(5)久蹲突然站立、卧床时翻身转体、高处取物时若用力过猛,或用力不当及平衡失稳而造成腰部扭伤。

2. 病理 在外力作用下,腰部脊柱超越正常生理活动范围的一过性过度牵拉或扭转,使腰部小关节错缝及筋肉组织移位、扭转或撕裂等。受损组织充血、水肿、组织液渗出,并伴有小血管破裂。仅伤处出现小的出血与水肿;日久瘀肿机化,局部形成粘连,受损组织瘢痕形成。若关节囊破裂,关节内出血机化后造成关节内粘连。韧带若受过度牵拉而把其附着的骨组织撕下,形成撕脱性骨折或引起腰背筋膜及神经组织损伤。

中医学对急性腰扭伤早有描述,正如《金匮翼》所述"瘀血腰痛者,闪挫及强力举重得之。盖腰者,一身之要,屈伸俯仰,无不由之,若一有损伤,则血脉凝涩,经络壅滞,令人卒痛不能转侧"。说明了气滞血瘀、筋位不合是急性腰扭伤的病理变化。

【临床表现】

1. 病史 多有闪挫、外力损伤或弯腰提物、强力举重损伤史,青壮年体力劳动者发病率较高,男性多于女性。

2. 症状 腰背痛为本病的主要临床症状,发病骤然,伤后即出现腰部不能伸直,僵直于某一体位,腰部活动受限,突感腰部一侧或两侧局限性疼痛。患者常能准确地指出疼痛的部位。有些患者在受伤时听到清脆的响声及腰部有移动感或韧带撕裂样感觉,随后出现持续性疼痛。疼痛轻者行走时躯干倾斜于病侧或腰部挺直;重者完全不能活动,大声说话、打哈欠、咳嗽或大、小便用力时均有疼痛加重感。有些患者扭伤后,当时腰部疼痛并不剧烈,仍能勉强坚持工作,但经过半天或一天休息后方感觉到腰部疼痛逐渐加重,休息起床时即感腰部疼痛剧烈。

3. 检查

(1)局部压痛点:扭伤初期受伤局部多有明显的固定压痛点,压痛点若位于骶棘肌、第3腰椎横突部及骶嵴后部者则提示为腰部肌肉、筋膜或腱膜损伤;脊柱正中棘突压痛,提示棘上韧带损伤,两棘突之间压痛,则为棘间韧带损伤;压痛点位于棘突旁开深处或腰骶关节处,则为腰椎后关节及腰骶关节损伤。寻找压痛点,应用拇指在腰部脊柱棘突及两侧反复触压,找出最为明显痛点,即为病灶部位。必要时可做痛点封闭试验(封闭后数分钟疼痛消失即为阳性)。

(2)腰背肌痉挛:多数患者可出现,单侧或双侧腰肌痉挛,站立或行走时腰部僵硬,弯腰时腰肌痉挛更加明显。长时间卧床休息,紧张的肌肉可变松软,触压时又可紧张。腰部一侧扭伤时,脊柱可显示凹向患侧、凸向健侧的脊柱侧弯。

(3)脊柱侧弯:多数患者脊柱侧弯是由腰部一侧肌肉、筋膜的扭伤、撕裂导致伤侧肌肉痉挛,脊柱两侧肌肉不对称的肌紧张,造成脊柱向伤侧的侧弯改变。脊柱侧弯是病变部位及周围组织避免牵拉而形成的一种保护性自我调节。疼痛与肌肉痉挛解除后,脊柱侧弯可恢复正常。

(4)牵扯性下肢痛:腰部腰肌或筋膜、韧带扭伤、撕裂后刺激了腰脊神经后支则引起牵涉性下肢痛,牵涉疼痛的部位多为臀部、大腿前内侧、大腿后部等处。用力咳嗽、打喷嚏、深呼吸、大便用力或活动时牵涉痛加重。

(5)腰部活动受限:腰部僵硬,旋转、屈伸受限,翻身起床困难,需要用双手支撑腰部才能勉强直立行走。腰部前屈受限且疼痛,后伸活动无明显改变,提示棘上韧带、棘间韧带损伤;前屈、后伸活动均受限并且疼痛加重,提示肌肉、筋膜损伤。椎间关节损伤,前屈位旋转腰部受限并疼痛加重。腰部背伸试验、抗阻力背伸试验均为阳性。

(6)影像学检查:X线检查多提示脊柱侧弯,棘突序列异常,椎间小关节移位,生理前凸改变,余无异常,除疑有骨折外,一般无须拍片。

【诊断依据】

1. 明显外伤史及明显的疼痛部位。

2. 局部有固定的压痛点。

3. 腰肌痉挛、脊柱侧弯、牵扯性下肢疼痛。

4. 腰部活动障碍。

5. 腰部背伸、抗阻力背伸试验阳性。

【鉴别诊断】

1. 牵涉性下肢痛需要与腰椎间盘突出症相鉴别,排除有无根性压迫。

2. 骶髂关节损伤,痛点在下腰部骶髂关节处,下肢不等长,床边试验阳性,4字试验阳性。

【推拿治疗】

1. 治疗原则　舒筋通络、活血祛瘀、解痉镇痛。

2. 施术部位　病变局部及其压痛点。

3. 施术手法　推、揉、振、动法等。

4. 主要穴位　扭伤、人中、肾俞、痛点、大肠俞、环跳、殷门、委中、承山、阳陵泉、昆仑等穴。

5. 时间与刺激量　每次治疗15～20分钟为宜,手法刺激宜轻,穴位刺激宜重。

6. 手法操作

(1)按揉扭伤人中法:患者仰卧位。医者用拇指点、揉、推、按对侧扭伤穴(阳池与曲池穴连线上1/4处)1～2分钟;拇指或中指端压拨人中穴1分钟(肌肉和筋膜损伤应侧重刺激扭伤穴;韧带及小关节损伤应侧重刺激人中穴)。

(2)推摩揉拨理筋法:患者俯卧位。医者立于伤侧,用双手掌或拇指由上而下(从内上向外下)做"八"字形分推数遍,双手掌自上而下摩揉脊柱两侧腰肌(以骶棘肌为主)3～5遍,拇指在最痛处揉、拨(每个痛点2分钟)并顺其纤维方向推理肌肉数遍。

(3)叩击压振痛点法:患者俯卧位。医者立于伤侧,先由上而下隔指空拳叩击脊柱3～5遍。而后双掌重叠放于痛点部位,随其深呼吸适当用力向下垂直压振5～7次(呼气时压振、吸气时抬起)。

(4)捏挤脊柱两侧法:患者俯卧位。医者双手多指或手掌由下腰部至中胸部捏、挤脊柱两侧背肌3～5遍。

(5)按压腧穴动腰法:患者俯卧位。医者双手拇指分别按压两侧环跳、殷门、委中、承山等穴,同时嘱其主动活动腰部。

(6)牵引摩揉腰部法:患者俯卧位。一助手固定其两腋下,医者双手分别握其下肢踝部并向健侧偏斜,缓缓向下拔伸牵引持续1分钟至最大限度时顿牵一次,手掌抚摩、按揉腰部1～2分钟。

(7)屈伸回旋腰部法:患者仰卧位。医者双手拇指揉压阳陵泉、足三里穴0.5～1分钟,而后做屈伸膝髋或回旋活动腰部。

【其他疗法】

1. 中药

（1）内服加味解痉汤。

加味解痉汤

治法：行气活血、舒筋解痉。

组成：白龙须 15～20g，钩藤根 15g，当归尾 15g，紫丹参 20g，制乳香 6～10g，制没药 6～10g，延胡索 12g，白芍 35g，炙甘草 20g，伸筋草 15g，生麻黄 3g，熟地黄 16g，草红花 3g，川续断 12g，香附 10g。

用法：水煎服，每次 1 剂，日服 2 剂，早晚分服。

（2）外敷

①干仙桃草、怀牛膝共捣碎，与白酒 150mL 共浸 7 天，滤取药液擦涂患处。有活血、消肿、止痛作用。

②制乳香、制没药、川芎、血竭、冰片。将前 4 味药共研细面，加入冰片粉拌匀，装瓶密封备用。用时取药面适量，加醋或温开水调成糊状，擦涂患处。每日 3 次。

③干槐花、赤小豆各等份，共研细末，醋调成膏，擦涂患处。每日 3 次。

2. 针灸　肾俞、大肠俞、腰阳关、秩边、环跳、殷门、委中、承山、阿是穴等。

3. 封闭　疼痛剧烈伴有肌肉痉挛者，1% 普鲁卡因或加入醋酸氢化可的松 1mL 做痛点封闭。

4. 硬膜外药物注射　在腰骶段硬膜外注入少量皮质激素和适量麻醉药可改善受损局部肌肉组织的痉挛状态，有利于改善血循环。椎管内有病变者不宜采用。

【注意事项】

1. 若有后关节错位，可在侧卧位施"推肩扳髋复位法"，坐位施"握腕拉臂推棘法"。急性腰扭伤亦可在俯卧位施"托腿按腰晃伸法"。

2. 治疗期间患者应卧硬板床休息，限制腰部活动 3～5 天。

3. 注意局部保暖，病情缓解后，适当加强户外活动。

第四节　慢性腰部劳损

【概述】　慢性腰部劳损是由于长时间的单一姿势弯腰劳动，持续负重，无明显外伤的腰部肌肉、筋膜、小关节的慢性损伤。慢性腰痛病例中，腰部劳损占相当比例，该病多发生于体力劳动者。

【病因病理】　中医学文献《素问·宣明五气》记载："久视伤血、久卧伤气，久坐伤肉，久立伤骨，久行伤筋，是谓五劳所伤也。"清代叶桂说："劳伤久不复原为损。"所以中医学认为劳损形成的原因为"久劳"和"劳伤久不复原"，因此腰部劳损所引起的疼痛称之为劳损性腰痛。依据发病情况慢性腰部劳损的病因及病理变化可分为以下几点。

1. 长时间单一姿势的弯腰劳动，持续负重，腰部的肌肉、筋膜、韧带、小关节长时间处于紧张状态，易产生疲劳，日久便形成慢性劳损，病理变化则为局部组织水肿、缺血、纤维变化、增厚或痉挛等。

2. 腰部筋肉急性损伤,未做及时治疗或治疗不彻底、休息不充分,迁延日久使受伤的组织未得到充分修复而发生变性所致。

3. 反复扭伤腰部,受损组织撕裂出血、渗出等,瘀肿吸收不好,久之纤维组织变性或瘢痕组织使筋肉发生粘连,压迫腰骶神经后支,产生腰痛长期难愈。

4. 风寒湿邪入侵机体,骤然受凉或外邪所致,使机体内经络阻滞、气血运行不畅或肌肉紧张、毛细血管收缩、腰部筋肉组织的代谢过程受到严重影响。长期营养障碍,使筋肉发生纤维变性而导致慢性腰痛。

5. 腰骶椎先天变异、畸形及体弱或退变等是形成慢性劳损的潜在性因素。

总之,导致腰部慢性劳损病因有很多,但病理改变过程均为腰部肌肉、筋膜、韧带、腱膜、关节囊的水肿、渗出等无菌性炎症,久之则发生粘连、纤维变性。

【临床表现】

1. 病史　部分病例有明显的腰部急性扭伤史或多次扭伤既往史,无明显外伤史者与其工作性质和长时间单一不正确姿势有关。

2. 症状　腰背痛为本病主要症状,常为腰骶部单侧或双侧大面积隐痛,酸痛不适、时轻时重,缠绵不愈,腰部发紧、沉困、乏力,痛点不确定。患者可参加一般的体力劳动,过度劳动后疼痛加重,休息后减轻,喜暖怕凉。腰部活动无明显障碍,但活动中幅度较大可有牵掣感。在急性发作时,各种症状均明显加重,并伴有下肢牵涉痛。

3. 检查

(1)压痛点:根据劳损的不同部位可有较广泛的压痛,压痛多不固定,经反复触压,痛点可有变化。腰部劳损的压痛点一般位于第 3 腰椎横突尖端部,腰骶关节,腰 3、腰 4、腰 5 棘突间,髂嵴的肌腱附着处,腰 4～骶 1 棘突与横突之间的椎板处,髂后上嵴内侧缘及外方两横指处,髂腰三角等处。

(2)腰肌痉挛或萎缩:腰肌痉挛常发生于严重劳损病例的急性发作期,一侧骶棘肌或腰背筋膜的劳损可出现脊柱侧弯及疼痛加重,按之较硬,并有结索状物。少数病例腰部活动正常,无畸形和其他改变,仅有骶棘肌萎缩、无力、压之敏感,棘间隙可找到压痛点,亦为腰部劳损所致,此类病例需要注意有无消化及泌尿生殖系统的疾病。

(3)影像学检查:X 线提示腰骶椎先天变异或骨质增生。

【诊断依据】

1. 有长期慢性腰痛史,反复发作病史。

2. 腰部酸痛不舒,时轻时重,劳累后加重,休息后减轻,并与气候变化有关。

3. 腰部运动多接近正常,直腿抬高试验阴性。

【鉴别诊断】　对于慢性腰部劳损的诊断,排除其器质性疾病如陈旧性脊椎骨折、腰椎结核、肾病、前列腺炎、妇科病等,方可做出诊断。

【推拿治疗】

1. 治疗原则　温经通络、活血散瘀、剥离粘连、舒筋止痛。

2. 施术部位　以伤侧腰骶部为主,下肢为辅。

3. 施术手法　推、揉、擦、拿、拨法等。

4. 主要穴位　命门、肾俞、环跳、委中、阳陵泉等穴及腰、臀部痛点。

5. 时间与刺激量　每次治疗 25 分钟左右,以中等刺激量为宜。

6. 手法操作

(1)推揉擦挤腰部法:患者俯卧位。医者立于左侧,双手掌交叉放于脊柱及其两侧,做上下纵行分推5~7遍。继之,用双手大鱼际或掌根部由上而下揉、掌指关节擦、两掌根对挤两侧骶棘肌数遍(挤压用力方向应向脊柱中线)。

(2)分拨推理痛点法:患者俯卧位。医者立于左侧,用双手拇指由上而下左右分拨腰部骶棘肌3~5遍,再用拇指由上而下推理数遍。然后用拇指重点分拨、推理结索之痛点,每痛点2分钟左右。

(3)捏拿脊柱两侧法:患者俯卧位。医者立于左侧,用多指纵、横捏拿脊柱及其两侧背伸肌数遍(自下而上或由上至下均可)。

(4)晃拨摇摆推理法:患者俯卧位。医者立于左侧,用双手多指捏拿腰部(掌压紧脊柱)左右晃拨数十次,使腰部有温热感。继之,以双手掌重叠放于腰4、腰5脊柱背侧,用力左右摇摆,并上下推理2~3分钟。

(5)脊柱背伸擦叩法:患者俯卧位。医者立于左侧,嘱患者将脊柱尽力背伸。医者用一手小鱼际擦叩腰骶部及臀部两侧数分钟,以舒松腰臀部筋肉。

(6)按揉腧穴痛点法:患者俯卧位。医者立于左侧,双手拇指轻力揉压两侧肾俞,重揉压腰臀部的痛点及大肠俞、关元俞、秩边、环跳、委中等穴。肾俞穴1分钟,其余各穴半分钟即可。

(7)擦叩下肢后侧法:患者俯卧位。医者立于左侧,用一手小鱼际由上而下擦下肢后侧3~5遍。而后,用双手空拳或侧掌上下往返交替叩击下肢数遍。

(8)屈伸回旋腰部法:患者仰卧位。医者立其右侧,用双手托扶下肢适宜部位,将髋膝关节屈曲,先屈膝再左右回旋活动腰部数次。

(9)直腿屈髋动腰法:患者仰卧位。医者立其右侧,用一手托足跟,另一手扶膝部,将下肢保持直立,屈髋(使骶部离开床面),使腰部有一定的弹跳动作(此法可与屈伸回旋腰部法结合应用)。而后揉拨阳陵泉,压放气冲穴。

最后,患者取坐位。医者双手多指捏肩井、拿肩部结束。

辨证加减:如系腰背筋膜损伤,可于患者侧卧位加施"按压痛点顿拉法"数次,并在腰部施推、擦手法数分钟。

(10)按压痛点顿拉法:患者健侧卧位。医者立其后方,用双手拇指重叠按压腰部痛点,嘱一助手握下肢踝部,先尽力屈曲膝髋关节,而后快速顿拉下肢,重复3~5次。继之,医者用双手拇指由下而上推理伤部数次,单手小鱼际在伤处施擦法2分钟。

【其他疗法】

1. 中药

(1)补肾壮筋汤加减

处方:熟地黄12g,当归12g,牛膝10g,山茱萸12g,茯苓12g,续断12g,杜仲10g,白芍10g,青皮5g,五加皮10g。

用法:水煎服,每日1剂。

(2)独活寄生汤加减

处方:独活6g,防风6g,川芎6g,牛膝6g,桑寄生18g,秦艽12g,杜仲12g,当归12g,茯苓12g,党参12g,熟地黄15g,白芍10g,细辛3g,甘草3g,肉桂2g(焗冲)。

用法:水煎服,每日1剂。

2. 理疗　根据病情选用超声波、高频电疗、离子透入及红外线照射等。

3. 针灸

腧穴：腰痛点、后溪、合谷等穴。

反射区：肾、肝、输尿管、膀胱、肺、腰椎、骶骨、各淋巴结反射区、腹腔神经丛、髋关节、膝关节等。

反应点：腰腿痛点、坐骨神经点、腰脊点、脊柱点、踝点、痉挛刺激点等。

全息穴：腰腹穴、肾穴、生殖穴、腿穴、足穴等。

4. 封闭　局部压痛点患者可做泼尼松龙封闭治疗。

【注意事项】

1. 腰背肌功能锻炼对劳损腰痛的恢复极为重要，是非急性期综合治疗措施中很重要的一环。常用练习方法有鱼跃式和拱桥式两种。

2. 局部热疗及痛点封闭有助于巩固和提高疗效。

3. 患者平时应睡板床，用宽皮带束腰，注意腰部保暖、防寒。

第五节　退行性脊柱炎

【概述】　退行性脊柱炎又称脊柱骨突关节炎、肥大性脊柱炎、增生性脊柱炎或老年性脊柱炎。是由脊柱的椎间盘与椎间关节软骨发生退变、劳损或感受风寒湿邪而诱发的脊椎骨质增生，以出现腰背部疼痛和脊柱僵硬为特征的脊柱骨关节慢性伤病，是中年以后发生的一种慢性退行性病变。一般负重和活动范围较大的关节易形成骨质增生，据临床观察，骨质增生多发生在腰椎，其次是颈椎，胸椎亦可出现。

【病因病理】

1. 病因

（1）筋骨组织的退变：人到中年以后，肾气衰退，精气或精髓虚损，骨质发生退变，形成椎骨的椎体周缘不同、形状长短不一的骨质增生，椎间关节肥大、尖锐等改变，称为骨赘或骨质增生。

（2）慢性积累性损伤：长期的体力劳动或单一姿势的工作，脊柱椎体长期受压及慢性损伤，加速某段脊柱的退变，形成骨赘。

（3）风寒湿邪入侵或久卧湿地：在生理功能衰退、老化的基础上再遇外力伤害或风寒湿邪多次入侵，导致气滞血瘀、血脉凝滞不得宣痛，不通则痛。

（4）椎间盘退行性改变，椎骨间韧带、关节囊松弛，脊柱稳定性失调导致脊柱应力改变。

（5）压力与骨刺的形成有着密切关系：不同部位的骨刺多发生于脊柱生理曲线凹侧，脊柱侧弯的病例骨刺同样发生于侧弯脊柱的凹侧。

2. 病理　其病理变化是从关节软骨变性开始。由于变性使关节软骨失去润滑，饱满发亮的外形变成粗糙而缺乏弹性的黄色软骨。而后软骨逐渐软化、碎裂、脱落，骨面暴露，再经长期的反复挤压、磨损，暴露的骨面发生硬化，在软骨的边缘和关节囊、韧带的附着处生成新骨增生，即形成骨赘、骨刺。甚者相邻椎体缘骨刺连结即为骨桥，导致脊柱弹性降低及活动障碍。若增生物位于椎管或神经根管，脊髓、马尾神经或脊神经根则受压，就会出现顽固性的腰腿痛。

中医学认为本病是人过中年肾气渐衰，复感风寒、邪气滞留经络或复而劳伤，气血瘀阻、血脉凝涩不得宣通所致。

【临床表现】

1. **病史** 本病多发生于中年以上的体力劳动者,常有慢性积累性损伤史或反复扭伤及感受风寒湿邪的病史,短者数月,长者数年或十多年,男性多于女性。

2. **症状** 初期症状是腰部僵硬酸痛,不能久坐、久立或长期固定一个姿势,劳累后症状加重,休息后减轻,夜间休息翻身及晨起时腰背部僵硬,轻微活动后症状减轻。腰部喜暖怕冷,部分病例由于增生的骨赘影响到椎管及神经根管时,则出现马尾神经及根性受压症状。

3. **检查**

(1)腰部脊柱两侧压痛和肌肉痉挛。

(2)腰椎生理前凸曲线弧度减小或消失。

(3)腰部活动受限及僵硬感。

(4)特殊检查:神经系统检查一般正常,若增生物影响到椎管及神经根管,则会出现神经根牵张试验阳性及腱反射改变。

(5)影像学检查:显示脊柱的多个椎体边缘不同程度骨质增生,椎体上、下缘硬化,椎间隙不一致变窄,椎间小关节突变尖锐或肥大,脊柱生理曲线异常或无明显改变。椎体轮廓清晰,亦可排除骨质病变。

【诊断依据】

1. 发病年龄多在40岁以上,常有脊柱反复扭伤或积累性损伤的病史。

2. 脊柱僵硬及相关区域疼痛或酸痛不适,肢体易疲劳或伴有非典型的神经症状,腰部活动受限。

3. 影像学检查提示多个椎体边缘不同程度骨质增生,椎间隙不均匀地变窄,椎体上、下缘硬化,关节突变尖锐或肥大,部分筋肉组织钙化,椎体轮廓和小关节间隙清晰。

【鉴别诊断】 临床上应与强直性脊柱炎、类风湿脊柱炎、致密性髂骨炎、骶髂关节结核相鉴别。

1. **强直性脊柱炎** ①多发生于30岁以下的中青年男性;②腰背部与脊柱僵硬感超过3个月,经休息不减轻者;③颈、腰、骶髂关节明显活动受限,脊柱发僵,胸廓运动受限制;④影像学检查:早期显示骶髂关节骨质疏松、腰椎关节模糊,中期显示小关节间隙变窄及软骨下骨质呈锯齿样破坏,晚期小关节融合,关节囊及韧带钙化或骨化,脊柱发生骨性强直,且呈竹节样改变。

2. **类风湿脊柱炎** ①多发生于15岁左右的青年女性,40岁以后极少见;②病程长,发病缓,症状轻,病变多发生于骶髂关节,逐渐向上蔓延,颈椎、髋关节亦受累;③初期可出现腰背痛、坐骨神经痛、腰部板僵等症状;④脊柱僵硬表现逐渐上升,最后生理弧线消失,呈现前屈后凸畸形,脊柱全部僵硬则疼痛症状全部消失;⑤影像学提示脊柱骨质疏松,破坏,脊柱生理前凸消失,呈前弓形,脊柱周围软骨组织骨化呈"竹节样变";⑥发作期:体温升高达40℃左右,淋巴结肿大,患者乏力,精神委靡不振,嗜睡,食欲欠佳,贫血等。

3. **致密性髂骨炎** ①多发生于经产妇女;②髂骨耳状关节部分骨质密度增高,硬化;③病灶只侵犯单侧髂骨,致密带整齐,界限清楚,关节间隙清晰;④不出现关节僵直,不发生于关节面及对侧髂骨。

4. **骶髂关节结核** 发病年龄不限,疼痛局限于臀部,可出现单侧骶髂关节面破坏,关节间隙增宽,常有死骨或空洞出现,结核活动期血沉增快与白细胞增高。

【推拿治疗】

1. 治疗原则　舒筋通络、行气活血。

2. 施术部位　病变段脊柱及其两侧与相关肢体。

3. 主要穴位　中枢、命门、腰阳关、腰俞、夹脊、肝俞、肾俞、脾俞、大肠俞、关元俞、环跳、殷门、委中、承山、昆仑、太溪、风市、阳陵泉、解溪及其他相关腧穴。

4. 施术手法　推、揉、按、拨、擦、叩、擦、动法等。

5. 时间与刺激量　每次治疗 30 分钟左右,每日 1～2 次,手法刺激宜重。

6. 手法操作

(1)推揉拨按背腰法:患者俯卧位。医者立其左侧,双手掌或拇指着力由上向下同时或交替推背腰部脊柱及两侧数遍;拇指、大鱼际、手掌或前臂由上向下缓揉、稳拨、重按背腰部的脊柱与两侧各数遍。

(2)擦叩压脊扳伸法:患者俯卧位。医者立其左侧,一手小鱼际擦脊柱,双手掌指关节擦脊柱两侧数遍;空拳或合掌叩击背腰部脊柱与两侧数遍;一手掌按压背腰部脊柱,另一手托扳股部或肩部,尽力将脊柱后伸及扭转数次。同法施于对侧。

(3)按揉相关腧穴法:患者俯卧位。医者立其左侧,双手拇指由上而下按压相应夹脊穴 3 遍,揉压肝俞、脾俞、肾俞各 30 秒,掌侧横擦命门、腰阳关至热为度,拇指重压环跳、委中、承山,中指揉拨昆仑、太溪穴。

(4)捏拿擦叩下肢法:患者俯卧位,医者立其左侧,双手多指上下往返同时或交替捏拿臀部及下肢后侧数遍,一手小鱼际或掌指关节擦下肢后侧数遍,双手空拳或合掌叩击下肢部数遍。

(5)顿压斜扳腰部法:患者侧卧位,医者立其后方。双手拇指重叠(紧贴棘突根部),由上而下向对侧前方顿挫用力按压棘突、横突之间数遍,或用一手握住肩部向后扳,另一手拇指或肘部紧贴棘突旁由上而下向前方顿挫推压数遍;医者立其前方,施斜扳手法一次(即推肩扳髋)。同法施于对侧。

(6)动腰按揉腧穴法:患者仰卧位,医者立其右侧,双手托扶下肢适宜部位,先做屈曲回旋腰部数次,双拇指再按揉下肢的风市、阳陵泉、绝骨、解溪,大鱼际按压气冲穴。

(7)旋扳脊柱推棘法:患者坐位,医者立其后方,用一手从其腋下经胸前握拿对侧肩部,另一手拇指抵紧椎骨棘突旁,两手协同用力,将脊柱适度前屈旋转,同时拇指由上而下逐个向对侧顶推胸腰椎棘突。同样手法施术于对侧,以活动脊柱小关节,牵伸椎周筋肉组织。

(8)擦叩背腰拿肩法:患者坐于床缘,医者立其后方,用一手固定其肩部,另一手掌由上向下推抚背腰部脊柱与两侧数遍;掌擦肾俞穴,温热为度;掌根上下纵擦背腰部脊柱与两侧数遍,温热为度;双手合掌上下往返叩击背腰脊柱数遍,双手空拳或掌侧交替叩击脊柱两侧背肌数遍;双手拇指、食指捏肩井,多指拿肩部数次。

【其他疗法】

1. 中药熏洗　选用艾叶、红花、当归尾、川芎、海桐皮等熏洗。

2. 理疗　超声波、高频电疗、离子透入及红外线照射等。

3. 针灸　腰俞、肾俞、腰阳关、关元俞、环跳、委中、承山、阳陵泉等穴。

4. 封闭　局部压痛点的患者可做泼尼松龙封闭治疗。

5. 牵引　腰椎牵引治疗,卧床行轻重量持续牵引。

6. **手术疗法** ①筋膜切开松解术;②脊柱融合术;③椎管或根管减压术。

【注意事项】

1. 若有下肢放射或牵涉痛,可在腿部加用"正坐攀足过屈法",以达到牵拉、舒松腰及下肢后部筋肉的目的。

2. 若遇寒湿痛著者,加"手掌横擦腰骶法",施术数分钟。

3. 类风湿脊柱炎前期可参考此法施术,后期采取其他疗法为妥。

4. 配合醋离子导入或其他疗法。

5. 卧硬板床,注意腰部保暖。应注意适宜的功能锻炼,如前屈、后伸及左右旋转腰部等。

第六节 腰椎间盘突出症

【概述】 腰椎间盘突出症又称腰椎间盘纤维环破裂髓核膨出症,是指由于椎间盘退变、解剖学上的弱点与外力损伤等因素,引起纤维环破裂,髓核从纤维环破损处向外膨出,压迫脊神经根或马尾神经,出现以腰痛伴下肢放射性疼痛、麻木为特征的一种伤病。本病属于常见病,占腰腿痛病例的 15%～20%,多发生于男性体力劳动者。

【相关解剖】

1. **椎间盘的构造** 椎间盘位于两个相邻的椎体之间,由纤维环、软骨板、髓核三部分组成,是一个富有弹性的软垫,厚度约等于所连接椎体厚度的 1/3,在充沛时期,椎间盘的总和约占脊柱全长的 1/4。椎间盘保持着椎体与椎体间的相互分离,避免椎骨之间的摩擦和冲撞,如图 7-4。

(1)纤维环:纤维环主要由胶原纤维组成,也含有弹性纤维,在上、下软骨板的周围有一圈呈同心圆层排列的纤维组织,成人纤维环由一系列板层构成,形成不完全的环,每个板层的纤维环在 2 个椎体间斜行,并以 30°～60°角度越过邻近板层的纤维,有的甚至垂直。椎间盘不同纤维的交叉角度大致恒定,纤维环相邻纤维层的交叉排列可能与髓核对其所施内压有关,它与上、下软骨板和脊柱前、后纵韧带紧密相连,使脊柱在运动时成为一个整体,保持脊柱的稳定性。由于纤维环斜行环绕,将髓核固缩于中央。纤维环具有保护髓核、支持腰部运动、防止脊柱过度扭转的作用,正常成人的纤维环无血管,除接近后纵韧带处有少量神经纤维外,深层无神经组织。

(2)软骨板:由玻璃样透明软骨构成,软骨板即椎体的上、下软骨面,髓核的上、下界与相邻椎体分开。是椎间盘的上、下部分。幼年时期软骨板较厚,至周缘的骺环完全骨化与椎体融合,则软骨板变薄,且凹陷于骺环之中。软骨板的边缘以纤维组织固定于骺环之上。软骨板的大小和形态与上、下相连的椎体相当。软骨板具有骨骺生长、保护髓核、防止髓核失水的作用。成人的椎间盘失去供血系统,其营养来源是通过软骨板类似半渗膜的渗透作用,与椎体进行液体交换,维持其新陈代谢。

(3)髓核:髓核是一种富于弹性的半流体的胶冻状物质,占椎间盘切面的 50%～60%。位于纤维环中部偏后,髓核中大部分为水分,本身有很大的张力和弹性,无形态,随脊柱的运动而变形。髓核的含水量可随年龄的增长而下降,在新生儿期约为 88%,19 岁时约为 80%,70 岁时仅为 70%,髓核中的水分在一日之中亦有变化,正常髓核具有给椎间一定的活动和承受一定的压力的作用。成人的髓核与纤维环之间无明显的分界,老年人的椎间盘完全变成像粥团

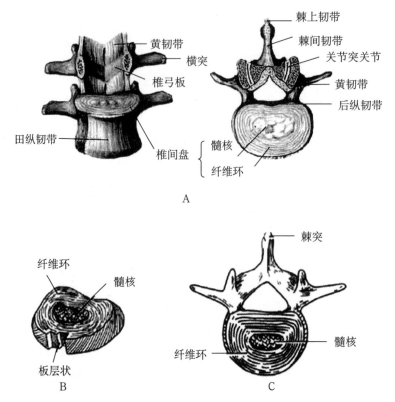

图 7-4　椎间盘

一样的肿块。椎间盘发生退变、萎缩,胸段脊柱明显后凸,形成驼背。

椎间盘在生长发育过程中大致有一共同规律。按年龄可分为三期:1～20 岁为生长发育期;21～30 岁为成熟期;30 岁以后为退变期。

纤维环和软骨板将髓核固定,使整个椎间盘呈封闭状态,髓核在其中滚动,将承受的压力均匀传递到纤维环和软骨板,椎间盘的弹性和压力与其含水量的改变有密切关系,当含水量减少时,其弹性和张力均减退。椎间盘在受压状态下,水分可通过椎板外渗,含水量减少,压力解除后,水分再次进入椎间盘使体积增大,弹性和张力增高。随着年龄的增长,水分的脱失和吸收失调,髓核逐渐呈脱水状态,其弹性和张力减退,因而容易受损伤。

2. 椎间盘的功能

(1)连接椎体、产生运动:脊柱的相邻椎体之间是由椎间盘相连接,并与前、后纵韧带紧密相连,使脊柱在运动时成为一个整体,其运动与椎间盘的功能有密切关系。脊柱的各种运动中椎间盘不仅改变形态,而且髓核向椎间盘运动相反方向移动,从而维持脊柱的相对稳定及平衡。椎间盘的存在使脊柱具有前屈、后伸、侧屈、旋转等多个方向运动的功能。

(2)负重功能:当负重时,椎间盘依赖髓核弹性、纤维环的张力将承受的压力均匀分布到软骨板和纤维环。根据人体测试结果,平卧时肌肉松弛,腰部髓核的压力约为 12kg 或略高;站立时,其压力是 12kg 加其平面以上体重的总和,为 45～60kg;脊柱在运动时,髓核成为受力的支点,所承受的压力就会更高,前屈位自然伸直时,压力可增加 30%～50%,剧烈活动或搬取重物、举重时压力可增至数百千克。尸体脊柱椎间盘测定证明,正常人髓核能承受 300kg 的压力而不产生纤维环及软骨板破裂。这些重力主要是由上而下的垂直压力,使椎间盘组织向周围扩散,压力解除,由于自身的弹性和张力恢复原状。

(3)吸收震荡、保护内脏和中枢神经:由于椎间盘的存在,避免了椎体之间的直接摩擦和冲撞。平日生活中,人们的劳动和运动,经常不断地由外界传入人体内的震动、冲击力作用到脊柱时,椎间盘就像橡皮垫或弹簧缓冲外力、吸收震荡,起到了避震减压的作用,使中枢神经和内脏器官受到保护,从而使机体避免受到伤害。

【病因病理】

1. 病因　发生腰椎间盘突出症的病因有外因与内因两方面。

(1)外因:引起本病的外因是腰部急性损伤、慢性劳损及风寒湿邪等因素,使软骨板与纤维环破坏、髓核突出或膨出。

①急性损伤:多由弯腰搬抬重物及扭转、闪挫腰部,使纤维环及软骨板破裂,髓核从缺损处突出。

②慢性积累性损伤:经常弯腰工作及过度前屈,后伸腰部扭转,使椎间盘组织多次发生慢性损伤,并使椎间盘退变加速,脊柱稳定性降低,即使轻微外力也可致椎间盘突出。

③感受风寒湿邪:风寒湿引起椎间盘突出可能与椎间盘的发育缺陷有关,感受风寒后,使腰背部肌肉痉挛和小细血管收缩。椎间盘是无血管组织,影响椎间盘营养代谢,对已有变性的椎间盘可造成更进一步损害,致使髓核突出。

(2)内因:内因主要是椎间盘的退行性改变与椎间盘发育上的弱点。

①椎间盘退变:椎间盘突出多数在椎间盘退行性改变的基础上产生。如椎间盘的髓核含水量减少,软骨板和纤维环正常,椎间盘变薄,髓核的张力及纤维环弹性降低而发生椎间盘膨出;尤其是软骨板与纤维环退变而髓核正常时,如遇不同的外力,可使髓核穿过软骨板进入椎体内或顶破纤维环而横向突出,产生腰痛或腰部伴下肢放射性疼痛。

②椎间盘发育上的弱点:椎间盘发育上的一些弱点是容易产生椎间盘突出的内在因素之一。下腰段的椎体后部纤维环与后纵韧带结构薄弱,骨性椎管侧方的前后间隙狭窄和腰骶椎先天变异(如融椎、腰椎骶化、半椎体),这些解剖学上的弱点加上腰部尤其腰骶部负重量大,活动多,所以腰4、腰5,腰5骶1之间成为腰椎间盘突出或膨出的好发部位。

总之,腰椎间盘突出是多方面因素综合作用的结果,不是单一因素产生的结果,临证时要综合多方因素全面分析,做出准确判断。

2. 病理　椎间盘突出的病理改变为患椎骨凸关节移位,椎骨扭转倾斜,纤维环破裂、髓核膨出,椎间韧带撕裂,骨性椎管、侧隐窝及椎间孔的前后径变狭窄,挤压马尾神经或脊神经根而产生一系列症状、体征。急性期受压的神经根充血、水肿,变粗而极度敏感,任何的轻微刺激均可产生剧烈的疼痛。神经根长期受压、变性或突出物与周围组织粘连,出现臀部或下肢肌肉萎缩,如图 7-5。

【分类】

1. 根据椎间盘突出移动的方向可作如下分类。

(1)纵向突出:又称椎体内突出。在外力作用下,髓核穿破软骨板的薄弱缺损处滞留椎体内,此类突出一般无神经根受压症状,仅觉腰部疼痛。造成椎体内突出的原因有两种,一是髓核内压力增高;二是软骨板或椎体因受损伤或其他疾病而变薄弱,一旦发生椎体内凸出,髓核即在椎体内占据一定的位置,椎间隙明显变窄。据施莫尔进行的 3000 具尸检证明,椎体内突

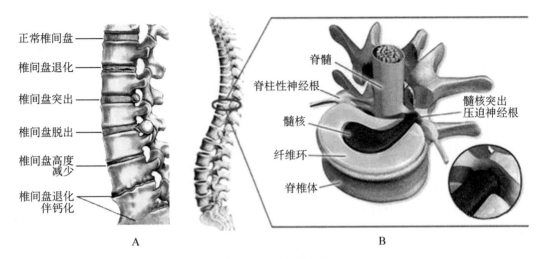

图 7-5　腰椎间盘突出

出的发生率约占 38%。故后人又将此类突出命名为莫尔节。

（2）横向突出：又称椎体外突出，即椎间盘的纤维环破裂、髓核向外膨出。由于椎间盘、后纵韧带和骨性椎管两侧在解剖学上的生理弱点，髓核多从椎体后缘、后纵韧带两侧突向椎管内的狭窄部，挤压脊神经根，产生根性受压的一系列症状。形成这种改变的因素常是纤维环先有退变，而髓核的膨张力正常，加上某种外在因素而引起损伤，肌肉和韧带紧张，使髓核从裂隙处向椎体外突出。此类突出多发生于负重及活动量较大的腰 4、腰 5 和腰 5 骶 1 椎体之间，腰 3、腰 4 椎体之间突出较为少见，如图 7-6。

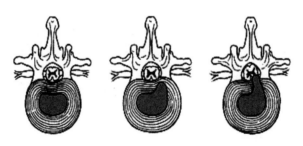

图 7-6　椎间盘突出的程度

根据髓核突出的部位，椎体外突出又可分为椎管内突出、椎管外突出两种类型。

①椎管内突出：又称后突出，即纤维环破裂，髓核突向椎管内，压迫神经根与马尾神经，根据突出物所在的部位与所压神经不同，椎管内突出又分为单侧型、双侧型和中央型。

单侧型：临床最多见，髓核突出和神经根受压仅限于受压侧。

双侧型：髓核从后纵韧带两侧突出，两侧脊神经根受压，两下肢皆有坐骨神经痛，但往往一先一后，一侧症状出现时，另一侧症状多已减轻或消失，似有交替现象。两侧症状同时存在时，多是一轻一重或最后一侧症状消失一侧存留，此类型较少见。

中央型：即髓核从后纵韧带处突出，突出物将后纵韧带推向椎管内或穿破后纵韧带，挤压硬膜囊，使相同水平面的马尾神经受压；突出物过大时，马尾神经与两侧神经根同时受压，多为一侧轻一侧重。若突出物在椎管内左右移动,就会出现两侧神经根交替受压。此型多产生鞍区症状与双下肢症状、体征。

②椎管外突出:又称前突型,即髓核从纤维环破裂处突向椎管外,由于不压迫神经根,故临床上多不出现症状;若突出物过大时,可刺激交感神经节而出现内科或妇科症状。

2. 根据纤维环破裂的程度可作如下分类。

(1)幼弱型:又称隐藏型。该型为纤维环的不完全破裂,仅为纤维环的内层破裂,外层保持完整,纤维环自内向外形成裂缝,髓核可自裂缝部外围膨出,呈球状。膨出物的大小与纤维环裂缝大小和椎体间压力成正比,与外界阻力的大小成反比。因突出物大小不一,其临床症状及体征亦有很大差异。

(2)成熟型:又称破裂型、死骨型。此型为纤维环自内向外完全破裂,髓核沿纤维环破裂的裂缝由内向外溢出。若突出物上有薄膜,则与邻近组织不发生粘连;反之则可与邻近组织形成粘连。也有的突出物与破裂纤维环的断端以蒂相连,游离于椎管内神经根之前内侧或外侧,以致发生脊柱侧弯忽左忽右的变换。有时破裂的纤维环与髓核大块突出推挤或穿破后纵韧带,压迫马尾神经根的前侧,出现鞍区麻木、双侧下肢坐骨神经痛与大、小便功能障碍等中央型椎间盘突出的症状。

(3)移行型:又称突出型、不稳定型或骨膜下破裂型。此型椎间盘突出即为纤维环接近完全破裂,仅外层保持完整,髓核突出物较大,呈椭圆丘状。若继续发展,纤维环可完全破裂转为成熟型,若处理恰当,膨出的髓核及纤维环组织可缩回原位而消失。临床症状比幼弱型重,接近成熟型。

【临床表现】

1. 病史 多有明显的腰部外伤史,部分病例仅有腰部过劳或受凉史。常发生于 $20 \sim 45$ 岁的体力劳动者,男性多于女性。

2. 症状 本病主要症状是腰痛伴单、双侧下肢股神经、坐骨神经或马尾神经的放射性疼痛、麻木。咳嗽、喷嚏及大便用力,腰腿部及鞍区症状加重,站立、行走、久坐痛者卧床屈膝屈髋位休息疼痛减轻。本病发病时引起腰痛伴下肢痛的类型如下。

(1)伤后即感腰痛并出现一侧下肢股神经或坐骨神经痛。为突出物或膨出物压迫一侧神经根所致,或中央型椎间盘突出;骤然出现腰痛并伴鞍区疼痛不适,则为马尾神经受压所致。

(2)伤后仅感腰部空虚或暂时性腰痛,次日起床或数日后方感觉腰痛伴下肢沿一定神经路线或鞍区麻木;会阴部不适等。

(3)发病时腰部横贯性疼痛,僵硬,隔数周或数月腰痛缓解,开始出现下肢股神经、坐骨神经疼痛或鞍区麻木不适等。

(4)极少数病例腰部伴双下肢疼痛,鞍区不适或交替性下肢痛发病者,则为突出物位于椎体后方,在椎管内左右移动所致。

据统计,腰椎间盘突出症先腰痛后腿痛者占 53.4%,先有腿痛后出现腰痛者占 20.8%,腰腿同时出现疼痛者占 8.3%,只有腰痛者占 2.5%(多见于上腰段椎间盘突出),只有腿痛者占 15%。

3. 检查

(1)脊柱畸形:80% 左右患者有脊柱侧弯。腰椎生理前凸减小或消失,甚者腰脊柱后弓等。脊柱畸形的形成均系为了扩大椎间隙,使突出物相对减小,减轻对神经根和马尾神经的挤压使疼痛相对减轻而致。突出物位于神经根的外上方,脊柱为了使突出物减轻对神经根的压迫,则上身倒向健侧腰段,脊柱凸向患侧;突出物位于神经根的内下方,即神经根与马尾的成角处,脊柱为了使神经根躲开突出物,则上身倾向患侧,局部凸向健侧;如突出物位于神经根的前方左右移动,则可出现交替性侧弯;突出物较大位于椎体后方,则会出现平腰或后凸,实为阻止腰部后伸活动所致。

(2)腰部活动障碍:纤维环破裂的程度及突出物与神经根的关系取决于腰部活动受限的方向及程度。典型的腰椎间盘突出多为腰部后伸受限,前屈、侧弯受限较轻。轻度椎间盘突出症,突出物与神经根有接触但未挤压,患者卧位休息则无腿痛,坐起或站立则产生腿痛,腰部前屈则会因神经根被拉紧而出现腿痛,后伸时突出物则对神经根不产生挤压,腿痛则会减轻或消失;突出物过大或侧方椎管前后径变狭窄,神经根则被推挤到侧方椎管后壁与黄韧带靠紧,此时腰部后伸受限,腰部后伸幅度越大,黄韧带形成的皱褶越严重,加重了对神经根的挤压。

(3)腰部触及异常:①患椎棘突序列可有偏歪;②偏歪棘突旁明显压痛并沿股神经、坐骨神经分布区向下肢放射性疼痛或麻木;③患椎上、下棘间隙宽窄不等;④患处棘上韧带压痛、钝厚、条索样剥离;⑤伤处棘间隙可有隆起的软块与压痛;⑥单侧或双侧腰肌痉挛。

(4)腱反射异常:多数可表现为髌、跟腱反射的异常,腱反射异常占 70%～80%,检查时需要注意患侧与健侧对比,有助于确定椎间盘突出的部位。神经根受刺激时,腱反射活跃;神经根受压不严重时腱反射减弱;受压严重时,腱反射消失。不同的腱反射改变与椎间盘突出部位的高低有密切关系。腰 3、腰 4 椎间盘突出膝腱反射受影响,腰 5 骶 1 椎间盘突出跟腱反射受影响,腰 4、腰 5 椎间盘突出膝腱跟腱反射一般正常,突出物过大,骶 1 神经根受压迫时会影响跟腱反射。

(5)神经根的牵张与挤压试验:①直腿抬高试验及加强试验阳性:直腿抬高 30°以下出现腰痛与下肢痛、麻木加重为强阳性;30°～60°为中阳性;60°～75°为弱阳性。加强试验在抬高的基础上,再做足背伸牵拉坐骨神经,出现腰部及下肢痛著者,提示突出物与神经根有粘连。②扳颈压胸试验:颈静脉压迫试验(血管硬化、高血压病者禁用)、屈髋伸膝试验、挺腹试验、隔掌击顶试验、叩击试验等为阳性。

(6)肌力与肌张力测定:临证时应对下肢的股四头肌、腘绳肌、腓肠肌、胫前肌、伸姆长肌、伸姆短肌的肌力和肌张力进行检查,两侧对比。股四头肌受腰 2—4 神经支配,胫前肌受腰 5 支配,腓肠肌、腘绳肌受骶 1 神经支配。足背伸及姆趾背伸力减弱,提示腰 4、腰 5 椎间盘突出,腰 5 神经根受压,严重者足下垂,足跖屈及姆趾跖屈力减弱则为腰 5 骶 1 椎间盘突出,骶 1 神经根受压。坐骨神经和股神经有明显疼痛的患者,因长期行走不便,可出现小腿肌肉萎缩,张力明显降低。

(7)患侧下肢感觉异常:感觉的异常随神经根受压的程度有很大差异,突出物较小,神经根受到刺激也轻微,可使过敏;突出物过大,对神经根的刺激与压迫也较重,或神经根与突出物发生粘连,则可使感觉减退或消失。腰 4、腰 5 椎间盘突出腰 5 神经根受压,则产生小腿前外侧及足背皮肤和足姆趾感觉障碍。腰 5 骶 1 椎间盘突出骶 1 神经根受压,感觉异常区为小腿后侧及足外缘。腰 3、腰 4 椎间盘突出腰 4 神经根受压,感觉障碍区为大腿前外侧、膝部及小腿前内侧和足部内侧。

(8)压痛点:腰椎间盘突出症的压痛点多位于腰 4、腰 5 和腰 5 骶 1 之间棘突旁开 1～2cm 处并有下肢放射痛,居髎、环跳、殷门、委中、阳陵泉、绝骨、昆仑等穴常有明显压痛。

(9)影像学检查:X线检查有助于排除腰椎结核、肿瘤、骨折等,并有利于发现本症线索。

①正位片可显示脊柱侧弯,椎间隙变窄或左右不等宽,棘突偏歪,两侧小关节间隙不等宽。

②侧位片可显示脊柱生理曲线减小、平直或后凸。正常情况下,由于生理前凸的存在,相邻两个腰椎体后缘的上下四个角不在一条直线上。可用透明直尺贴于相邻两个椎体后缘,若出现上位椎体后下缘和下位椎体的后上缘同在一直线,即说明腰椎生理前凸减小、平直。

a. 椎间隙前后等宽或前窄后宽。由于人体脊柱生理前凸的存在,椎间隙正常呈前宽后窄现象。若出现前后等宽或呈前窄后宽征象,则提示为病变间隙。

b. 椎间隙狭窄往往是椎间盘发生退变、萎缩的结果,若有下肢相应神经受累症状,则视为病变间隙。若有相邻椎体缘骨质致密硬化,无下肢股神经症状者,可考虑为髓核退变,椎间盘膨出。

c. 椎体缘硬化与唇状或刺状骨赘。该现象多见于椎体两侧或前缘,后缘较少见。

d. 椎管内游离骨块颇为少见,但有时较大,向后游离在椎管内。

e. 腰骶角明显异常多见于腰5骶1椎间盘突出或变性,腰骶角明显变直,对诊断腰5骶1椎间盘突出或变性有重要意义。

③斜位片显示病变间隙变窄或前窄后宽征象。

④CT或磁共振:必要时,借用CT或磁共振进一步做定性定位诊断。

【诊断依据】　腰椎间盘突出症是一个很复杂的演变过程,在临床症状和体征上有许多特点,我们要掌握这些特点,绝不能单独依赖X线检查、CT或其他特殊检查,绝不能企图从特殊检查中找出本病绝对特征,临证时必须紧密结合临床表现以及采集到的病历资料,全面分析,做出准确无误的诊断。腰椎间盘突出症定位诊断见表7-1。

表 7-1　腰椎间盘突出症定位诊断表

椎间盘突出部位	腰3、腰4	腰4、腰5	腰5骶1
受压神经根	腰4	腰5	骶1
压痛点	第3腰椎棘突旁开2cm处	第4腰椎棘突旁开2cm处	第5腰椎棘突旁开2cm处
压痛放射区	大腿前外侧、膝及小腿内侧	沿坐骨神经及其胫腓支至小腿前外侧,常涉及踇指	沿坐骨神经及其胫支到小腿后侧,涉及足跟和外侧三足趾
感觉障碍区	大腿前外侧、膝及小腿前内侧	小腿前外侧、足和第1、2、3趾背侧	小腿后侧、足外缘与第3、4趾背侧
主动运动障碍	伸膝、收髋运动可轻度无力	踇指、有时全部足趾背伸无力	第2~5趾,有时踝和踇指跖屈无力
腱反射改变	膝腱反射减弱,跟腱反射正常	膝、跟腱反射一般均正常,突出物过大时跟腱反射减弱	膝腱反射正常,跟腱反射减弱或消失
其他	股神经牵拉试验阳性 X线异常	直腿抬高试验阳性 X线异常	直腿抬高试验阳性 X线异常

中央型腰椎间盘突出症：一般在腰 4、腰 5 或腰 5 骶 1 之间，马尾神经受压，腰痛伴下肢后侧疼痛，两下肢后侧、足底及鞍区、会阴部麻木，膀胱与直肠括约肌无力或麻痹，跟腱及肛门反射消失，X 线异常等。

【鉴别诊断】 据临床资料统计，腰椎间盘突出症多发生于腰 4、腰 5 和腰 5 骶 1 之间。根据统计，腰 3、腰 4 椎间盘突出占 5%，腰 4、腰 5 椎间盘突出占 45%，腰 5 骶 1 椎间盘突出占 50%，单侧后突型远高于后突中央型。典型的腰椎间盘突出症较容易诊断，但应与腰椎转移性癌肿、椎管内化脓性感染、腰椎结核、马尾神经瘤等病症相鉴别。

1. 腰椎转移性癌肿 多见于中老年患者，由前列腺癌或宫颈癌转移而来。临床症状是进行性疼痛，夜间疼痛显著，卧床休息时对症处理无效，身体消瘦、乏力、贫血、血沉增快等。影像检查有重要诊断价值。

2. 椎管内化脓性感染 硬膜外脓肿多见，除多数高热及感染中毒症状外，局部有明显深压痛及叩击痛，早期出现脊髓或马尾神经受压症状，出现截瘫现象。慢性硬膜外脓肿常无先驱症状，有明显的坐骨神经痛，同时伴有发热等感染征象。临证时，对于坐骨神经痛同时伴有原因不明的发热，有感染病史、血沉增快者应慎重，必要时借助于影像学检查，以助诊断。

3. 腰椎结核 少数病例病灶位于椎体后缘，可沿椎间盘发展以及局部炎症组织后突，压迫神经根而产生根性受压症状，腰椎结核病例多有长期腰部钝痛与下肢坐骨神经痛，卧床休息减轻，但不会缓解，并伴有全身低热、乏力、血沉增快，腰部出现保护性僵直等。

4. 马尾神经瘤 多见于神经纤维瘤。早期一般腰部压痛不明显，但随着肿瘤的生长，症状持续加重，严重时马尾神经受压，出现下肢感觉、运动和大小便障碍，脑脊液检查，总蛋白量升高，影像学检查提示有占位性病变。

【推拿治疗】

1. 治疗原则

(1)拉宽椎间隙，降低椎间盘内压力，增加盘外压力和纵韧带张力，促使突出物回纳。

(2)改变突出物的位置，消除无菌性炎症，松解粘连，整复后关节错位，解除或减轻对脊神经根的挤压。

(3)加强局部血液循环，改善供血，促使受压神经根恢复正常功能。

2. 施术部位 腰臀部及伤侧下肢。

3. 主要穴位 大肠俞、肾俞、环跳、承扶、殷门、委中、承山、昆仑、太溪、阳陵泉、绝骨、解溪、扭伤、后溪、人中、风府、风池、腰部痛点等穴。

4. 施术手法 揉、推、拨、按、擦、叩、抖、拔伸、牵引、动法等。

5. 时间与刺激量 应根据具体病情与患者耐受程度选择适宜的刺激强度及治疗时间。

6. 手法操作

(1)推揉按拨腰部法：患者俯卧位。医者立左侧，用单或双手掌由下而上推腰骶部督脉及双侧膀胱经 3～5 遍；双手大鱼际、拇指或叠掌、前臂缓稳用力揉腰骶部数分钟；前臂或拇指按压脊柱两侧，叠掌按压脊柱数遍；一肘尖缓稳用力小幅度重拨大肠俞（伤侧为主）数次，同时一前臂托同侧下肢股部后伸活动数次。

(2)晃伸按抖擦腰法：患者俯卧位。医者立其左侧，左手掌按压腰部脊柱病变部位，右前臂托双下肢股部缓缓地由小幅度到大幅度左右晃动下肢，将腰部尽力侧屈数次，在中立位牵引双下肢并后伸腰部，同时按压腰部之手掌配合晃伸动作推扒按压腰部；双手大鱼际在病变部位两侧向上方、下方定点推抖数次；而后一手小鱼际擦脊柱病变部位，双手掌指关节缓稳地擦其两侧 2～3 分钟。

（3）揉擦拨理臀部法：患者俯卧位。医者立其伤侧，双手叠掌或前臂适度用力揉臀部 2～3 分钟；掌指关节擦臀部 2 分钟；双手拇指重叠拨臀大肌、臀中肌数次，最后，拇指或肘尖拨梨状肌数次；双手拇指重叠顺梨状肌纤维方向推理、滑按各数遍，并缓稳用力深压其痛点镇定0.5～1 分钟。

（4）揉按擦拿下肢法：患者俯卧位。医者立于伤侧，双手拇指重叠缓稳用力揉、拨、按压下肢后侧膀胱经路线各数遍（下肢以疼痛为主者，减去拨法；以麻木为主者，减去按压法）；用拇指按揉肾俞、大肠俞、腰俞、秩边、环跳、承扶、殷门、委中、承山、太溪各 30 秒；小鱼际或掌指关节由上而下擦下肢后侧数遍；双手多指自上而下捏拿或空拳及合掌叩击下肢部数遍。

（5）揉按腰髋引伸法：患者健侧卧位。医者立其后方，双手拇指重叠或用前臂揉腰部病变部位 2～3 分钟，再顿挫按压腰部痛点数次；一手拇指抵紧腰部痛点，另一手托握下肢适宜部位，将其尽力后伸前屈，当屈髋至一定限度时，改为一手扳住膝部，将髋关节尽力前屈，另一手掌抵紧骶髂部定点向下推数秒钟，而后两手托握下肢用力向下拔伸。此手法重复多次，对后突单侧型有复位作用。

（6）推肩扳髋动腰法：患者健侧卧位于床缘，健侧下肢伸直，伤侧髋、膝关节屈曲。医者立于前方，一手固定肩部，另一上肢前臂固定大转子后方或髋部，用力向相反方向推扳一次，使后关节复位（滑膜嵌顿者，此手法有一定痛苦）。亦可施术"定点推扳复位法"。

（7）揉擦拿叩下肢法：患者健侧卧位。医者立其后方，双手掌由上而下推下肢外侧数次；叠掌或前臂揉大腿外侧；双拇指揉拨小腿外侧胆经路线各数遍；双手多指由上而下同时或交替捏拿大腿外侧髂胫束数遍；小鱼际擦、空拳叩击下肢外侧数遍。

（8）推揉牵抖下肢法：患者仰卧位。医者立于伤侧，双手掌由上向下推下肢前侧数次；手掌或拇指由上而下揉下肢前侧，拇指按揉居髎、髀关、风市、梁丘、阳陵泉、绝骨、解溪等穴，以得气感为度；双手托握足部牵抖下肢数次。

（9）屈伸回旋牵腰法：患者仰卧位。医者立其右侧，双手托扶两下肢适宜部位，协同用力，缓慢屈伸回旋腰部数次；一手托握其骶部，另一手或前臂按压膝部，在膝髋屈曲位缓缓地左右晃动臀部（以牵拉腰部侧方肌肉，并使椎间隙左右发生改变），将腰部尽量前屈数次，于中立位屈髋90°，用力向下牵拉骶部数次（对腰 5 骶 1 椎间盘突出有复位作用，大幅度左右晃动及用力向下牵拉可作用于腰 4、腰 5 椎间盘），缓慢伸直下肢，大鱼际按压气冲穴 1 分钟；双手握拿足踝部顺势牵提抬高伤肢数次。

（10）按揉相关穴区法：患者仰卧位。医者取坐位，拇指按揉头部督脉的前顶至后顶穴一段及头部其他相关腧穴；食指、中指、无名指并拢，指间关节微屈，指端适度用力叩击风池至完骨穴一段数次，使下肢有得气感。

其中，（2）（5）（6）（7）这四步手法慎用于中央型突出症。

7．复位手法操作

（1）腰椎旋转复位法：患者面对椅背端坐位。医者坐其后方椅凳上，一手拇指抵紧患椎偏歪棘突旁，另一手经伤侧腋下，经胸前握住健侧肩部，两手协同用力，将腰部适度前屈旋转，同时向对侧顶推患椎棘突，指下有位移感或伴有"咯噔"响声为佳。

（2）悬腹拔伸按抖法：患者俯卧，分别在胸前与髂股部垫高枕，使腹壁悬空约10cm；两助手分别固定其两腋部与下肢两足踝部,做对抗拔伸;医者立其左侧踏板上,双手重叠放于脊柱病变部位,做有节律地顿挫按抖10分钟。手法操作时嘱其张口呼吸,以免引起胸胁迸伤(岔气),手法治疗后,嘱其卧硬板床休息5～7天。此法适用于幼弱型椎间盘突出症。

(3)提腿过伸按压法:患者俯卧位,两膝屈曲90°。助手立于两膝之间,用双手握拿双小腿下段,将下肢提起(使髂前上棘离开床面);医者立其左侧踏板上,双手拇指重叠(或一手握拳,食指关节顶点施力)缓稳用力按压患椎棘突旁之痛点1～2分钟;令助手放下下肢(使髂前上棘接触床面),医者缓慢放松压力,如此反复十数次。如无好转,第二天再施术1次,但一般不超过3次。此法慎用于中央型椎间盘突出症。

(4)重牵按压推理法:患者俯卧位。用床单固定患者胸部与两下肢踝部(亦可固定骨盆),根据患者体质情况,可用助手数人做缓慢地对抗牵引腰部。医者立其左侧,双手掌重叠放于脊柱病变部位,或用双手拇指放于脊柱病变部位两侧做顿挫性按压数十秒钟,嘱助手缓慢放松牵引力,同时医者用双拇指由下向上用力推理棘突两侧,此手法一般重复3次。术后患者卧硬板床休息3～5天。此手法适用于较重的椎间盘突出症一般手法效果不佳者。

(5)机械牵引复位法:有轻力持续牵引、重力牵引、悬吊牵引、电动牵引复位四种方法。

①轻力持续牵引法:患者固定同上法,另在其足部床头置一滑轮,头部床腿垫高,将床成30°～45°斜坡;然后把4～10kg重量的物体用绳子绑好系于两踝之间的布带上,将绳子通过滑轮,物体垂于床头下方,利用下半身及物体重量对脊柱的腰段进行40分钟至数小时的持续性牵引。牵引过程中,患者不能忍受时,可适当减少牵引物体的重量,或适当降低床的坡度。牵引解除后,医者于患处施擦、揉手法缓解即可。

②重力牵引法:患者卧于特制的牵引床上,胸部固定同"人力对抗牵引法"。牵引前先将特制的牵引衣及棉垫铺在床上(相当于小腹部),然后患者俯卧于床面。医者将棉垫由两髂前包绕于骶部,再将牵引衣扣紧(牵引衣的下缘不超过大转子),牵引带下端的挂钩扣于弹簧秤的链环上,助手缓慢地转动手轮,逐渐增加牵引力(牵引量以患者耐受为度,或触到腰肌绷紧、棘间隙增宽即可)。医者可参照"人力对抗牵引法"的手法施术。术后,嘱患者卧床休息1周。

③悬吊牵引法:用特制的牵引衣,将患者固定于特制的悬吊牵引架上。嘱患者主动做下肢的前后、左右摆动数分钟,以活动腰部椎间隙。在牵引同时可加用擦、揉、扳、推等手法。

④电动牵引复位法:请参照使用说明书。

牵引可扩大椎间隙,减少椎体间的压力,使椎体周围纵韧带及椎间韧带紧张,矫正脊性畸形,并有助于解除肌肉痉挛,促使髓核还纳,恢复脊柱内、外平衡。

【其他疗法】

1. 中药

(1)内服:身痛逐瘀汤加减、补肾活血汤加减、独活寄生汤加减。

(2)外敷正骨贴:主要成分为续断、杜仲、宽筋藤、怀牛膝、当归、丹参、羌活、独活、海桐皮、赤芍、补骨脂、蜈蚣、地龙、秦艽、淫羊藿、细辛、冰片等。用法:以生姜擦拭皮肤后,将其直接贴于使用部位或压痛点。

2. 针灸

(1)体针:常用穴为肾俞、环跳、承扶、殷门、委中、承山、阳陵泉、悬钟等。方法为每次选用3～5个穴位,泻法。每日1次,10次为1个疗程。选穴以常用穴为主,根据其疼痛可加夹脊穴、阿是穴及循经取穴。

（2）耳针：常用穴为坐骨、肾上腺、臀、神门、腰椎、骶椎。方法为用中强刺激,留针 10～20 分钟。针刺疗法取肾俞、环跳、委中等穴,每日 1 次,10 次为 1 个疗程。

3. 牵引　采用骨盆牵引,可以增加椎间隙宽度,减少椎间盘内压,椎间盘突出部分回纳,减轻对神经根的刺激和压迫,需要在专业医生指导下进行。

4. 物理治疗　短波、超短波疗法、间动电疗法、超刺激电流疗法等。

5. 穴位封闭　三焦俞、肾俞、大肠俞、志室、足三里、环跳、委中、承山等穴位。常用的方法如下。

（1）2％盐酸鲁卡因注射液 4mL,加醋酸泼尼松龙 1mL,混匀后,分注于上述穴位中的 3～4 个,每 5～7 日封闭 1 次,3～5 次为 1 个疗程。

（2）维生素 B_{12} 注射液 1～3mL,分别注射于上述穴位中的 3～4 个。每日封闭 1 次,10 次为 1 个疗程。

6. 皮质激素硬膜外注射　长效皮质类固醇制剂加 2％利多卡因行硬膜外注射,每周 1 次,3 次为 1 个疗程,2～4 周后可再用 1 个疗程。

7. 髓核化学溶解法　利用胶原酶或木瓜蛋白酶,注入椎间盘内或硬脊膜与突出的髓核之间,选择性溶解髓核和纤维环而不损害神经根,以降低椎间盘内压力或使突出的髓核变小,从而缓解症状。但该方法有产生过敏反应的风险。

8. 手术治疗　手术适应证为①病史超过 3 个月,严格非手术治疗无效或非手术治疗有效,但经常复发且疼痛较重者;②首次发作,但疼痛剧烈,尤以下肢症状明显,患者难以行动和入眠,处于强迫体位者;③合并马尾神经受压表现;④出现单根神经根麻痹,伴有肌肉萎缩、肌力下降;⑤合并椎管狭窄者。

【注意事项】

1. 本病治疗期间,应嘱患者卧硬板床休息,注意腰部保暖。

2. 严重的中央型椎间盘突出症应慎用推拿手法治疗。

3. 典型的腰椎间盘突出症手法复位后,应卧床休息 1～2 周（卧床姿势不限,以舒适为度）;3 周后,开始做腰背肌功能锻炼,应注意循序渐进,注意不要感受寒凉与潮湿。

4. 神经根受压症状解除后,应注意对症处理,配合热敷。

5. 推拿治疗前,排除脊椎结核、肿瘤、骨折等骨质病变。

第七节　第三腰椎横突综合征

【概述】　第三腰椎横突综合征是由于长期弯腰或扭转性外力等因素,引起第三腰椎横突部附着的肌肉、筋膜的病理性损害,出现腰伴腿痛及腰部活动障碍的一种损伤性疾病。亦是引起腰腿痛的常见原因,临床较多见。

【相关解剖】　腰部脊柱由 5 个腰椎连接而成,第 3 腰椎是第 1～5 腰椎活动中心,亦是腰段脊柱生理前凸的顶点,承担腰部屈伸及旋转活动的枢纽作用。第 3 腰椎的横突最长,附着的肌肉、筋膜较多,承受的拉力亦大,承受力的支撑点的作用最大,因此损伤的机会增多,如图 7-7。

腰椎横突有众多大小不等的肌肉附着,相邻横突之间有横突间肌,横突尖端与棘突之间有横突棘肌,横突前侧有腰方肌及腰大肌,横突背侧有骶棘肌,尚有腹内、外斜肌和腹横肌,借助

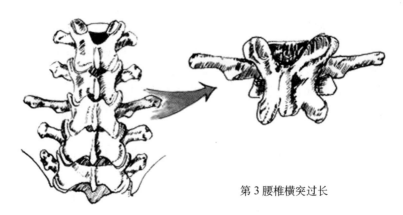

第3腰椎横突过长

图 7-7　第三腰椎横突

腰背筋膜起于腰 1~4 横突。

腰段脊神经出椎间孔,分前、后两支。前支粗大,构成腰、骶丛;后支较细,分为内、外侧支,内侧支分布于后关节。外侧支的分支分布于横突间韧带、髂腰韧带、腰背筋膜和骶棘肌。此外,第 1~3 后外侧支连同第 12 胸神经的后外侧支,还分出皮支,皮支在骶棘肌内、外经过重新组合,于骶棘肌外侧缘邻近髂嵴处穿出腰背筋膜后层,组成臀上皮神经,越髂嵴抵达臀区皮肤。

【病因病理】　腰部脊柱是独立支柱,在腰椎两侧横突上所附着的肌肉和筋膜相互拮抗和协调的作用下,维持着人体重心相对平衡和稳定。根据发病情况,第三腰椎横突综合征病因主要有①长期弯腰劳动;②突然的弯腰扭转;③风寒刺激;④先天发育缺陷,横突尖端向后倾斜及两侧不对称。受发病因素影响,一侧腰背筋膜和肌肉强烈收缩或长时间过度牵拉,其一侧或两侧在肌肉收缩力和牵拉力的作用与反作用下形成筋膜组织损伤。严重者可引起横突尖端撕脱性骨折,肌肉筋膜、腱膜的撕脱伤,损伤处小血管破裂出血、渗出,久之形成粘连或瘢痕组织等。轻度损伤则可产生腰三横突部肌肉、筋膜附着点的撕裂、肿胀,日久形成纤维变性,筋膜增厚,通过肌肉与筋膜之间的脊神经后支的外侧支或血管束受到卡压、牵拉,从而产生一系列的症状、体征。

【临床表现】

1. 常有弯腰突然扭转和长期弯腰工作及感受风寒湿邪病史,多发生于青壮年体力劳动者及喜欢运动者。

2. 发病后,腰部中段单侧或双侧有明显疼痛、酸痛或伴有臀部疼痛,弯腰困难,不能久坐、久站,休息后减轻。病程久者,晨起,腰部前屈时疼痛加重,弯腰直立困难,轻度活动后减轻,劳累后加重。天气变化症状加重,疼痛呈持续性,常可扩散至同侧臀部或下肢膝平面以上,个别病例可窜至小腿(为非典型的坐骨神经痛)。

3. 检查

(1)第三腰椎横突处有明显压痛点,触之有筋肉组织钝厚或硬结状物。

(2)骶棘肌紧张,痉挛压痛明显。

(3)臀中肌后缘与臀大肌前缘交界处可触及臀部隆起的条索物,压痛明显。

(4)腰大肌受累及可出现大腿内收肌痉挛与压痛。

(5)直腿抬高试验、直腿抬高加强试验均阳性。

4.影像学检查:X线检查多提示腰三横突过长、两侧横突不对称及横突尖端向后倾斜。

【诊断依据】　根据病史及腰臀部疼痛症状和体征,第三腰椎横突尖部压痛明显及触之硬结,钝厚,尤其在臀中肌后缘与臀大肌前缘交界处触之压痛及硬性条索,并伴有股内收肌痉挛疼痛即可做出诊断。

【鉴别诊断】　与梨状肌损伤综合征相鉴别,要点是第三腰椎横突尖端痛点局部封闭后症状立即消失或减轻。

【推拿治疗】

1.治疗原则　舒筋通络、活血散瘀、消肿止痛。

2.施术部位　腰臀部及伤侧下肢。

3.主要穴位　肾俞、压痛点、环跳、委中、冲门等穴。

4.施术手法　推揉、弹拨、顿拉法等。

5.时间与刺激量　每次治疗20～25分钟。慢性损伤,体质较好者,手法刺激宜重;急性损伤,体质较差者,手法宜轻。

6.手法操作

(1)推揉擦摩腰部法:患者俯卧位,医者立于左侧。用手掌由上而下推脊柱两侧(横突部)5～7遍;而后用双手大鱼际分别放于脊柱两侧自下而上挤揉3～5分钟,以舒松腰肌。然后用双手掌指关节或单手小鱼际由下而上擦腰部两侧横突部数十次。大鱼际纵擦腰三横突部至热为度,以疏松腰肌和腰背筋膜。

(2)挤弹推理腰部法:患者俯卧位,医者立于左侧。用双手拇、中指重叠分别放于腰三横突尖端,先向脊柱中线相对用力挤压数秒钟,再前后弹拨数十次;而后用拇指抵紧骶棘肌外缘,缓稳地向脊柱中线推拨数遍。继之,用双手拇指由上向下推理腰三横突尖端及骶棘肌3～5遍,双拇指同时按揉两侧肾俞,压腰部痛点,以达活血散瘀、剥离粘连、解痉止痛的目的。

(3)推拨按压臀肌法:患者俯卧位,医者立于健侧。用双手拇指由后向前推拨臀大肌后缘与臀中肌后缘交接处条索状硬物3～5次;而后,双手拇指重叠由上而下推理、滑按该条索状物各3～5遍,以解痉、消肿、镇痛。

(4)按压环跳委中法:患者健侧卧位。医者立于后方,用肘尖部缓慢用力重压环跳穴或臀部条索物之痛点1分钟左右,双拇指重叠按压委中30秒,以达到镇痛之目的。

(5)拨理大腿内侧法:患者仰卧位,伤肢屈曲外旋、外展位。医者立于伤侧,一手固定大腿外侧上部,另一手拇指或掌根放于大腿内侧近腹股沟部紧张的内收肌后缘缓稳用力向前推拨数次;而后,用拇指或手掌顺该肌纤维方向推理、滑按数遍,以解痉祛痛。

(6)回旋顿拉下肢法:患者仰卧位。医者立于伤侧,一手握拿伤肢踝部,另一手扶其膝部,两手协同动作,将伤肢髋膝关节屈曲,继之外展外旋或内收内旋,再突然顿拉拨直下肢("外展外旋顿拉法"作用于股内收肌,"内收内旋顿拉法"则作用于腰、臀部组织)。而后用大鱼际压冲门、气冲穴,拇指揉拨阳陵泉穴。

【其他疗法】

1.针灸　阿是穴用强刺激手法。深刺达病区,捻针柄以提高针感,有得气感后可留针10～15分钟。10次为1个疗程,一般需要1～2个疗程。

2. 理疗　有超声波、高频电疗、离子透入及红外线照射等。

3. 口服消炎镇痛药物。

4. 封闭　在压痛点注入醋酸泼尼松龙 25mg，加 1% 或 0.5% 普鲁卡因 3～10mL，每周 1 次，4 次为 1 个疗程。

【注意事项】

1. 本症可配合局部封闭。用醋酸泼尼松龙或醋酸氢化可的松 0.5～1mL 加 1%～2% 普鲁卡因 5～10mL，在压痛最明显之横突处做骨膜及其周围组织浸润，每周 1 次，连用 2～3 次。疗效不明显时，可用 5 号细长针头于横突外侧 1cm 处成 45°斜刺进入横突前方，在注射时逐渐退出，使药物均匀地浸润于横突部所附的筋肉组织内。

2. 急性期，手法后休息 1～2 天，勿做腰部屈伸与旋转活动；慢性者，手法后配合热疗和适当的功能锻炼。

3. 非手术疗法无效，症状严重，影响工作、生活的病例，可考虑进行外科手术治疗。软组织松解术或切除横突尖端，可取得一定疗效。

4. 注意局部保暖，切忌感受寒湿邪气。

第八节　腰椎后关节紊乱症

【概述】　腰椎后关节紊乱症又称为椎骨错缝，古称腰椎错骨缝。是由跌仆闪挫、扭转外力或劳损等因素，引起腰椎后关节的解剖位置改变及周围筋肉组织异常，出现腰部疼痛或伴下肢疼痛、腰部活动障碍为主要特征者。它包括腰椎后关节错位、后关节滑膜嵌顿及后关节炎等。后关节错位与后关节滑膜嵌顿最常见。

由于脊柱扭转不当而引起的腰椎后关节错位，也可在急性期治疗不妥而成骨关节炎，出现慢性疼痛，是引起腰腿痛的常见原因。

【相关解剖】　腰椎后关节是由上位椎骨的下关节突关节面与下位椎骨的上关突关节面相对应，周围被关节囊所包绕。腰椎后关节具有稳定脊柱和引导脊柱运动方向、阻止脊椎向前滑脱的作用。腰椎后关节有脊神经后支内侧支所发生的关节支分布。

腰椎后关节面的排列多近矢状位，腰 5 骶 1 椎骨之间关节面的排列近冠状位，腰椎后关节的关节囊分为 2 层，外层是纤维层，内层是滑膜层。由于腰部负重量大，活动范围较大，所以损伤的机会较多，如图 7-8。

【病因病理】

1. 后关节错位　腰部负重或激烈运动时，不在意的扭转、闪腰，使脊柱扭斜，腰肌紧张，腰椎后关节扭挫，关节囊、韧带受到牵拉，使后关节发生错位，引起剧烈疼痛。

2. 后关节滑膜嵌顿　当腰部前屈旋转时，后关节间隙加大，滑膜突向关节腔，在突

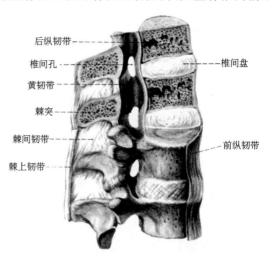

图 7-8　腰椎后关节

然伸直时,滑膜被嵌夹于腰骶关节间隙。关节囊由脊神经的神经末梢分布,一旦发生滑膜被嵌顿,即可出现难以忍受的腰痛。滑膜嵌顿多发生于腰5骶1关节突关节,腰4、腰5次之。

3. 后关节炎　前者处理不当或因椎间盘变性,腰部慢性劳损,长期不良刺激及习惯性姿势不良,使腰部后关节负重量增加。上下关节突间关节面发生冲撞,反复撞击、磨损,关节面的软骨破坏,造成关节突增生变尖锐,引起腰部僵硬,久之则出现慢性腰痛。

【临床表现】

1. 病史　多数有前屈、扭转、突然直立或腰部猛然扭闪以及蹲位长时期工作突然站起的急性受伤史。本病常发生于青壮年体力劳动者。

2. 症状　腰部疼痛剧烈、刺痛或酸痛不适,疼痛局限于受累关节突以下,多呈片状,向一侧臀部、骶尾部放散性疼痛。个别病例可向下肢膝平面以上扩散,且区域模糊。病程久的患者或长期固定一个姿势工作,腰部出现僵硬,疼痛加重与气候变化有关。晨起时腰痛剧烈、僵硬,轻微活动后减轻,过劳疼痛增剧。

3. 检查　可出现单侧腰肌呈条索状痉挛,棘突偏歪,偏歪棘突旁压痛,无向下肢放射,棘上韧带钝厚、压痛、棘间隙无明显改变。滑膜嵌顿患者,可有明显的腰椎后凸或平腰侧倾位;俯卧时多腹部垫枕,拒绝别人搬动。站立时需要髋膝关节半屈位、双手扶膝支撑腰部,直腿抬高试验、腰部扭转试验、腰部后伸试验均阳性。

4. 影像学检查　提示脊柱生理曲线,前凸变小、平直,甚至后弓及侧弯,患者棘突偏歪,两侧小关节间隙异常或关节突增生。

【诊断依据】

1. 有腰部扭闪外伤史或腰部前屈直腰过猛及慢性腰部劳损史,下蹲位过久突然直立的损伤史。

2. 伤后多有下腰段剧痛,单侧或双侧腰肌酸沉胀痛,并向臀部、骶尾部或大腿上部牵掣样疼痛。

3. 后关节滑膜嵌顿、后关节错位时,腰部正常生理曲线异常,站、坐和腰部后伸疼痛加剧,前屈疼痛稍减轻,侧屈、旋转活动受限且疼痛剧烈。

4. 后关节炎,腰部紧张、僵硬、急性期更著,痛点不明,肌痉挛缓解后,患椎棘突旁、关节突部压痛。

5. 卧床休息翻身时痛剧,轻微活动或体位改变后疼痛减轻,直腿抬高受限,一般无神经根刺激体征。

6. 如关节错位或嵌顿得以整复解除后,腰部疼痛可缓解或消失。

【鉴别诊断】　根据病史及诊断依据不难做出诊断,有下肢症状者,可与腰椎间盘突出症相鉴别,请参考腰椎间盘突出症的临床表现及体征。

【推拿治疗】

1. 治疗原则　温经通络、舒筋止痛、旋转复位。

2. 施术部位　以腰部为主,臀部、下肢为辅。

3. 施术手法　推、揉、㨰、拿、扳法等。

4. 时间与刺激量　每次25～30分钟,中等刺激量。

5. 主要穴位　肾俞、命门、环跳、承扶、委中等穴。

6. 手法操作

(1)推摩揉拨擦腰法:患者俯卧位,医者用手掌由上向下推、抚摩、揉伤病局部3~5遍,双手拇指沿棘突两侧由上而下、再自下而上来回轻拨、推按3~5遍,双手握拳或侧掌擦腰部数遍,使紧张、痉挛之筋肉松软,而后再选用以下手法进行操作。

(2)腰椎旋转复位法:患者坐于方凳上,两足分开与肩等宽,助手面对患者固定其双下肢,医者坐于患者后方,用右手自患者腋下扶其左侧肩部,嘱患者腰部放松,稍低头,双足踏地,臀部正坐,不要移动,左手拇指顶住向右偏歪棘突的右侧,在右手下压左手指下有紧张感时,右手做身体前屈侧弯旋转动作的同时,左手拇指向左上方顶推患椎棘突,复位后在伤处两侧从上到下理筋、滑按手法数次。

(3)牵引托腹抖腰法

手法 1:患者俯卧,腹部垫枕。助手双手分别插其两腋下,医者双手分别握其两踝部,与助手做对抗牵引,持续1分钟后,缓慢松开,反复3~5次,使其后关节张开,被嵌顿的滑膜得以解除。

手法 2:患者俯卧,一助手双手分别插其两腋下,另一助手双手分别握其两踝部,做对抗牵引持续1分钟后,医者双手托腹抖动,使被嵌夹的滑膜解脱。

最后,医者用双手在损伤局部施抚摩、按揉手法数分钟即可。

(4)推肩扳髋复位法:患者健侧卧位于床缘,下肢伸直,伤侧髋、膝关节屈曲,医者立于前方,一手固定肩部,另一上肢屈肘,前臂固定大转子后方或髋部,同时用力向相反方向推扳一次,使后关节复位(滑膜嵌顿者,此手法有一定痛苦)。亦可施术"定点推扳复位法"。

【其他疗法】

1. 牵引 可达到舒筋活络、松解痉挛和粘连、增加局部血液循环等作用。

2. 外敷 多选用传统药方的柏水蜜外敷,取其活血消肿、舒筋祛瘀、解痉镇痛之功。

3. 理疗 常用频谱照射配合电脑中频治疗仪治疗,可解除肌肉痉挛。如其中加入中药离子导入,则对于舒筋镇痛有良好效果。

4. 封闭 检查局限性压痛点,于确诊的前提下,选用合适长度针头封闭小关节突周围组织,常用1%利多卡因5mL加甲泼尼龙40mL。每7天1次,3次为1个疗程,以抑制局部炎症反应,并加强局部镇痛效果。

5. 功能锻炼 待症状缓解后,巩固疗效以腰背肌锻炼为主,腹肌锻炼为辅。力求使其有足够肌力维持脊柱稳定。腰背肌锻炼以背飞燕、拱桥式锻炼为主;腹肌锻炼以仰卧起坐为主。其中腹肌锻炼可利于维持腰部适度前倾,令脊柱的重力相对集中于椎体上,缓解小关节压力,以利于病情恢复。

【注意事项】

1. 手法复位后,嘱患者卧床休息3天,1周内勿做腰部前屈及扭转活动。

2. 术后,急性症状可即刻缓解,但可遗留一些残余的疼痛及腰部僵硬感(为后关节滑膜反应所致),可在受伤关节局部加点按及揉擦手法,配合局部湿热敷或醋离子导入,数日后症状即可消失。

3. 加强背伸肌功能锻炼,有助于巩固疗效和预防再发。

4. 注意腰部保暖。

第九节 腰椎管狭窄症

【概述】 腰椎管狭窄症是一种由原发因素或继发因素引起腰部脊柱的椎管与神经根管比正常狭小,压迫马尾神经或脊神经根,以间歇性跛行与间歇性疼痛为主要特征的腰腿痛疾病。

【相关解剖】 椎管是由椎体和椎弓组成椎孔,借助于椎间盘、后纵韧带、黄韧带、关节突间关节的相互连结而形成一个纵行骨性纤维管。内藏脊髓及马尾神经,又称脊髓、马尾神经管。椎管的前壁为椎体、椎间盘和后纵韧带。侧壁为椎弓根、椎间孔和部分黄韧带。后壁为椎板、关节突关节和大部分黄韧带。前、后和两侧壁共同组成一个随人体运动可以变化的完整的骨性纤维管道。椎管壁的韧带组织有着极其丰富的血管与神经分布。椎管的作用是容纳和保护脊髓及马尾神经根。

神经根管是神经根自离开硬膜囊,经盘黄间隙、侧隐窝,至出椎间孔的一段骨纤维管,称为神经根管,神经根管的内侧为盘黄间隙及侧隐窝,外侧为椎间孔。侧隐窝的前壁为椎体与纤维环的后外侧,侧壁为椎弓根的内侧面,后壁为上关节突和黄韧带的侧方,侧隐窝向外下续椎间孔。椎间孔实际上是一个短管,管内有脊神经前、后根,神经节和节段性动、静脉血管,椎间孔内口与侧隐窝相接的部分狭窄,神经根明显增粗,此处神经根移动余地较小,若有退行性改变使管道更加狭窄,可能导致神经根受压出现相应临床症状、体征,如图7-9。

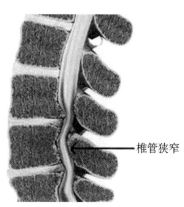

椎管狭窄

图7-9 腰椎椎管狭窄

【病因病理】

1. 原发因素 由先天发育因素所致椎管腔狭小者,即为原发性椎管狭窄,出现症状者较少见。如先天性椎弓根短粗、椎板增厚、隐性脊椎裂均可引起椎管狭小。椎管狭窄的标准:①腰椎管的横径(两侧椎弓根内缘的间距)<20mm,前后径(椎体后缘至棘突基底部的间距)<15mm,即视为椎管狭窄;②椎管前后径乘横径与椎体前后径乘横径的比例,正常为1:4.5,如椎管径比例小于此数者,应视为骨性椎管狭窄。

2. 继发因素 为后天多种因素所致的椎管腔狭小,即为继发性椎管狭窄。多数继发性椎管狭窄的病例本身就有发育性狭窄。随着年龄增长,性别的差异及职业不同,可继发椎管的骨性结构增生、纤维组织增厚,造成椎管的骨纤维性管腔进一步狭窄,出现临床症状、体征。

(1)黄韧带肥厚:脊柱的退行性改变引起椎间盘变性萎缩,椎间盘厚度变薄,使黄韧带肥厚、松弛,当腰部后伸时黄韧带易发生皱褶凸入椎管内,使管腔狭小。椎间盘变性萎缩,使椎间隙变窄,椎骨间的韧带及小关节囊松弛,脊柱稳定性降低,椎体相对位置易发生改变,甚者引起椎体假性滑脱,造成椎管和神经根管狭窄,出现临床症状、体征。

(2)骨性管壁增生肥大:椎体后缘唇样增生,腰椎关节突间关节的增生、肥大,椎板增生肥厚,椎弓根增生变粗均是导致骨性管腔进一步狭窄,椎体后缘的唇凸与小关节的肥大可致椎管的侧隐窝及椎间孔前后径变小,单侧神经根受压。椎弓根增生变粗及椎板增生肥厚,椎管横径狭小,马尾神经受压。

(3)外伤：凡是外伤造成脊柱解剖关系异常均可引起椎管腔狭窄，此类狭窄往往是硬膜外血肿机化，产生局部粘连，个别严重损伤，如椎骨骨折片凸入椎管，骨折愈合形成骨痂，均可产生椎管相应部位的狭窄，出现临床症状及体征。

(4)其他：硬膜外组织变性、椎管内静脉曲张等。

3. 医源性椎管狭窄　脊柱外科手术导致的椎管狭小称为医源性椎管狭窄，如椎间盘髓核摘除术后进行的自体植骨或融合术，骨块压迫或创伤组织的瘢痕、增生物等引起的椎管狭窄。

中医学认为：先天肾气不足，肾气亏损，筋骨功能衰退，外伤、久劳及风寒湿邪所致脉络受阻，气滞血瘀，不通则痛，是产生椎管狭窄的主要病因及病理改变。

【临床表现】

1. 病史　多发于 40 岁以上男性体力劳动者，有慢性损伤、过劳或感受风寒病史。

2. 症状　腰部伴下肢疼痛以间歇性疼痛和间歇性跛行为特点。患者主诉之一是怕走路，有的只能走几十米或百米左右，严重者仅仅站立或挺腰时，即可出现一侧或两侧下肢疼痛、麻木、发胀、无力等感觉异常，继续行走，可出现下肢发软或迈步不稳，坐下或蹲位休息几分钟症状明显减轻或消失后，方可继续行走。骑自行车多无症状，因此就有"步行几十米，骑车数百里"之说。间歇性疼痛与跛行根据病情的发展，症状可由初期的间歇性发展到持续性加重。病程久者，则出现下肢肌肉萎缩、肌力减退和腱反射异常。

3. 检查　临床检查的体征、症状与患者叙述的多不一致，患者主诉症状多且严重，检查时患者卧床体位，椎管已畅通，马尾神经受压减轻或不再受挤压，阳性体征已缓解或消失。

立位检查，腰部后伸时，腰腿痛加重，向前弯腰则症状减轻。患者常采用略向前屈腰的姿势，以保持椎管通畅。但应注意以下几个方面。

咳嗽、打喷嚏、大笑等腹压增高时，腰腿痛不会加重，这是因为狭窄部位常可发生脊髓腔梗阻，脑脊液的循环不受腹压变化影响。若合并腰椎间盘突出，腹压增高时症状加重。

腰椎不能后伸，后伸时下肢症状加重，前屈时症状减轻或消失，腰部过伸试验阳性，腰骶过伸位时，狭窄所在平面症状明显加重。

站立、直腰行走时腰腿痛加重，卧床休息症状缓解。腰椎间盘突出症需要卧床数日或十数日症状才有缓解，且阳性体征易查出。

患肢动脉搏动正常，腱反射、直腿抬高试验多正常。若腰椎管狭窄症伴有腰椎间盘突出症则同时兼有两者症状，即使做椎管造影也难区别。腰椎间盘突出可加重椎管狭窄的症状，两种疾病可同时发生，也可先后出现。

【诊断依据】

1. 发病年龄多 40 岁以上，以间歇性跛行与疼痛为主症。

2. 腰部后伸时，下腰部疼痛及下肢疼痛、麻胀沉胀感加重。

3. 站立、行走时疼痛，蹲位或卧床症状减轻或消失。

4. 患肢远端动脉搏动良好，腱反射正常，直腿抬高阴性。

【鉴别诊断】

1. 血栓闭塞性脉管炎　患肢远端动脉搏动减弱，肢体远端发凉发紫。

2. 腰椎间盘突出症　腹压增高症状加重，腱反射异常，直腿抬高试验与加强试验均阳性。

【推拿治疗】

1. 治疗原则　舒筋通络、行气活血、消瘀祛痛。

2．施术部位　腰臀部及受累下肢。

3．取穴　肝俞、肾俞、命门、腰阳关、腰俞、大肠俞、环跳、委中、承山、昆仑、太溪、阳陵泉、足三里、绝谷、解溪、气冲与头部的印堂、百会、风府等穴。

4．施术手法　推、揉、按、㨰、叩、擦、拿、搓、抖、动法等。

5．时间及刺激量　每次治疗 30 分钟，每日 1 次；手法刺激量应轻缓柔和，严禁强力施旋转动作及过猛的重手法刺激，以防病情加重。

6．手法操作顺序

(1)推揉按压腰部法：患者俯卧位，医者立其左侧。用双手掌由上向下交替推腰骶部督脉路线数次；双手掌同时由上向下推腰骶部脊柱两侧膀胱经路线数次；用双手掌、拇指或多指揉脊柱督脉与两侧膀胱经路线各数遍；用双手叠掌按压脊柱数遍；用双手拇指同时用力按压脊柱两侧夹脊穴数遍。

(2)㨰叩揉擦腰部法：患者俯卧位，医者立其左侧。用单手小鱼际自上而下㨰督脉，双手掌指关节㨰两侧膀胱经路线数分钟；用一手空拳隔掌叩击背腰骶部督脉数遍；用双手拇指同时按揉两侧的肝俞、肾俞、大肠俞各 30 秒；单手掌根纵擦腰骶部督脉段与两侧膀胱经，掌侧横擦命门、腰阳关、腰俞穴，以热为度。

(3)推㨰拿叩下肢法：患者俯卧位，医者立其侧方。用双手掌由臀部向下推至足部数次；单手小鱼际或掌指关节㨰臀部与下肢后侧数遍；双手多指交替或同时捏拿下肢数遍；双手空拳或合掌叩击下肢后侧数遍。

(4)按揉下肢腧穴法：患者俯卧位，医者立其侧方。用双手拇指重叠按揉环跳、承扶、委中、承山穴各 30 秒，拇指或中指揉、拨昆仑、太溪穴。

(5)推肩扳髋动腰法：患者侧卧位，医者立其前方。用一手放其肩前部，另一手放其髋后部，两手协同用力推肩扳髋，左右各 1 次。注意勿用强烈的猛力扭转腰部。

(6)揉按搓抖下肢法：患者仰卧位，医者立其侧方。用双手掌由上向下推下肢前侧数次；双手叠掌或双拇指重叠揉按大腿胆经路线与小腿胃经路线数遍；用双手掌由上向下相对用力搓摩下肢数遍；而后用双手托握足踝部，在轻力牵引下抖动下肢数次。

(7)屈伸回旋腰部法：患者仰卧位，医者立其右侧。用双手分别托扶下肢适宜部位，先屈伸膝髋关节数次，再缓慢地屈伸并左右回旋活动腰部数次。

(8)按揉相关腧穴法：患者仰卧位，医者立位或坐位。用双手拇指重叠按揉下肢的阳陵泉、足三里、绝骨、解溪各 30 秒，大鱼际按压气冲穴以热为度，用单食指叩拳法按㨰足部的脊椎反射区数分钟；拇指重叠按揉头部的印堂、神庭、百会，中指按揉风府、风池各 30 秒。

【其他疗法】

1．中药　通督活血汤加减。处方：当归 9g，赤芍 9g，丹参 9g，黄芪 15g，杜仲 9g，苏木 9g，地龙 9g，鹿角 9g。水煎服，每日 1 剂。

2．硬膜外封闭术　硬膜外间隙注入类固醇药物可起到局部消炎作用，不是理想方法。部分患者暂时缓解疼痛，曾见骶管内注射后病情加重及瘫痪。多次注射引起神经粘连，增加手术难度。

3．手术治疗　主要适用于经非手术治疗后仍然不能缓解症状、症状加重或大小便功能进行性出现障碍者。根据影像学的检查结果采取不同的手术方法。

【注意事项】　若推拿治疗无效或症状明显加重者，应停止手法治疗，动员其手术减压。一般应非手术疗法观察 1～3 个月,不宜轻易把本症排除于推拿治疗之外。但施手法时,一定要慎重,手法不能粗暴,过猛,避免引起新的损伤。

第十节　腰椎椎弓峡部不连伴脊椎滑脱症

【概述】　椎弓上、下关节突之间的峡部未能形成骨性连接,其间以纤维组织相连者即为椎弓峡部不连。双侧椎弓峡部不连在退行性改变的基础上,遭受直腰后伸外力的作用,引起椎弓峡部的纤维组织牵拉损伤,使椎骨的椎体、椎弓根、上关节突与横突连同上方的脊柱向前移动,下关节突、棘突连同下方的脊柱向后移动,形成分离,出现典型的凹心腰与腰部伴单、双侧下肢坐骨神经痛与马尾神经受压症状者,称之为脊椎滑脱症。

【相关解剖】　在胚胎发育过程中,椎骨由 3 个成骨的初发骨化中心(又称骨化核)所生成,其中一个骨化中心生成椎体,其余两个骨化中心形成椎弓的一半。5～6 岁逐渐融合。青春发育期又出现五个次发骨化中心,形成骨骺添加于椎体的上、下面和两侧横突的尖端与棘突的尖端部。

椎弓初发骨化中心,每侧又分出前、后两个骨化中心小体,前一骨化中心小体发育形成椎弓根、横突与上关节突,后一骨化中心小体发育形成下关节突、椎板和棘突的一半。若前、后两个骨化中心小体未发生骨性连接,以纤维组织所代替,就形成椎弓峡部不连。椎弓峡部不连多见于第 5 腰椎,约占 85％,其次第 4 腰椎约占 15％,如图 7-10、图 7-11。

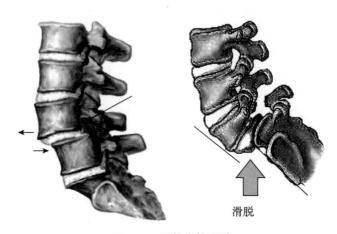

滑脱

图 7-10　腰椎脊椎滑脱

【病因病理】

1. 病因

(1)先天发育因素:椎骨的椎弓初发骨化中心前、后小体发育受阻,致使椎弓峡部未形成骨性连接。不少学者认为与家族遗传有关。

(2)急性损伤:腰部过度后伸动作过猛,使上一椎骨的下关节突与本身就发育不良的椎弓峡部发生猛烈撞击,产生骨折,多有明显外伤史,限于腰 4、腰 5 椎弓峡部。

(3)慢性劳损:经常做长时间腰部反复过度后伸动作,椎弓峡部与相邻关节突不断产生冲击、碰撞、磨损,形成慢性劳损。日久则导致椎弓峡部疲劳性骨折。

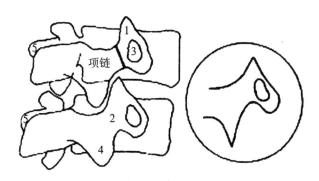

1.上关节突；2.峡部；3.椎弓根；4.下关节突

图 7-11　腰椎椎弓峡部不连

2.**病理**　正常成人腰骶部有一夹角,又称腰骶角,正常为 120°～140°(腰 5 椎体中轴线与骶椎中线形成的交角),腰骶角过小可使作用于第 5 腰椎峡部的剪力(即第 4 腰椎的下关节与第 1 骶椎的上关节突对第 5 腰椎椎弓峡部的剪切力)增大。在椎弓完整时,椎间力的传导依赖于椎间盘、后关节和椎间韧带。椎弓峡部不连时,由于裂隙横跨患椎上下关节突之间,将椎骨分为前后两个部分(前部有椎体、椎弓根、上关节突和横突,后部有椎板、下关节突和棘突),中间裂隙由纤维软骨组织连接,直接影响了椎间力的传导。峡部软组织可暂时缓冲来自上、下关节突的力量。此种异常结构对脊柱的连接和脊柱内平衡乃是一个薄弱环节,是产生脊柱不稳的潜在性因素。其主要改变有以下几点。

(1)患椎后半部上翘,腰椎前凸曲线加深。峡部不连时,椎体内、外平衡发生适应代偿性变化。当脊柱直立时,重心轴线后移,推挤患椎体向前下方滑移,前移的椎体被前纵韧带阻挡使其不易滑脱。若腰曲线前凸过深,则为滑脱的病理现象。

(2)随着重心轴线的后移程度,可产生以下变化:①患椎体后缘着力增强,椎体后半部易出现楔形改变;②椎弓峡部承受压力增强,而形成骨性凹陷;③关节突关节面增生、硬化;④椎间盘变薄,椎间隙变窄,相邻椎体缘硬化;⑤椎间韧带所承受负荷量增加,产生退变,如黄韧带肥厚;⑥腰部和腹部肌肉亦发生相应变化。

(3)椎弓峡部不连,部分属于发育受阻的畸形性疾病。由于人体有敏锐感觉、动作协调的适当能力,因此临床上多不出现症状。当反复的腰部后伸外力作用于患椎时,破坏了适应性平衡,椎弓峡部裂隙的前、后两部分或与上、下脊椎相对位则发生改变,椎间孔的前后径和椎管管径的狭窄刺激马尾神经或脊神经根,出现持续性的下腰酸痛不适或伴有坐骨神经痛的根性症状及体征。

(4)椎弓峡部不连向前滑脱,椎管管径(矢状径)被拉长,峡部软组织受到较大的牵张或损伤,出现下腰部酸胀不适,久立或劳累后症状加重,卧床休息好转。若滑脱伴有患椎椎体旋转,椎弓峡部纤维组织、部分椎间韧带、椎间盘被扭转,椎管横径变小,导致椎管继发性狭窄,刺激压迫马尾神经,出现马尾性间歇性跛行的椎管狭窄的症状及体征。

【临床表现】

1.**病史**　多有腰部扭伤或过劳史,发病年龄多见于 30～40 岁的成年男性,女性较少。

2.**症状**　下腰部酸痛伴有非典型的单、双侧坐骨神经痛及马尾神经受压症状。不能久坐、久站、久行,劳动后加重,卧床休息减轻。前屈、后伸腰部活动受限制并疼痛加重,或出现尿急、小便失禁、大便不成形等。

3. 检查

(1)腰前凸增加,臀部后翘,腰部变短、有一横纹沟,肋缘至髂嵴或胸骨剑突至耻骨联合的间距改变。

(2)触及患椎棘突高隆,上一椎棘突凹陷、高隆或凹陷的棘突偏歪有压痛,上、下间隙变化无明显改变,腰肌紧张。屈髋仰卧骨盆旋转试验、直腿抬高试验均为阳性,跟腱反射及下肢肌力可减弱。

(3)影像学检查:①正位片:严重滑脱患椎下缘部清晰,显示与下一椎体有一重叠影,椎体向前滑脱超过 1/2 时可显示新月形浓白影。②侧位片:双侧椎弓峡部不连显示椎间孔的后上部即患椎上、下关节突之间有一透明的骨质裂隙,滑脱越严重,裂隙越宽,可采用"迈尔丁"测量法测出脊椎滑脱程度。测量方法:即在侧位 X 线片上将第 1 骶椎椎体上缘纵分为 4 等份,然后将第 5 腰椎作为测量标志,滑出一等份即为 1 度滑脱,以此类推。③斜位片:左、右两侧 45°斜位片,正常椎弓附件在斜位片显示的影像似一"狗"形。狗嘴为同侧横突,耳朵为上关节突,眼为椎弓根的切面,前腿为下关节突,颈为峡部,狗体为椎弓,狗的后半部是对侧的椎弓及上、下关节突。椎弓峡部不连,显示"狗脖子"被砍断的影像。

【诊断依据】

1. 腰部后伸损伤史及劳累史。

2. 顽固的下腰部酸痛不适或伴有坐骨神经痛症状。

3. 腰部凹陷,臀部后翘,显一横纹沟。

4. 肋缘至髂嵴间距缩短。

【鉴别诊断】

1. 退行性脊柱炎引起脊柱不稳,出现脊椎前、后滑脱,无椎弓峡部不连。

2. 腰椎间盘突出症、腰骶后关节紊乱症所引起的腰痛与本病不难鉴别。

【推拿治疗】

1. 治疗原则　舒筋脉、活气血、祛瘀滞、恢复椎间力平衡。

2. 施术部位　腰臀部及受累下肢。

3. 主要穴位　肾俞、环跳、承扶、委中、承山、太溪、昆仑、阳陵泉、足三里、绝骨、扭伤等穴。

4. 施术手法　推、擦、揉、擦、按、拿、叩、动法等。

5. 时间与刺激量　每次治疗 30 分钟,每日 1 次。15 次为 1 个疗程;腰部手法宜轻,下肢手法宜重。

6. 手法操作

(1)推擦揉擦腰部法:患者取俯卧位。医者立于左侧,单掌由上而下推背部督脉线数次,双手掌自腰部推至下肢 5～7 遍;双手掌指关节由上而下擦腰骶部脊椎两侧 3～5 分钟;双手掌根或大鱼际揉揉、挤上述线路 5～7 遍,拇指揉、压督脉线数遍;手掌横搓腰骶部,以热为度。本手法可达到活血祛瘀、松筋缓痛之目的。

(2)揉按拨拿下肢法:患者取俯卧位。医者用肘部或拇指沿臀部、大腿后侧到小腿跟腱处施揉、拨、压手法 3～5 分钟,多指(双手)捏拿下肢后侧数遍,拇指压环跳、承扶、殷门、委中、承筋、昆仑等穴。

(3)揉按下肢动腰法:患者取仰卧位。医者立于伤侧,用一掌根或拇指揉压下肢前面及侧方3分钟左右。将腰部过度屈曲数次,以其能耐受为度。拇指压伤侧髀关、风市、梁丘、阳陵泉、足三里、绝骨、解溪,大鱼际部压放气冲穴。

若腰痛剧烈,可揉、压对侧扭伤穴,或揉、压人中、印堂至百会段数遍。

整复手法

(1)腰椎旋转复位法:同腰椎间盘突出症复位手法的坐位法,但顶偏歪棘突的拇指在脊柱旋转的同时向外平推。本法对轻度脊椎滑脱伴椎间盘突出症有较好的效果。此法适用于椎体扭转棘突偏歪的病例。

(2)持续牵引腰部法:固定方法同腰椎间盘突出症的轻力牵引法,每次牵引40分钟左右,每日1次。解除牵引后,可做仰卧位腰部过屈手法数次。起床后,须用腰围固定腰部,方可行走活动。

【其他疗法】

1. 针灸　取环跳、委中、承山、阳陵泉、足三里、绝骨、扭伤等穴。

2. 理疗　超声波、高频电疗、离子透入及红外线照射等。

3. 封闭　局部注射皮质激素可明显缓解症状。

【注意事项】

1. 平时用腰围固定腰部,防止腰部过伸活动,以稳定脊柱。

2. 对于严重的脊椎滑脱症,非手术疗法无效者,应动员其外科手术治疗。

第八章

臀部伤筋

第一节 骶髂关节损伤

【概述】 骶髂关节损伤是指由于跌仆碰撞或扭转等外力因素,导致骶髂关节错位及其周围附着的韧带急、慢性损伤,引起局部充血、水肿、粘连等,出现腰骶部疼痛、活动受限为主症的一种伤病。骶髂关节损伤是导致腰腿痛的原因之一,多发生于青壮年,妇女多见。

【相关解剖】 骶髂关节是由骶骨上三个椎体膨大部后外侧凸凹不平的耳状面与髂骨前内侧凸凹不平的耳状面相互交错嵌合构成的滑膜关节。关节面粗糙不平,表面被覆一层软骨。骶骨上的软骨较厚,其浅层为纤维软骨,深层为透明软骨;髂骨上的软骨较薄,只有纤维软骨构成。关节囊较紧密,附着于关节面周缘。

骶髂关节是脊柱与下肢连接的枢纽,具有一定弹性,为力量传递的缓冲部位,也是构成骨盆后弓的主要组成部分。骶髂骨表面粗糙,有长短不等的坚强韧带附着。其前方有骶髂前韧带;后方有骶髂后韧带;还有骨间韧带等。使骶髂关节更加稳定。骶髂关节在生理上可沿横轴做轻微的前后转动,故又称微动关节。女性骶髂关节的活动范围较男性为大,故女性发生半脱位的机会较多。凡超越生理范围的扭转,均可导致骶髂关节筋伤骨错,出现一系列的临床症状与体征。

【病因病理】 骶髂关节是一个极稳定的关节。生理活动范围极小。当直立姿势时,体重由躯干上部向下传达至骶骨,可使两髂骨分开,或使骶髂关节更紧密地对合,更增加了关节的稳定性。因此,人们经常负重,但造成骶髂关节扭挫伤者较少,只有在受到较大暴力的冲击,使骶髂关节超过生理所允许的活动度,引起关节错缝及周围的肌腱韧带损伤而发病。常见的原因有以下几种。

1. 弯腰过猛 当弯腰搬取重物时姿势不良或用力过猛,下肢绳肌紧张,牵拉坐骨向下向前,髂骨被旋向后,而引起骶髂关节扭伤。

2. 跌仆碰撞损伤 如从高坠下、或猛然跌倒一侧臀部着地、或外力直接撞击一侧臀部,暴力从侧后方冲击致骶髂关节损伤或发生错位。

3. 踢腿过猛 用力踢物(如踢球、踢腿练功等)或跨物、跨越壕沟时用力不当或过猛,产生不协调的扭转动作,从而引起骶髂关节损伤或半脱位。

4. 妇女分娩过多 妇女分娩后,骶髂关节韧带松弛,关节不稳,既使轻微的外力也可造成骶髂关节半脱位。根据髂骨关节面移出的位置将骶髂关节半脱位分为前脱位、后脱位两种。

此外,在劳动和生活中,用力不平衡也可使一侧骶髂关节发生慢性劳损。

【临床表现】

1. 病史 本病多发生于青壮年。多数患者有急、慢性骶髂关节损伤及劳损史。

2．症状　患者一侧下腰部、骶髂部或臀部疼痛，站立、行走或扭转腰髋时疼痛加重。疼痛不局限于腰臀部，常扩散到股外侧。有的甚至放散至小腿外侧，翻身起坐或改变体位时痛剧。患者站立时躯干向患侧倾斜，患肢不敢负重，行走跛行；平卧时下肢不能伸直；坐位时伤侧臀部不敢用力负重，常用双手支撑，以防止疼痛加重。如伴有盆腔脏器功能紊乱者，可有患侧下腹部胀闷不适和深压痛，肛门急胀感，排便习惯改变，便秘或排便次数增加，尿频、尿急，甚至排尿困难，会阴部不适、阳痿、痛经等。

3．检查　患者仰卧位，可见两下肢不等长，直腿抬高试验受限，床边试验阳性，"4"字试验阳性，骨盆分离和骨盆挤压试验阳性。患者俯卧位，在骶髂关节周围广泛性压痛、叩击痛，或可触及局部筋肉紧张、钝厚等；两侧髂后上棘不等高，下肢不等长。

4．影像学检查　可显示两侧骶髂关节间隙不等宽（一般是患侧骶髂关节间隙增宽）或无异常。X线检查还可排除骨折、肿瘤、结核等病变。

【诊断依据】　本病依据病史、症状与体征检查，不难明确诊断。

【鉴别诊断】

1．急性腰扭伤　两者都有损伤病史或呈急性发病，腰骶部活动受限。鉴别点：急性腰扭伤，扭伤时多数感觉有"喀吧"的响声，疼痛较剧烈且多局限于腰部，腰部肌肉痉挛且有明确固定压痛点；骶髂关节损伤，疼痛多局限于该关节周围，或可向下肢放散，压痛较广泛，骶髂关节牵拉试验、挤压试验、扭转试验阳性，如急性腰扭伤同时伴有骶髂关节损伤，则兼有两者的症状与体征。

2．腰椎间盘突出症　主要症状是腰痛伴下肢坐骨神经痛，下腰部棘突旁有明显压痛、叩击痛且向下肢放射，直腿抬高试验阳性。

【推拿治疗】

1．治疗原则　舒筋通络、活血化瘀、理筋整复。

2．施术部位　伤侧腰骶部，以骶髂部为主。

3．主要穴位　有大肠俞、关元俞、八髎、委中、骶髂部痛点。

4．施术手法　有推、摩、揉、擦、按、动。

5．时间与刺激量　每次治疗15分钟左右，隔日或3日1次，局部手法刺激不宜过重。

6．手法操作

（1）推摩揉擦腰骶法：患者俯卧位，医者立于伤侧，双手掌或大鱼际上下推、摩伤侧腰骶部2分钟；双手掌或鱼际揉、单手小鱼际擦伤侧骶髂关节部3～5分钟；拇指缓稳用力点按大肠俞、关元俞、八髎、环跳、委中等穴各30秒。

（2）按髂握踝推拉法：患者健侧卧位，嘱一助手握拿健肢踝部拔直固定。医者立于患者后方，用一手掌根抵紧伤侧髂后上棘，另一手握拿伤肢踝部，将膝关节屈曲90°；握踝之手向后牵拉下肢，另一手向前推髂后上棘，待阻力较大时迅速用力推拉1次，使髋关节向后过伸，拉紧股部前侧的股四头肌和髂骨韧带，迫使髂骨向前旋转移位。亦可使患者俯卧位，医者立于侧方，施术"按髂托股后伸法"，作用原理同上。此法整复骶髂关节向后移位。

（3）过屈膝髋关节法：患者仰卧位，助手固定健侧下肢于伸直位。医者立于伤侧，一手握拿伤肢踝部，另一手或前臂按抚膝部，两手协同用力，将膝髋关节屈曲，待阻力较大时迅速用力按压1次，利用过屈的挤压力和髋关节后部筋肉及大腿后侧腘绳肌的牵拉力，迫使髂骨向后旋转移位。体质较好的患者，此法整复困难者，仍可使患者仰卧位，施术"肩压手扳过屈法"整复骶髂关节向前移位。

(4)拔伸抖动伤肢法：以右侧为例。患者仰卧位，助手固定患者两腋下。医者立其右侧，用右侧腋窝部夹住伤肢小腿下段，右肘屈曲前臂背侧托住伤肢小腿后部，左手置于膝部前方，右手搭于左前臂中段；此时，医者用力夹持小腿向下拔伸伤肢1～2分钟，而后在拔伸下抖动数次放松下肢，以使其复位更加完善。

骶髂关节轻度移位者，可在患者仰卧位，施术"屈膝屈髋回旋法"整复；后脱位者，屈膝屈髋姿势下外展、外旋髋关节；向前移位者，在过度屈膝屈髋姿势下内收、内旋髋关节，即可整复。

【其他疗法】

1. 药物治疗　急性损伤、疼痛剧烈者可内服布洛芬、三七片等；外敷膏药或药膏。

2. 理疗　慢性损伤可用中药熏蒸、电脑中频治疗。

3. 功能锻炼　对于反复发作的病例尤其重要。常用锻炼方法如下。

(1)仰卧起坐：患者仰卧位，两手前平举或双手十指交叉放于项枕部，逐渐坐起，然后再徐徐仰卧放松，反复十数次。主要练习腹直肌、股四头肌和髂腰肌的力量。

(2)屈膝抬臀：患者仰卧位，两膝屈曲，足掌踏于床面；然后，将臀部逐渐抬起至最大限度，再慢慢放回原位，反复十数次。主要练习骶棘肌、腘绳肌和臀大肌的力量，并可预防该关节移位的复发。

【注意事项】

1. 骶髂关节移位整复后，嘱患者卧床休息1～2周，卧床时应尽量采用仰卧姿势，并在伤肢腘窝部放一厚棉垫，将膝、髋关节保持轻度屈曲位，1周后逐渐开始功能锻炼并配合局部醋离子导入，每日1次，直至治愈。

2. 注意局部保暖，避免受风着凉及寒冷刺激。

第二节　梨状肌损伤综合征

【概述】　梨状肌损伤综合征是由于外伤、劳损或感受风寒湿邪等因素，引起梨状肌损伤，发生充血、水肿、痉挛、粘连和挛缩时，该肌间隙或该肌上、下孔变狭窄，挤压其间穿出的神经（主要是坐骨神经）、血管，而出现一系列临床症状、体征者。

梨状肌损伤是引起急、慢性坐骨神经痛的常见病。一般认为，腓总神经高位分支，自梨状肌肌束间穿出，或坐骨神经从梨状肌肌腹中穿出等变异是引起本病的内在因素。通过推拿治疗可以取得满意的疗效。

【相关解剖】　梨状肌位于小骨盆的后壁，呈三角形，起自第2～4骶椎前面骶前孔外侧，肌纤维向外集中，经坐骨大孔出小骨盆至臀深部，形成腱绕过髋关节囊的后面，抵止于股骨大转子尖端。梨状肌与骶髂关节前韧带及第1～3骶神经前支接触紧密，并受1、2骶神经发出的肌支支配。收缩时，使大腿外旋并外展。梨状肌经坐骨大孔时，上下留有一定的空隙，分别称为梨状肌上孔和梨状肌下孔。梨状肌上孔（上缘为坐骨大切迹，下缘是梨状肌的上缘）有臀上动脉、静脉及臀上神经（支配臀中肌、臀小肌和阔筋膜张肌）通过；梨状肌下孔（上缘为梨状肌下缘，下缘为坐骨棘和骶棘韧带）有阴部神经、股后皮神经、臀下神经、坐骨神经和臀下动脉、静脉通过。

坐骨神经与梨状肌的关系可分为7种类型：①坐骨神经总干出梨状肌下孔（正常型），约占

66.3%；②胫神经出梨状肌下缘，腓总神经穿梨状肌，约占 27.3%；③坐骨神经总干穿梨状肌；④胫神经穿梨状肌，腓总神经出梨状肌上缘；⑤坐骨神经总干出梨状肌上缘；⑥胫神经出梨状肌下缘，腓总神经出梨状肌上缘；⑦腰 4～骶 3 脊神经丛穿梨状肌出骨盆后再组成坐骨神经总干。②④⑥型属于坐骨神经高位分支；③⑦型作为其他型，占 6.4%；②～⑦型属于坐骨神经与梨状肌变异，约占 33.7%。

梨状肌的体表投影：髂后上棘与尾骨尖连线的中点向股骨大转子尖端划一连线，为梨状肌下缘；髂后上棘与股骨大转子尖端划一连线，为梨状肌上缘；三者连线之内即为梨状肌的体表投影。

【病因病理】

1. 损伤　多由扭、闪、跨越、下蹲等外力损伤梨状肌。尤其在负重时大腿内旋、下蹲位突然站立，或腰部前屈位伸直时骨盆发生旋转，使梨状肌受到过度牵拉而致伤。亦可在髋部扭闪时，髋关节急剧外旋，梨状肌猛烈收缩而致伤。其病理反应为渗出、出血、肌紧张或筋膜破裂、肌束隆起，或在损伤愈合过程中的结缔组织增生、粘连等，致梨状肌上、下孔变狭窄，使其上孔或下孔所通过的神经、血管受到机械性刺激而发生炎症改变，局部瘀肿、缺氧及功能障碍，久之，则引起臀部及下肢筋肉挛缩和发凉等继发性改变。

2. 劳损或受凉　部分病例可仅有因过劳或夜间受凉而产生臀部疼痛、小腿外侧麻木，或有腓总神经麻痹的症状和体征。梨状肌劳损或受凉可致梨状肌肌张力增高，产生痉挛，刺激、压迫坐骨神经而发病。可能与坐骨神经和梨状肌变异有关。若邻近组织器官炎症，使骶1、骶2 神经根或骶丛神经受到刺激，亦可继发梨状肌痉挛，出现臀部与下肢坐骨神经痛。

3. 梨状肌与坐骨神经关系变异　坐骨神经穿梨状肌肌腹，或坐骨神经高位分支，胫神经出梨状肌下缘、腓总神经穿梨状肌肌腹等变异，为梨状肌挤压坐骨神经的内在因素。当梨状肌紧张收缩或痉挛时，张力的改变、肌肉两束间隙减小，压迫其间穿出的坐骨神经或腓总神经、胫神经，出现下肢疼痛症状与体征。

【临床表现】

1. 病史　本病中年人多见，一般有臀部急、慢性损伤史或受凉史。少数病例与邻近组织器官的损伤和炎症有关。

2. 症状　典型症状是臀部疼痛伴同侧坐骨神经痛。轻者，臀部有深在性的疼痛不适或酸胀感，自觉伤肢变短、跛行。重者，臀部呈刀割样剧痛及下肢沿坐骨神经分布区放射性疼痛，不能入睡，生活不能自理，咳嗽、喷嚏或大便用力时疼痛加剧，或有小腿外侧或前侧的皮肤麻木。

个别病例疼痛可向腰部、小腹部及大腿外侧扩散或出现会阴部不适、阴囊、睾丸抽痛，阴茎不能勃起（与压迫阴部神经、血管有关）。遇气候变化时加重。极少数严重病例患者呈强迫体位，走路时身体半屈曲，鸭步移行或跛行。

3. 检查　腰部无压痛与畸形，活动不受限制。在梨状肌体表投影区，可触及该肌腹呈条索样隆起，压痛明显，并沿坐骨神经分布区向下肢放射痛。亦可有梨状肌呈弥漫性肿胀，肌束变硬，弹性差。病久者，伤侧臀部肌肉萎缩、松软、肌张力低。梨状肌紧张试验阳性。直腿抬高试验在 60° 以前疼痛显著，超过 60° 以后则疼痛减轻（即说明为非根性体征）。下肢腱反射正常，屈颈试验和颈静脉压迫试验均为阴性，此点可与腰椎间盘突出症相鉴别。

【诊断依据】

1. 臀部有外伤史或受凉史。腰部无疼痛症状及不良体征。

2. 臀部疼痛伴同侧坐骨神经痛,严重者患侧臀部呈持续性"刀割样"或"烧灼样"剧痛,多数伴有下肢放射痛、跛行等。

3. 臀部梨状肌部位压痛明显,并可触及条索硬结,梨状肌紧张试验阳性;直腿抬高 60°以内疼痛显著,超过 60°以后疼痛减轻。

【鉴别诊断】

1. 腰椎间盘突出症　腰椎间盘突出症有明显的腰部症状与体征及脊神经受压的体征,而梨状肌损伤则无腰部疼痛症状与神经根受压体征;若与腰椎间盘突出症同时并发或继发于椎间盘突出症,则可兼有两者的症状、体征,而以明显的腰部体征和坐骨神经根性受压为特征。可触及梨状肌异常、梨状肌紧张试验阳性。

2. 坐骨神经炎　坐骨神经炎是由感染引起,而且沿坐骨神经路线均有压痛,可触及神经干增粗(炎性水肿)。干性炎症一般沿坐骨神经干疼痛,且疼痛剧烈,多为烧灼样痛。根性炎症其症状、体征类似腰椎间盘突出症,X 线片或 CT 可协助诊断。坐骨神经炎用消炎类、维生素 B 类药物治疗,症状很快缓解。

【推拿治疗】

1. 治疗原则　舒筋通络、活血化瘀、解痉止痛。

2. 施术部位　伤侧臀部及下肢部。

3. 主要穴位　伤侧上髎、次髎、居髎、环跳、风市、委中、足三里、承山、悬钟、昆仑、阳陵泉及对侧扭伤穴等。

4. 施术手法　推、摩、揉、擦、拨、理、按压、动法等。

5. 时间与刺激量　急性损伤,每次治疗 15～20 分钟,手法刺激要轻;慢性者,每次治疗 25 分钟左右,手法刺激宜重。

6. 手法操作

(1)急性梨状肌损伤

①推摩揉擦臀骶法:患者俯卧位,医者立其伤侧,用双手掌由轻渐重顺臀肌纤维方向推、摩、揉臀骶部数分钟;而后,用小鱼际或掌指关节擦臀骶部数分钟,以达到放松臀部肌肉及活血化瘀之目的。

②拨理按压臀肌法:患者俯卧位,医者立其伤侧,用一手固定对侧臀部,另一手拇指在近梨状肌止点处与该肌纤维方向垂直左右推拨数次(仅有臀部症状者,向尾骨尖方向推拨;下肢有症状者向前上方推拨);然后用双手拇指重叠顺梨状肌纤维方向推理、滑按 5～7 遍,以理顺其筋;双手拇指重叠缓慢用力静止按压该肌痛点 30 秒,以达到解痉镇痛之目的。

③按揉腧穴牵抖法:患者俯卧位,医者立其伤侧,用双手拇指重叠揉压下肢委中、承山穴各 30 秒;用双手托握伤肢足踝部,在轻力牵引下抖动伤肢数次,以达到通络止痛、调理伤肢筋脉之目的。

④按揉相关穴区法:患者仰卧位。医者立于患侧,用拇指按揉同侧手部第二掌骨桡侧腿穴区数分钟;也可用拇指、食指捻揉、点压刺激耳部的臀点和坐骨神经反射区数分钟。有良好的通络止痛作用。

(2)慢性梨状肌损伤

①推揉拨擦臀部法:患者俯卧位,医者立其伤侧,用双手掌由后上向前下方交替推臀部数次;双手叠掌或前臂揉臀部数分钟;双拇指或肘尖拨臀中肌、臀大肌与股骨大粗隆后方数次;用

单手小鱼际或掌指关节擦臀部 1～2 分钟,以达到舒筋通络、活血祛瘀之目的。

②拨理按压臀部法:操作方法与"急性梨状肌损伤"之法同名,弹拨梨状肌的次数应在 10 次以上,此手法操作后,臀部有温热感者,疗效最佳。

③揉拨按压下肢法:患者俯卧位,医者立其伤侧,用双手拇指重叠由上而下缓稳用力揉、拨、按压下肢坐骨神经路线数遍。

④按揉腧穴擦叩法:患者俯卧位。医者立于伤侧,用双手拇指重叠或肘部按压环跳;按揉承扶、殷门、委中、承山、昆仑穴各 30 秒;而后,用一手小鱼际和掌指关节擦、双手空拳叩、合掌叩下肢后侧数遍。

⑤回旋顿拉下肢法:患者仰卧位,嘱一助手固定健侧下肢。医者立其伤侧,用一手握其踝部,另一手扶住膝部,将伤肢尽力屈曲、内收、内旋并迅速拔直下肢,可重复 2～3 次;然后在中立位顿拉下肢数次。用拇指按揉居髎、风市、阳陵泉、绝骨穴各 30 秒;大鱼际压放气冲穴,以热为度。

【其他疗法】

1. 针灸治疗　取痛点,环跳、殷门、委中、承山等穴位,急性用泻法,留针 5～10 分钟;慢性可平补平泻留针 10～15 分钟。

2. 封闭疗法　疼痛剧烈、症状严重者,可用 0.5%～1% 普鲁卡因 5～10mL;或加醋酸泼尼龙 25mg 痛点封闭,5 天封闭 1 次,一般 3～5 次。

3. 理疗　慢性梨状肌损伤可配合理疗治疗。

4. 药物治疗　可外敷消肿止痛、活血散瘀药膏或膏药。损伤超过 1 周以上者,可配合食醋加白酒热敷,每日 1～2 次,每次 20 分钟,10 天为 1 个疗程。

5. 手术治疗　对个别陈旧性损伤的病例、非手术疗法无效者,可以考虑梨状肌松解术或切断术,解除对坐骨神经的压迫。

【注意事项】

1. 急性损伤手法治疗后,嘱患者在 3～5 天内勿参加体力劳动,并隔日复诊 1 次。

2. 慢性损伤每日治疗 1 次,治疗期间勿参加重体力劳动和剧烈运动。

3. 若伤侧臀部及下肢发凉,天气变化疼痛显著者,应在腰、骶部加揉擦手法数分钟,臀部及下肢加捏拿、叩打手法数分钟,或以肢体温热为度。

4. 注意保暖,避免受凉。

第三节　臀上皮神经损伤综合征

【概述】　臀上皮神经损伤综合征是指腰臀部筋肉组织受到急、慢性损伤,牵拉、刺激、压迫臀上皮神经或使其移位,引起腰臀部疼痛及下肢膝平面以上牵扯痛为主要特征的一种伤病。是引起腰腿痛的原因之一。

在腰臀部肌筋的急、慢性损伤中,多直接或间接地影响到臀上皮神经,主要为臀上皮神经受到挤压而产生的急、慢性腰臀部伴同侧下肢膝平面以上的疼痛。

【相关解剖】　臀上皮神经是由腰 1～3 脊神经后支的外侧皮支组成。在深层,于 1～4 腰椎横突间、骶棘肌外缘及附着于此处的腰背深筋膜之间穿出,达骶棘肌纤维之间;在中层,穿过骶棘肌纤维行走于骶棘肌与腰背浅筋膜之间;在浅层,由腰背浅筋膜穿出到浅筋膜中;最后,在第 4 腰椎棘突与髂嵴中点连线的外 1/3 处越过髂嵴,分布于臀上部皮肤。臀上皮神经在越过髂嵴,经过臀筋膜时,有动脉、静脉血管伴行,臀上皮神经伴行的血管主要来自腰部和臀部的动脉,分别汇入腰静脉和臀上静脉。臀上皮神经进入臀部后仍在浅筋膜中行走,远端可达腘窝平面之上。

【病因病理】 本病多因劳动或运动时腰骶部过度扭转、伸屈,或腰臀部受到直接暴力的撞击,致局部深、浅筋膜和肌肉损伤。受伤组织反应性充血、渗出、肿胀,继而机化,伤处肌肉与筋膜发生粘连、挛缩,压迫血管,使血流不畅,代谢发生障碍,或挤压、牵拉行走于该部的臀上皮神经,或使其在行走中离位,产生疼痛。

当暴力伤及浅筋膜时,可致筋膜破裂,脂肪小叶水肿,并从破裂处膨出,形成脂肪疝。此疝又会牵拉或挤压位于其间的臀上皮神经小分支,亦是产生腰臀部疼痛的原因。

髂骨骨折或变形以及骨质增生等,可直接刺激跨越髂嵴的臀上皮神经而产生疼痛。与该神经伴行的血管也会受到牵扯、压迫或破裂,损伤血管的局部因出血、血肿以及血肿机化而粘连,从而进一步累及臀上皮神经。

慢性劳损或陈伤未愈,可导致损伤局部和相应部位的血液循环发生障碍、组织液渗出、肌纤维脂肪样变、血管壁正常形态结构发生变化、劳损局部发生粘连等,这一系列病理改变刺激神经末梢,产生臀上皮神经分布区域的疼痛。或由于该神经受粘连包绕而变粗,且较固定,不能适应下肢的正常活动。当腰部前屈或端坐时,腰部肌肉、筋膜、皮肤紧张,使臀上皮神经进一步受到牵拉、刺激,疼痛加重,并可通过脊神经后支传入中枢而引起反射性腿痛,但疼痛多不过膝部。

【临床表现】

1. 病史 大多数患者有腰、骶部急性损伤或慢性劳损史。多发生于中年以上。

2. 症状 伤侧腰臀部疼痛,多为刺痛、撕裂样痛或酸痛不适,可出现同侧下肢膝平面以上的牵扯样疼痛。疼痛部位较深,区域模糊。弯腰及行走不便,起坐困难,腰部无力。由坐位改为立位时,患者多须双手扶膝才能勉强站起。

3. 检查 直腿抬高受限,并出现腰部和大腿后部的牵涉性痛。触诊可见伤侧下腰部及臀部皮肤紧张,肌肉痉挛。髂嵴中点下方触及软组织内有一滚动、高起的绳索状物,一般宽约 1cm,长 3~4cm,压之酸胀、麻痛难忍,重压可引起或加重下肢的疼痛,偶可触及该物之旁的沟痕,周围组织肿胀明显。慢性损伤,局部可触及更为粗大的绳索状物,活动度大,但压痛不明显。

4. 影像学检查 除偶可发现髂嵴异常外,一般无异常改变。

【诊断依据】

1. 有腰臀部闪挫扭伤史或慢性劳损史。

2. 一侧腰臀部疼痛或酸痛不适,急性损伤则疼痛剧烈,可有下肢牵扯痛,但多不过膝,弯腰受限,起坐困难。

3. 触诊在髂嵴高点内侧 2~3cm 处有明显压痛,损伤局部可触及条索硬结及压痛。

【鉴别诊断】

1. 腰椎间盘突出症 有典型的腰部疼痛伴下肢坐骨神经痛,腰部脊柱侧弯,活动受限,患椎棘突旁有明显压痛且向下肢放射。膝跳反射及跟腱反射减弱或消失,下肢肌力减退,直腿抬高及加强试验阳性。臀上皮神经损伤则无此症状及体征。

2. 梨状肌综合征　腰部无症状、体征,有臀部疼痛伴同侧下肢坐骨神经痛,梨状肌紧张试验阳性,直腿抬高 60°以前疼痛加重,超过 60°以后疼痛减轻。臀上皮神经损伤则无此体征。

【推拿治疗】

1. 治疗原则　舒筋通络、活血祛瘀、解痉止痛。

2. 施术部位　以伤侧腰、臀部为主,下肢为辅。

3. 主要穴位　腰、臀部痛点,肾俞、大肠俞、环跳、殷门、委中、风市、阳陵泉等。

4. 施术手法　推、揉、拨、理、㨰、按、动法等。

5. 时间与刺激量　急性损伤每次治疗 10～20 分钟,隔日 1 次;慢性者,每次治疗 20 分钟左右,每日治疗 1 次。刺激量以患者能耐受为度。

6. 手法操作

(1)推揉拨理腰部法:患者俯卧位,医者立于伤侧,用双手掌由上而下推、揉腰骶部脊柱两侧数分钟;而后,双手拇指自上而下分拨、推理脊柱两侧骶棘肌 3～5 遍;按揉腰部痛点、肾俞、大肠俞各半分钟。使腰部筋肉松软、舒顺。

(2)推摩揉㨰臀部法:患者俯卧位,医者立于伤侧,用单手或双手掌自上而下推摩伤侧臀部 2～3 分钟,或以热为度;用双掌交替揉、叠掌揉臀部,用单手小鱼际或掌指关节自上而下㨰臀部 2～3 分钟。以达到活血祛瘀之目的。

(3)牵推按压臀筋法:患者俯卧位,医者立于伤侧,在触及异常㨰动、高起的绳索状物与沟痕以后,用一手拇指按压于该绳索状物的上端,向上推牵固定于髂嵴,另一手拇指将其推按于原位;该拇指由上而下滑按理筋,使其平复。术后,嘱其卧床休息,3 天内避免腰部活动。本法适用于急性损伤筋出槽者。

(4)拨理按压臀筋法:患者俯卧位,医者立于伤侧,一手固定健侧臀部,另一手拇指弹拨伤侧臀部粗大之筋肉(即绳索状物)数十次;用双手拇指按压于其上向下推理、滑按数遍;双手拇指重叠按压痛点及环跳 1～2 分钟,以达到松解粘连、活血祛瘀、镇静止痛的目的。本法适用于慢性损伤者。

(5)揉㨰股后点穴法:患者俯卧位,医者立于伤侧,用双手叠掌或肘部揉下肢后部数遍;用一手掌指关节㨰大腿后部、小鱼际㨰小腿后部 3～5 分钟;双拇指重叠按压殷门、委中穴各半分钟。以疏通下肢筋脉。

(6)推揉股前屈伸法:患者仰卧位,医者立于伤侧,用单掌或双掌由上而下推大腿前外侧,双掌交替揉、叠掌揉大腿前外侧,拇指重叠揉大腿外侧 3～5 分钟;用多指捏拿股四头肌数遍;然后一手握踝部,另手扶膝部,将膝髋关节屈伸数次。拇指按压居髎、风市、阳陵泉穴;用大鱼际部压放气冲穴,以热为度。

【其他疗法】

1. 急性损伤可配合针灸治疗或外贴活血止痛膏。

2. 慢性损伤可配合理疗或外敷舒筋通络、软坚散结之药膏。

3. 封闭治疗:症状严重或手法治疗欠佳者,可用 1%的普鲁卡因 4mL 加醋酸泼尼松龙 25mg,做臀上皮神经区痛点封闭,5～7 天注射 1 次,一般 3～5 次为 1 疗程。

【注意事项】

1. 治疗期间,患者宜卧床休息,以利于损伤的进一步修复。

2. 适当进行腰部前屈、后伸及左右侧屈、旋转活动锻炼,可减少复发。

3. 因臀上皮神经位置浅表,故施弹拨术手法宜轻柔,避免强刺激,以免造成新的损伤。

4. 非手术疗法无效或效果不佳时,可做腰背筋膜和臀上皮神经松解术。若属髂嵴发育异常,可手术切断该段臀上皮神经,腰、腿痛即消失,但会遗留局部麻木感。

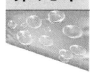

第九章

肩部伤筋

第一节　肩部伤筋概论

【概述】　肩部是上肢的组成部分,上肢又是通过肩、腋区与颈、胸和背区相连,具有骨骼轻巧、关节形式各异的特点。肩部包括肩胛骨、锁骨和肱骨,被关节囊、韧带和肌肉相互连接而组成肩肱关节、肩锁关节、胸锁关节和肩胛胸壁四个关节。

肩部是上肢运动的基础。人们在日常生活、学习和工作中,肩部损伤机会较多,肩部肌肉、肌腱、韧带、关节的急性损伤、慢性劳伤、风寒湿邪的侵袭、反复扭伤等诸邪合而成病,日久气血凝滞,经络阻塞不通,导致肩部疼痛与活动功能障碍。

【相关解剖】

1. 肩部关节

(1)肩肱关节:即由肱骨头与肩胛骨的关节盂组成,肩胛骨的关节盂与肱骨头借助于关节盂及韧带相连接组成球窝关节,关节盂面浅小,肱骨头比关节窝大,关节囊大而松弛,其面积较肱骨头大2倍,因此,肩肱关节是人体运动范围最大、最灵活的关节,易于损伤,如图9-1。

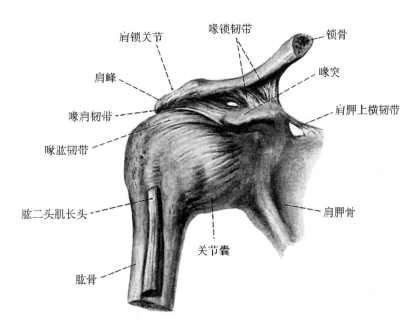

图 9-1　肩关节(前面观)

(2)肩锁关节:由肩胛骨肩峰关节面和锁骨肩峰关节面构成,肩锁关节借助关节囊、肩锁韧带、三角肌、斜方肌肌腱附着部和喙锁韧带等组织连接而成。其关节面均覆盖一层纤维软骨,上肢外展时,肩锁关节有 20°活动范围。肩锁关节是外伤和退行性改变的好发部位,该关节的疼痛和活动功能障碍将影响整个肩部功能,如肩外展第一个 90°时无疼痛或障碍,而疼痛出现在第二个 90°,则提示有肩锁关节紊乱。

(3)胸锁关节:由锁骨的胸骨关节面与胸骨柄的锁骨切迹和第 1 肋软骨构成,关节面均覆盖一层纤维软骨,关节囊附着于关节的周围,前、后壁较薄,上、下壁则略厚,属于摩动关节。软骨盘将关节腔分为上下两部分,使关节面之间更为合适,稳定性主要依靠胸锁前、后韧带与对侧锁骨相连的锁内韧带。活动范围较小,但参与肩部的各种运动,如图 9-2。

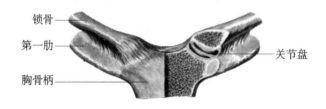

锁骨
第一肋
胸骨柄
关节盘

图 9-2　胸锁关节

(4)肩胛胸壁关节:肩胛骨与胸壁的连结即为肩胛胸壁关节,虽不具关节结构,但在功能上应视为肩关节的一个组成部分。

肩部的肩肱关节关节囊松弛、薄弱,肱骨头大而圆,关节盂浅小,其稳定依靠周围的肌肉和韧带加强。

2. **肩部肌肉和韧带**

(1)斜方肌:起于枕外隆凸上项线,项韧带及全部胸椎棘突,止于锁骨外 1/3 肩峰、肩胛冈。作用:提肩、降肩,拉肩胛骨向内,受 $C_{3\sim4}$ 发出的副神经支配,如图 9-3。

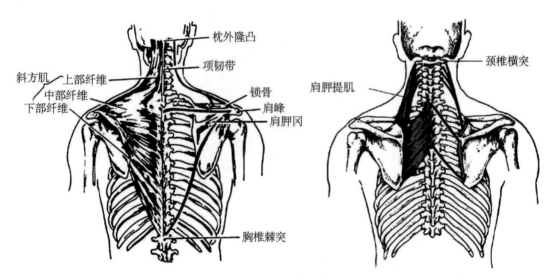

枕外隆凸
项韧带
斜方肌
上部纤维
中部纤维
下部纤维
锁骨
肩峰
肩胛冈
胸椎棘突

颈椎横突
肩胛提肌

图 9-3　肩部肌肉

（2）提肩胛肌：起于上 4 个颈椎横突后结节，止于肩胛骨内侧角。作用：上提肩胛骨。受 $C_{2\sim5}$ 发出的肩胛神经支配。

（3）菱形肌：起于 2 个颈椎与上 4 个胸椎棘突，止于肩胛骨内侧缘及下角。作用：牵拉肩胛骨向内。受 $C_{4\sim5}$ 发出的肩胛背神经支配。

（4）三角肌：起于锁骨外 1/3、肩峰及肩胛冈，止于肱骨三角肌粗隆。作用：上臂外展及前屈、后伸。受腋神经（$C_{5\sim6}$）支配。

（5）前锯肌：起于第 1～8 或 9 肋骨外面，经肩胛骨前面止于肩胛骨内侧缘，帮助吸气。受胸长神经（$C_{5\sim7}$）支配。

（6）冈上肌：位于肩胛骨冈上窝，斜方肌的深面，为长三角形双羽状肌。起于冈上窝的内侧 2/3 及冈上筋膜，肌束斜向外上方经肩峰及喙肩韧带的深面，止于肱骨大结节上部。作用：肱骨外展，牵拉肩关节囊使肱骨轻微外旋。受肩胛上神经（$C_{4\sim6}$）支配。

（7）冈下肌：位于肩胛骨背面的冈下窝，比冈上肌发达，起于冈下窝的内侧半及冈下筋膜，止于肱骨大结节中部。作用：上臂内收，外旋。受肩胛上神经（$C_{5\sim6}$）支配。

（8）小圆肌：位于冈下肌的下方，起自肩胛骨外侧缘上 2/3 背面，止于肱骨大结节下部。作用：上臂内收、外展。受腋神经（$C_{5\sim6}$）支配。

（9）大圆肌：位于冈下肌和小圆肌的下侧，起自肩胛骨腋缘下部和下角的背面及冈下筋膜，止于肱骨小结节嵴。作用：上臂内收、内旋及后伸。受肩胛下神经（$C_{5\sim6}$）支配。

（10）胸大肌：起于锁骨内侧半，胸骨及上 6-7 个肋软骨，止于肱骨大结节嵴，作用内收、内旋上臂，提肋助吸气。受胸前外侧神经（$C_5\sim T_1$）支配，如图 9-4。

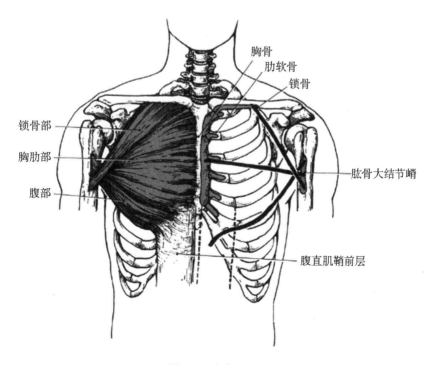

图 9-4　胸大肌

(11)胸小肌：起于第 3～5 肋，止于肩胛喙突。作用：牵拉肩胛骨向前下。受胸前外侧神经（C_5～T_1）支配。

(12)背阔肌：起于下 6 个胸椎及全部腰椎棘突，髂嵴后部，止于肱骨小结节嵴，作用：上臂内收、内旋及后伸。受胸背神经（$C_{6～8}$）支配。

(13)肩胛下肌：位于肩胛下窝，起于肩胛骨前面，止于肱骨小结节。作用：上臂内收、内旋。受肩胛下神经（$C_{5～6}$）支配。

(14)肱二头肌：长头起于肩胛骨关节盂的盂上结节，短头起于肩胛骨喙突，止于桡骨粗隆。作用：上臂内收、内旋及屈肘，前臂旋前、旋后。受肌皮神经（$C_{5～6}$）支配，如图 9-5。

(15)肌腱袖：由冈上肌、冈下肌、小圆肌、大圆肌和肩胛下肌组成的一扁宽的腱膜，牢固地附着于盂肱关节囊外侧的肱骨外科颈，有悬吊肱骨头、稳定肩关节、协助三角肌外展上臂的功能，如图 9-6。

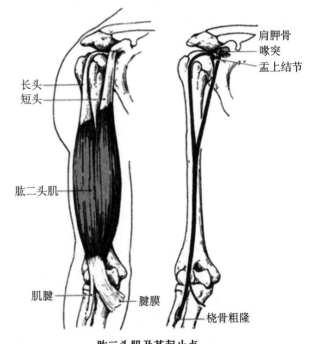

肱二头肌及其起止点

图 9-5　肱二头肌

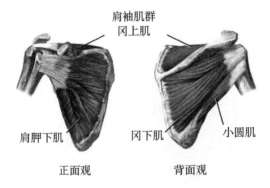

正面观　　　　　背面观

图 9-6　肌腱袖

3. 肩部的韧带

(1)喙肩韧带：为肩肱关节上部强有力的屏障。它以宽广的基底起自喙突外缘，以后缩窄，在肩锁关节前止于肩峰尖部的前缘，将肩峰下滑膜囊与肩锁关节隔开，有防止肱骨头向内上脱位的作用。

(2)喙肱韧带：为一坚固的纤维囊，贴于关节囊上面，其前缘和上缘游离，后缘和下缘与关节囊愈合，起于喙突水平部的外缘，向前下行于冈下肌和肩胛下肌的间隙中，止于肱骨大小结节及其间的肱骨横韧带，有悬吊肱骨头的作用，并约束肱骨外旋，阻止肱骨头脱位。

（3）盂肱韧带：位于关节囊前壁的内面，以增强关节囊前壁的作用，分为盂肱上韧带、盂肱中韧带、盂肱下韧带。上韧带起于喙突根部的关节盂边缘，斜向外下方，止于肱骨小结节上方。中韧带起于盂唇前部及肩胛颈，在盂肱上韧带之下，附着于小结节。下韧带起于盂缘斜向外下方，基底部位于肩胛下肌和肱三头肌长头腱之间。具有限制盂肱关节外旋作用。

（4）喙锁韧带：起于喙突，向后上部伸展，止于锁骨外端下缘，分为斜方韧带及锥状韧带，为联系锁骨于肩胛骨喙突的韧带，限制肩锁关节过度活动，对稳定肩锁关节极为重要。

4.肩部关节的运动　肩部关节运动比较复杂，每个关节既有其单独运动，又有相互之间的协调运动。肩关节的运动方向为内收、外展、前屈、后伸、内外旋转及环转。运动时肩部各个关节形成完整统一体，所以处理肩部损伤时要有整体观念，以免后遗症的发生。

肩肱关节与肩胸关节共同完成上臂外展及前屈运动，其中最初30°～60°外展与前屈是由肩肱关节完成，超过60°继续外展、前屈时肩胸关节参与，正常肩胸关节40°活动范围，肩肱关节140°活动范围，两者之和180°。肩肱关节与肩胸关节的运动为1∶2的比例活动，即每抬高15°时，肩肱关节活动10°，肩胸关节活动5°。因此，肩胸关节活动功能丧失时，肩部正常活动范围丧失约1/4。上臂抬高与胸锁关节的关系、锁骨有40°抬高范围，上臂抬高10°锁骨约抬高40°，锁骨抬高在上臂抬高的最初90°范围内完成。

正常的肩锁关节有20°活动范围，分两部分完成，部分活动完成于上臂抬高最初30°范围内，另一部分是上臂抬高135°后发生。胸锁关节与肩锁关节活动范围总和略大于肩胛骨在胸壁上的40°旋转活动范围。

第二节　肱二头肌损伤

肱二头肌损伤包括肱二头肌短头腱损伤、肱二头肌长头腱滑脱、肱二头肌长头腱鞘炎。由于外力、退变及发育因素，使肱二头肌参与肩部运动过程中，长、短头肌腱受到过度牵拉、扭转等导致肩前部外侧疼痛，肱二头肌长、短头附着点压痛与病理性伤害，以活动时痛甚为特征。

肱二头肌位于上臂前面皮下，小部分被三角肌和胸大肌掩盖，有长、短两头，长头腱位于外侧，细而长，起于肩胛骨的盂上结节及关节盂的后缘，经肱骨结节间沟、结节间沟韧带的下面穿出肩关节囊，短头腱位于内侧，与喙肱肌共同起于肩胛骨的喙突尖部，长、短两头在肱骨中点处汇合，形成肌腹向下移行于肌腱和腱膜，肌腱经过肘关节前面，抵止于桡骨粗隆的后部，该肌受肌皮神经支配。该肌收缩时有屈肘功能，同时肩关节的前屈运动也起到一定的作用。

一、肱二头肌短头腱损伤

【概述】　由于上肢外展、后伸用力过猛等因素，肱二头肌短头腱起始部受到牵拉，引起以短头腱筋肉组织异常、肩部前内侧压痛、活动障碍为特征的伤病。

【病因病理】

1.外伤劳损　肱二头肌处于收缩时，肩关节过度外展、后伸，或遭受外力伤害，导致肱二头肌短头肌腱喙突附着处发生撕裂，继而出现充血、水肿、粘连等变化。

2.退变　由于喙突附着点附近经常牵扯和在小结节周围反复摩擦，引起微细损伤而出现无菌性炎症反应，局部充血、渗出、肿胀、增生、机化、粘连等一系列创伤性炎性反应，使肌肉肿胀、变硬、挛缩、粘连而出现临床症状。

3. 肝肾亏损　随着年龄增长,肝肾精气衰退,气血不足,肩关节周围血运较差,肱二头肌短头肌腱失于濡养及邻近骨质退变,长期活动使肌腱与粗糙的骨质发生摩擦,日久生痛而发病。

4. 外感风寒湿邪　肱二头肌短头肌腱血运迟滞,瘀结不通,不通则痛而诱发本病。

【临床表现】

1. 病史　患者多有肩部急慢性损伤史或感受风寒病史。

2. 症状　肩前部剧痛或酸痛、夜间较重;肩关节活动受限制,上臂外展后伸时痛剧。严重者,伤侧手触及对侧肩峰困难,不会梳头、系腰带等动作。

3. 检查　触诊可见患肩前内侧压痛明显,肌腱隆起、增粗、变硬。做上肢高举、外展、后伸或手摸棘突等动作,因肩部疼痛有不同程度的受限。肩关节内收内旋位时疼痛减轻。抗阻力屈肘试验阳性。

4. 影像学检查　X线检查多数患者无异常。少数病程长、病情重者,可见肱二头肌短头肌腱密度增高并有点状钙化影。

【推拿治疗】

1. 治疗原则　舒筋通络、活血化瘀、解痉止痛。

2. 施术部位　肩前部及相关部位。

3. 主要穴位　天鼎、肩内俞等。

4. 施术手法　摩揉、点按、弹拨、顿拉等法。

5. 时间与刺激量　每次治疗10分钟左右,急性者隔日1次,手法宜轻柔,不宜用弹拨法。慢性者每日1次,手法可稍重。

6. 手法操作

(1)压天鼎、肩内俞法:患者端坐,医者立其前方,一手拇指按压伤侧天鼎穴,另一手多指轻扶头部健侧将其向伤侧微屈,持续半分钟;继之,一手扶健侧肩部,另一手拇指端压伤侧肩内俞穴半分钟。

(2)弹拨肩前理筋法:患者端坐,医者立于伤侧,用一手拇指在肩胛骨喙突处弹拨肱二头肌短头腱,另一手托起伤侧肘部,在弹拨的同时将上臂外展并前后活动;在上臂外展后伸位,用拇指顺该肌腱纤维方向施理筋手法。急性以理筋手法为主,慢性以弹拨手法为主。

(3)屈肘抬臂顿拉法:患者端坐,医者立于伤侧,左手拇指压于喙突部,手掌固定肩峰,右手握伤肢腕部,将肘关节屈曲,上臂抬起,掌心朝后,向右前方斜45°顿拉数次。

(4)摩揉病变局部法:医者左手托其肘部,用右手掌顺该肌纤维方向摩、揉病变局部数分钟,急性手法宜轻,慢性宜重,以热为度。

【注意事项】

1. 急性损伤,施手法后应嘱患者肩部制动2~3天;慢性损伤治疗后让患者主动进行肩部活动。

2. 注意肩部保暖,配合中草药熏洗(见肩关节周围炎)或用泼尼松龙做痛点封闭。

二、肱二头肌长头腱滑脱

【概述】　由于肱骨小结节发育不良,周围筋肉组织退变与外力因素,使肱二头肌长头肌腱移出结节间沟,引起肩部前外侧疼痛、筋肉异常与压痛、肩关节活动时痛剧的一种伤病。

【病因病理】

1. 肱骨小结节发育不良,结节间沟变浅或肱二头肌长头腱及周围组织松弛、变性,结节间沟底部骨质增生,沟床变浅。

2. 上臂过度外展外旋活动,骤然用力外展外旋时致胸大肌、肩胛下肌及肩横韧带附着处断裂或撕脱,肱二头肌长头腱移出结节间沟前方及小结节内侧。

【临床表现】

1. 病史 肩部有急慢性损伤病史。

2. 症状 受伤后局部疼痛、肿胀,伤肢屈曲内旋位,并用另一手托扶伤肢前臂,疼痛方减轻。长头腱若与肱骨小结节发生交锁,肩关节各个方向活动功能丧失。

3. 检查 将上臂外展外旋位时,触及到肱二头肌长头腱偏离结节间沟或位于肱骨小结节内侧,病变处压痛及钝厚;上臂由前屈位至外展外旋位,可触摸到肱二头肌长头腱在小结节上滑动,或闻弹响,肩痛加重。肩关节外展外旋位痛剧,反之痛减。

【推拿治疗】

1. 治疗原则 整复移位、理筋止痛。

2. 治疗部位 肩部前外侧及相关部位。

3. 主要穴位 缺盆、巨骨等。

4. 施术手法 按、动、拨、理、摩法等。

5. 治疗时间与刺激量 每次治疗10分钟左右,刺激量视病情而定。

6. 手法操作

(1)按压缺盆巨骨法:患者端坐,医者立于前方,用一手固定头部,同时另一手拇指按压伤侧缺盆穴1分钟;继之,医者立于患者伤侧,用拇指端按压巨骨半分钟,以达止痛目的。

(2)牵臂回旋推拨法:患者坐位。医者立于伤侧,一手拇指抵住肱骨小结节内侧缘部,另一手握住腕部做对抗牵引,在牵引下将关节外展60°左右,再外旋至最大限度时迅速内旋,拇指从小结节前缘用力向外上方推拨肱二头肌长头腱,可重复2～3次,当指下有跳动感时(示筋复原位)随即将伤肢内收内旋。

(3)推理滑按抚摩法:患者坐位。医者仍立于伤侧,一手托起前臂,将肩关节轻度外展内旋位,另一手大鱼际(或掌部)着力,自上臂中段向上推理滑按该肌筋数次;抚摩数分钟,以达舒筋活血、缓解术后不适之目的。

【其他疗法】 有针灸、理疗、药物、封闭等。

【注意事项】

1. 术后,在伤肢内收内旋位,用颈腕吊带(三角巾)固定于胸前2～3周,以减少肩部活动。

2. 施"牵臂回旋推拨法"时,两手动作要协调,肩关节急速内旋与拇指推拨动作须在同一时间进行。

3. 肩关节脱位所致的长头腱滑脱,则在脱位关节复位后,施理筋手法即可使长头腱归位。

4. 急性滑脱,手法后应配合冷敷2天,而后改为热敷或中药洗敷。

5. 手法复位后1～2周,可逐步活动肩关节,以恢复功能,防止粘连。

三、肱二头肌长头腱鞘炎

【概述】 肱二头肌长头腱鞘炎是由急性损伤、慢性劳损、外感风寒湿邪等因素,导致肱二头肌长头腱腱鞘产生慢性无菌性炎症,引起肩前外侧疼痛、压痛与肩关节活动不利的一种慢性伤病。中老年人多见。

【病因病理】

1. 急性损伤治疗不当、不及时,迁延日久,长期的经常性上臂外展外旋活动,肌腱与腱鞘内层经常反复摩擦,引起腱鞘的内滑膜层产生慢性损伤性渗出水肿,肌腱在腱鞘内滑动不利、不畅。

2. 退行性改变使肱骨结节间沟变粗糙或狭窄,肩关节在外展外旋活动时肌腱与腱鞘的摩擦机会增加,日久则形成狭窄性腱鞘炎。

【临床表现】

1. 病史 肩部有急性损伤和劳损病史,多数呈慢性发病过程。

2. 症状 肩前部外侧或整个肩部疼痛,活动及受凉疼痛加重,遇热痛减,肩部无力,手摸棘突、梳头等动作受限,疼痛加重,伤肢喜内收内旋位。

3. 检查 肩部前方外侧肱骨结节间沟处压痛,触摸长头腱增粗、变硬并有捻发音,上肢外展外旋高举时疼痛加剧,抗阻力屈肘试验、抗阻力前臂外旋试验均阳性。

【推拿治疗】

1. 治疗原则 舒筋通络、活血化瘀、消炎止痛、恢复功能。

2. 施术部位 肩部前外侧及相关部位。

3. 主要穴位 天鼎、巨骨、肩髃、曲池等。

4. 施术手法 摩、揉、拨、擦、动法等。

5. 时间与刺激量 每次治疗10分钟左右,每日1次,刺激量视病情而定。

6. 手法操作

(1)抚摩揉擦肩臂法:患者端坐,医者立于伤侧,一手托握肘部,并将肩关节外展,另一手沿肩部三角肌与肱二头肌长头腱肌纤维方向施抚摩、揉、擦手法数分钟,同时配合活动肩关节,以达活血祛瘀之目的。

(2)弹拨动肩顿拉法:医者一手托握肘部并使肩关节外展内收,同时另一手拇指沿肱二头肌长头腱弹拨至结节间沟处数分钟;而后一手固定肩部,另一手握拿腕部,屈肘抬臂活动肩关节并施顿拉手法数次,以达舒筋通络之目的。

(3)擦揉上臂动肩法:医者一手握拿肘部活动肩关节,另一手自下而上擦、揉上臂至肩部数分钟;继之,用拇指按压天鼎、巨骨、肩髃、曲池等穴,以达舒通经络、行气活血之目的。

【其他疗法】 有针灸、理疗、药物、封闭等。

【注意事项】

1. 急性损伤施手法后应嘱患者肩部制动2～3天;慢性损伤治疗后让患者主动进行肩部活动。

2. 注意肩部保暖,配合中草药熏洗或用泼尼松龙做痛点封闭。

第三节 肩峰下滑囊炎

【概述】 肩峰下滑囊炎是由于外力与退变因素,导致肩峰下滑囊发生病理变化,出现以肩外侧深部疼痛、肩峰下明显压痛、活动受限为特征的肩部损伤性疾病。40岁以上中年人多见。

【相关解剖】　肩峰下滑囊位于肩峰下方、三角肌深面、肩肱关节外侧面之间。在儿童时期,有一薄膜将其分为肩峰下及三角肌下两部分,成人后膈膜破裂,形成一体。肩峰下滑囊上方是肩峰,下方为冈上肌止点,冈上肌腱与肩肱关节囊的上部相结合,形成肩峰下滑囊底部的大部分。肩峰下滑囊将肱骨大结节、三角肌和肩峰隔开,滑囊内充满滑液,可使肩肱关节运动自如,避免肩关节外展旋转活动时肱骨大结节与肩峰发生撞击、摩擦。当上臂超外展活动时,该滑囊大部分进入肩峰下,恢复下垂时,则大部分位于三角肌下,如图9-7。

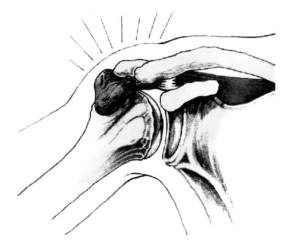

图 9-7　肩峰下滑囊

【病因病理】　长期反复摩擦和肱骨大结节与肩峰发生撞击挤压是引起肩峰下滑囊炎的主要病因。肩峰下滑囊处于活动范围大、动作频繁的肩关节的肱骨大结节与肩峰之间,该间隙忽大忽小,变化多端,肩峰下滑囊频繁受到挤压,损伤机会多。

病理改变:损伤后滑囊急性炎症渗出,肩部外侧肿胀、疼痛,病程久者,慢性炎症刺激,滑囊组织肥厚、粘连,滑囊的缓冲功能受到影响,出现肩部外侧疼痛及压痛,活动受限,同时伴有冈上肌肌腱炎损伤。

【临床表现】

1. 病史　多有肩部急性损伤和劳损病史或继发于冈上肌肌腱炎,40岁以上中年人多见。

2. 症状　肩部外侧深层有疼痛不适感,从肩峰下向下扩散至三角肌终止部,上臂的旋转、外展及内收疼痛,受限。

3. 检查　肩峰下和三角肌处有广泛压痛。急性损伤肿胀明显,肩峰下或三角肌前缘触及囊性肿块,肩部轮廓增大,由下向上挤压三角肌则出现疼痛。病程久者,囊壁增厚,腱袖粘连,肩关节活动障碍,冈上肌、冈下肌、三角肌萎缩。与冈上肌损伤并存时,上肢外展高举时出现"疼痛弧"征。

4. 影像学检查　显示肩峰下钙化影像,提示滑囊壁有钙化。

【诊断依据】　根据病史、症状、体征不难对本病做出诊断。

【鉴别诊断】

1. 肱二头肌长头腱鞘炎　疼痛部位局限在肩前肱骨结节间沟处。少数患者可触及条索状物。肩关节内旋试验及抗阻力试验阳性。

2. 冈上肌肌腱炎 疼痛部位在肩外侧冈上肌止点处,肩关节外展的疼痛弧(60°～120°)是诊断本病的重要依据。

【推拿治疗】

1. 治疗原则 活血化瘀、舒筋通络、滑利关节、消炎止痛。

2. 施术部位 肩部外侧及相关部位。

3. 主要穴位 天宗、巨骨、肩髃、肩贞、中府、曲池等。

4. 施术手法 推、拿、摩、揉、拨、按、擦、动法等。

5. 时间与刺激量 每次治疗 20 分钟左右,7～10 次为 1 疗程。急性期隔日 1 次,局部手法刺激宜轻;慢性期每日 1 次,局部手法刺激适当加重。

6. 手法操作

(1)推摩揉擦肩法:患者取坐位或健侧卧位,医者立于伤侧,用一手托握肘部,将上臂适度外展,另一手掌或大鱼际适度用力由下向上推摩三角肌至肩峰部(或由肩峰部向下推摩至三角肌止点处)2～3 分钟;大鱼际、掌根、拇指或前臂适度用力揉肩峰下及三角肌下滑囊区 3～5 分钟;用小鱼际或掌指关节快慢适宜地适度用力擦肩峰下至上臂外侧 2～3 分钟;用大鱼际或掌根擦上述部位 2 分钟或透热为度,以达活血化瘀、消炎止痛之目的。

(2)拨按痛点拿肩法:患者肩关节适度外展,医者用单或双手拇指重叠缓稳地适度用力,按该滑囊区之痛点 1～2 分钟;用双手多指同时或交替上下往返用力捏拿上臂中上段至肩 5～7 遍;肩部特别丰满者,可用双手掌相对用力挤按上述部位数遍。以达剥离粘连和松筋之目的。

(3)屈伸收展摇肩法:医者用一手固定伤侧肩部,另一手托握肘部,将上臂前屈、后伸、内收、外展及顺时针与逆时针方向摇转肩关节各数次,以达活动肩关节之目的。

(4)按揉相关腧穴法:医者双手拇指相对用力缓稳地按压天宗与中府 30 秒,双拇指重叠按揉肩贞、巨骨、肩髃等穴各 30 秒,单拇指按揉曲池穴 30 秒,并嘱其活动肩关节,以达通络止痛之目的。

【其他疗法】

1. 局部涂擦麝香风湿油。

2. 给予消炎镇痛药。

3. TDP、超短波等理疗。

4. 类固醇激素局部注射。

5. 针灸。

6. 针刀。

7. 手术。

对经非手术治疗无效者,可考虑手术治疗,包括滑囊切除术、冈上肌腱钙化灶刮除术、肩峰和喙肩韧带切除等成形手术。

【注意事项】

1. 急性期手法宜轻柔,忌用大力按压患肩体表,以免加重滑囊损伤;慢性期手法可稍重,并配合肩关节被动运动。

2. 患者注意保暖,以免感受风寒,加重病情。

3. 患肩不可过分强调制动,急性期可做适当的轻度活动,慢性期应进行肩关节功能锻炼。

第四节　肩关节周围炎

【概述】　肩关节周围炎又称"露肩风""冻结肩""肩凝症""五十肩",是由于急慢性损伤、退变及风寒湿邪侵袭等因素致以肩部周围筋肉组织疼痛、肩关节活动明显受限为主症的一种伤病。多见于 45 岁以上女性,如家庭妇女、教师等。

【相关解剖】　肩关节是由肩胛骨的关节盂和肱骨上端的半球形肱骨头相对应,周围被关节囊包绕而组成的球窝关节,又称盂肱关节、肩肱关节,是人体活动最灵活的关节。其特点是关节盂小而浅,肱骨头大而圆,肱骨头的总面积与关节盂的面积之比为 1:3,关节囊宽大松弛,前壁薄弱。该关节活动范围最大,运动最灵活,可在多个轴位上运动,如冠状轴上做前屈、后伸、上举运动;矢状轴上做内收、外展动作;垂直轴上做内旋外旋,还可做环转或轮转。由于肩肱关节的生理结构特点,周围的肌肉、韧带对肩肱关节结构薄弱进行了加强,又维持了其运动的灵活性和结构的相对稳定。

肩部前侧的肌肉有喙肱肌、肱二头肌短头、胸大肌、胸小肌,后侧冈下肌和小圆肌,外侧三角肌、冈上肌、肩峰与三角肌下滑囊和肱二头肌长头腱等,如图 9-8。

肩部肌肉的功能与活动范围如下。

1. 内收　除胸大肌及背阔肌外,还有大圆肌,三角肌前、后部纤维,喙肱肌及肱二头肌长头,范围 45°~70°(肘达身体前正中线)。

2. 外展　只有三角肌中部纤维及冈上肌参加。

3. 高举　由斜方肌、前锯肌协同外旋肩胛骨来完成。

4. 臂内旋　主要由肩胛下肌、大圆肌、三角肌前部纤维、胸大肌及背阔肌完成。

5. 臂外旋　参加者有冈下肌、小圆肌及三角肌后部纤维。

6. 前屈　由三角肌前部纤维、胸大肌锁骨部、喙肱肌及肱二头肌完成。

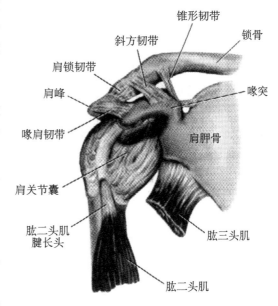

图 9-8　肩关节肌肉

7. 臂后伸　由三角肌后部纤维、背阔肌、大圆肌完成。

8. 环转　多组肌肉协同完成。

【病因病理】

1. 病因

(1)年老体虚、气血不足、外感风寒湿邪是本病形成的病因。

(2)外力所致急性损伤、慢性劳损及组织变性导致本病的形成。

2. 病理

(1)气血不足、年老体虚或劳累过度而致肝肾亏损,气血不足,筋失濡养,血不养筋则痛,久之,筋脉拘紧。

(2)久卧湿地,睡卧露肩着凉,汗出当风,风寒湿邪客于血脉筋肉,脉涩血凝,脉络拘紧而疼痛。寒湿之邪淫溢于筋肉,则屈而不伸,痿而不用。

(3)外伤筋骨:跌仆闪挫,筋脉受损,肩部脉络不通,不通则痛。久之,筋脉关节失养,拘紧而不用。

现代医学认为,由于肩关节生理特点,肩部的肌腱、韧带经常受上肢重力和肩部大范围活动的牵拉,极易产生劳损而变性,造成肩关节周围肌肉、韧带、肌腱、腱鞘、关节囊等组织充血、渗出、水肿、增厚等病理性改变,久之,则产生粘连、痉挛、钙化等组织退变,限制了肩关节的正常活动,甚至活动功能几乎丧失。

【临床表现】

1. 病史　老年体虚,感受风寒湿邪及外伤或劳损是本病形成的主要原因。

2. 症状　肩部疼痛,多为酸痛或剧痛。初期以肩部阵发性剧烈疼痛为主,扩散至同侧肘部,天气变化及过度劳累而加重或诱发,昼轻夜重,甚至不能患侧卧位,入睡困难,不当活动或受某一方向牵拉引起剧痛。后期疼痛减轻,以活动功能障碍为主。

3. 检查

(1)压痛点:触诊时,肩峰下滑囊,肱二头肌长头腱,三角肌前、后缘,冈上肌,冈下肌,肱二头肌短头腱附着点,菱形肌附着部位及肩内俞、天宗、肩贞、肩髃、肩髎、臂臑、臂桡等部位找到明显压痛点,并可向颈部或肘部扩散。

(2)活动障碍:多因疼痛而主动活动困难,后期多有粘连、挛缩,患者不能主动完成脱穿衣服、洗脸、梳头、触摸背部棘突及对侧肩部。肩关节被动前屈上举、后伸、后背、内收、外展、内旋、外旋及环转活动明显受限,病程越久,活动障碍越明显。

(3)肩部肌肉萎缩:病程久者,因肩部疼痛失用和功能受限等,而致肩部肌肉广泛性萎缩,三角肌最明显,肩峰凸起。但肌肉萎缩程度较肩关节结核与神经麻痹所引起的肌萎缩为轻。

中医学把本病分为寒痹型与湿痹型两种。

【诊断依据】　根据发病年龄、症状体征及检查,不难做出诊断。

【鉴别诊断】

1. 颈椎病　颈项部有僵硬、疼痛,肩背部酸胀疼痛,有典型的向上肢放射性疼痛,肩部无明显压痛,肩部活动多不受限,颈部拔伸试验肩臂疼痛渐轻。

2. 风湿性关节炎　疼痛呈游走性并累及多个关节,肩关节活动不受限,肩部可有轻微红肿。

3. 肩关节结核　发病年龄 20～30 岁,儿童及老年少见。肩部有弥漫性肿胀、疼痛,并有午后低热、盗汗等全身症状,后期出现较严重的三角肌萎缩。

4. 化脓性肩关节炎　属血源性感染疾病,多有红肿热痛局部症状,并有全身发热、恶寒、血细胞计数增高。

【推拿治疗】

1. 治疗原则　早期以舒通筋络、祛瘀止痛、加强肌筋功能为主;晚期以剥离粘连、滑利关节、恢复关节活动功能为主。

2. 施术部位　伤侧肩关节周围、肩胛部及上臂。

3. 主要穴位　肩髃、肩贞、肩中俞、肩外俞、肩内俞、天宗、秉风、缺盆、极泉、巨骨、曲池等。

4. 施术手法　推、揉、擦、搓、拨、动法等。

5. 时间与刺激量　每次治疗 25 分钟,每日 1 次,刺激量应因人因症而定。

6. 手法操作

(1)推揉拨擦肩背法:患者俯卧位,胸前垫枕,医者立于伤侧床头。用双手掌或鱼际同时或交替推、摩肩背部肩胛骨背面及其周围;用双手掌、鱼际或拇指反复揉、拨肩背部的斜方肌、冈上肌、肩胛提肌、大圆肌、小圆肌、冈下肌;而后,用一手小鱼际或掌指关节擦肩胛背侧及其周围,以达松筋活血之目的。

(2)按揉腧穴动肩法:患者俯卧位,医者立于伤侧床头。用双拇指重叠,缓慢用力按揉肩背部的肩中俞、肩外俞、秉风、巨骨、天宗、肩贞、肩髎等穴各 30 秒或以得气为度;而后,用一手固定肩胛骨,另一手握拿伤肢适宜部位,将上臂外展后伸数次。

(3)推揉拨擦肩臂法:患者健侧卧位,医者立其后方。用一手固定伤肢远端适宜部位,另一手掌或多指由上而下推上臂至肩部 1 分钟;用前臂、多指或拇指揉伤侧肩臂外侧三角肌、冈上肌及肩峰下滑囊部;用拇指揉拨、多指捏拿、小鱼际擦上述部位,并同时外展活动肩关节,而后使上臂适度外展,以前臂擦压肱三头肌上端、大圆肌、小圆肌、腋后襞,也可用一手掌指关节擦腋后襞。

(4)按揉腧穴动肩法:患者健侧卧位,医者立其床头后方。用双手握拿伤肢适宜部位,上、下牵拉及顺逆时针方向摇转肩关节各数次,而后,用单或双拇指按揉肩髃、臂臑、臂桡、扭伤、曲池、合谷,中指拨腋下大筋,均以得气为度。

(5)推揉拨擦肩前法:患者仰卧位,肩臂适度外展,后方垫枕。医者立于伤侧,用一手固定前臂远端,另一手掌由上臂下端掌面向上推至肩前部;用单手或多指揉上臂内侧至肩前部;双手拇指揉拨肱二头肌长、短头肌腱;用一手小鱼际或掌指关节擦肱二头肌、胸大肌肩部附着处。

(6)按揉腧穴动肩法:患者仰卧位,医者立于伤侧或床头。用双拇指重叠,由轻渐重按揉中府、肩内俞、极泉各半分钟,或以得气为度,而后双手握拿上肢适宜部位,下拉、上提、内收、外展肩关节各数次。

(7)擦叩捏拿肩臂法:患者取坐位,医者立于伤侧。用一手握托伤肢固定,另一手掌根或鱼际擦伤肩痛点,以透热为度;用一手空拳叩击三角肌数次,或用双手掌、空拳相对用力叩击上肢部 3～5 遍;用单或双手往返捏拿肩臂部 3～5 遍。

(8)搓抖伤肢拿肩法:患者取坐位,医者立于伤侧。用双手掌上下往返揉搓伤肢 3～5 遍;用双手握拿伤肢前臂在轻力牵引下抖动伤肢数次;而后用双手拇指、食指捏肩井,多指拿肩部。

辨证施治手法如下。①风寒湿较著者,加"擦摩肩周痛点法",用掌或鱼际擦摩肩周痛点数分钟;②肌肉萎缩者,加"叩击捏拿局部法",用空拳叩击、多指捏三角肌数十次;③麻木显著者,加"弹拨拍打麻木区法",拇指或中指拨伤肢神经易触及的部位 3～5 次,单掌或多指并拢用力拍打麻木区数次。

【其他疗法】

1. 常用功能锻炼的方法有"双手托天""体后拉手""轮转辘轳""手指爬墙""屈肘握拳外展外旋前臂""拉滑车""扒单杠或肋木"以及"棍棒操"等肩臂练习方法。

2. 常用熏洗方可选用"八仙逍遥汤"。主治跌打损伤,肿硬疼痛以及感受风寒湿引起的筋骨酸痛等症。

处方:防风 3g,荆芥 3g,川芎 3g,甘草 3g,当归 6g,黄柏 6g,苍术 9g,牡丹皮 9g,川椒 9g,苦参 15g。

方法:将上药装入布袋内,扎口煎汤,熏洗伤处,亦可用药袋热敷肩部,每日 1～2 次,每次 25 分钟,每剂药天热时可用 1～3 天,天冷时可用 3～5 天。

【注意事项】

1. 被动运动时,活动幅度要由小渐大,以患者耐受为度,忌用暴力蛮劲,以免造成新的损伤。

2. 嘱患者注意患肢休息和肩部保暖,以防复感风寒和用力过度,加重症状。

第五节　冈上肌肌腱炎

【概述】　冈上肌肌腱炎又称冈上肌肌腱综合征、疼痛弧综合征。是由外力、风寒湿邪侵袭,使冈上肌在肱骨大结节附着处的筋肉组织受到伤害,以肩部外展活动疼痛为主症的一种伤病。好发于中年以上体力劳动者、家庭妇女和运动员。

【相关解剖】　冈上肌起于肩胛骨冈上窝及冈上筋膜,肌腱在喙肩韧带及肩峰下滑囊下面、肩关节囊上面的狭小间隙通过,止于肱骨大结节上部。肌腱与关节囊紧密相连,其有收缩上臂外展 15°左右、牵拉关节囊、上臂轻微外旋的作用。与三角肌协同收缩上臂可外展 90°,该肌受肩胛上神经支配。冈上肌、冈下肌、小圆肌、肩胛下肌的腱膜共同组成肩袖。

【病因病理】　冈上肌位居肩袖中间,为力的交汇点,在上肢外展、高举时摩擦、挤压,感受风寒,遭受轻微外伤或过度活动等因素,导致肌腱慢性劳损、退变等产生无菌性炎症。若上臂外展用力过猛,亦可导致冈上肌急性损伤,严重时可发生冈上肌肌腱断裂。

气血瘀滞或产生损伤性炎症,加重冈上肌退变,使冈上肌肌腱柔韧性降低而脆弱,严重者钙化或骨化改变,使上臂外展困难,久者三角肌萎缩。

【临床表现】

1. 病史　有明显的外展上臂急性损伤病史,多发生于 40 岁以上人群,多以慢性损伤发病。

2. 症状　伤后即感肩部外上方剧烈疼痛,上肢外展活动受限。慢性损伤,肩部酸痛,无力,怕凉,感受风寒及劳累后症状加重,活动时疼痛最明显,臂外展外旋及高举痛剧而受限,病程久者可出现肩部三角肌萎缩。

3. 检查　急性损伤可见肱骨大结节顶部明显压痛及冈上肌肌腱程度不同的肿胀,上肢外展高举试验阳性。慢性损伤可触及冈上肌肌腱增粗、变硬或结节状改变,弹性差,压之疼痛,肩关节活动时可触及摩擦感,肩关节外展试验阳性,并出现"疼痛弧"征,即上肢抬高至 60°～120°范围内疼痛,60°以内或超过 120°疼痛减轻或消失。

4. 影像学检查　个别病例,影像学检查提示肱骨大结节上方有钙化或骨化影像。

【诊断依据】　根据冈上肌腱炎的病史、症状、体征及影像提示,即可确诊。

【鉴别诊断】　注意与肩峰下滑囊炎、冈下肌、小圆肌损伤相鉴别。

【推拿治疗】

1. 外展摩揉拨肩法　患者取坐位。医者立于伤侧,一手托握上肢,将肩关节外展 45°左右,使该肌放松,用另一手掌或鱼际部抚摩肩部 2 分钟;继之,用掌根或大鱼际部揉冈上肌附着点 3 分钟;再用拇指于肱骨大结节处揉、拨冈上肌肌腱附着点 2 分钟,以达到舒筋通络之目的。

2. 顿拉揉擦肩法　患者取坐位。医者立于伤侧,先施顿拉手法数次。而后,一手握拿伤肢肘部活动肩关节,另一手小鱼际在活动肩关节的同时揉、揉冈上肌起止部数分钟;掌擦冈上肌抵止部;以热为度,以达到活血祛瘀之目的。

3. 按揉腧穴痛点法　患者取坐位。医者用拇指揉、压伤侧的天宗、秉风、肩髃、肩髎、肩贞、缺盆、巨骨穴,多指捏拿肩井穴,拇指点按曲池与肩部痛点各半分钟左右,以达疏通经络、消除疼痛之目的。

4. 揉搓牵抖伤肢法　患者取坐位。医者立于伤侧,用双手相对用力上下往返揉、搓伤肢数遍;继之,双手握其腕部牵抖伤肢结束,以达到疏通伤肢气血之目的。

【其他疗法】

1. 外敷膏药　活血化瘀、行气止痛,有效改善患处肌腱周围组织微循环。

2. 理疗　超声等疗法可放松肌肉和肌腱,改善血液循环,促进愈合。

3. 口服药物　阿司匹林和布洛芬等药物。

4. 手术治疗　对经非手术治疗无效者,可考虑手术治疗。

【注意事项】

1. 注意休息,但避免休息过久,以免肌肉萎缩。

2. 注意防寒保暖,洗热水浴可帮助促进血液循环。

3. 若冈上肌肌腱炎的发生是运动引起的,可更换运动项目,平时及运动前应尽量伸展肌肉。

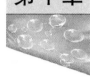

第十章

肘部伤筋

第一节　肘关节扭挫伤

【概述】　肘关节扭挫伤是多由直接与间接外力,导致肘部筋肉组织异常及压痛、肘关节活动受限的一种伤病。在日常生活中极为常见,尤其是肘关节囊、韧带和肌腱的损伤较多见,严重者可有韧带和肌腱断裂。多见于青少年。

【病因病理】　直接或间接暴力是引起肘关节扭挫伤的主要原因,暴力打击直接作用于肘部筋肉使筋肉组织挫伤。摔倒、失足滑倒时,手掌着地,暴力传导使肘关节过度内翻、外翻。过伸或扭伤超出正常生理活动范围,引起相对应的韧带、肌腱或关节滑膜囊的损伤。

扭伤后肘关节的血管破裂出血、肿胀,筋伤的局部周围组织亦可出现反应性炎症。滑膜损伤滑液渗出量较大,加重肘部肿胀的程度,严重影响肘部屈伸与前臂旋转活动。

【临床表现】

1. 病史　有明显的外伤病史,患者多以健手托扶伤侧前臂及肘部。

2. 症状　肘部疼痛剧烈,肘关节半屈伸位,屈伸活动明显受限,肘部弥散性肿胀,疼痛和瘀肿明显,甚者可有瘀血斑。

3. 检查　扭伤时肘关节内后方或肘部内侧副韧带附着处有明显压痛点;挫伤时压痛点局限于受伤局部。扭挫伤特别严重时肘部疼痛、瘀肿、活动障碍更加明显,肘三角检查无改变,无弹性固定。

【诊断依据】　肘部有明显的扭挫外伤经历,受损后肘部出现疼痛,肿胀,关节活动受限,即可做出诊断。

【鉴别诊断】　借助于临床检查及影像学检查可诊断,应与肘部骨折、脱位相鉴别。

【推拿治疗】

1. 治疗原则　整复错缝、舒筋通络、活血化瘀、消肿止痛。

2. 治疗部位　伤肢肘部及相关部位。

3. 主要穴位　缺盆、颈臂、极泉、臂臑、曲池、少海、扭伤、外关等穴。

4. 施术手法　推、摩、揉、按、搂、擦、动法等。

5. 时间与刺激量　每次治疗20分钟左右,手法刺激量应因人因症而定。

6. 手法操作

(1)牵旋过伸屈肘法:患者取坐位,医者立于伤侧,用一手托握伤肢肘部,另一手握拿前臂远端,两手协同用力,在对抗牵引下缓慢用力外旋前臂、过伸肘关节,然后再缓缓地将肘关节尽量屈曲。此法适用于急性扭挫伤疑有肘关节错缝者,不宜重复肘关节的屈伸动作,以免加重损伤。

(2)推摩揉搂肘部法:患者取坐位,医者立于伤侧,用一手固定肢体前臂,另一手手掌或大鱼际适度用力,由下向上推、摩损伤局部及其周围 2～3 分钟;用鱼际或拇指由轻渐重地揉,小鱼际或掌指关节适度用力攘伤部及其周围 3～5 分钟,以达活血化瘀、消肿止痛之目的。本法适用于肘关节扭挫伤一周以后。

(3)按揉俞穴擦肘法:患者取坐位,医者立于伤侧,用一手固定肢体适宜部位,另一手拇指缓稳地适度用力按压缺盆、颈臂或极泉穴,按揉臂臑、曲池、少海、扭伤、外关等穴各 30 秒,以伤部有得气感为度。然后,用一手大鱼际或掌根擦伤部及其周围 2 分钟,以透热为度,以达通络活血之目的。

(4)屈伸回旋肘部法:患者取坐位,医者立于伤侧,用双手分别托握伤肢肘部与前臂远端适宜部位,协同用力,缓柔地屈伸和顺、逆时针方向回旋活动肘关节数次,以达舒筋、活动关节之目的。

【其他疗法】

1. 中药

(1)内服:早期宜应用活血化瘀、消肿止痛之药,如桃红四物汤加减。

(2)外敷:早期外敷消肿止痛膏等,后期用中药熏洗。

2. 手术疗法　肘关节尺侧副韧带完全断裂,宜行手术治疗。手术切口取肘关节内侧切口,患者取仰卧位,切口以肱骨内上髁为中心,沿肱骨内上髁嵴向上延伸 5cm,沿前臂内侧纵轴向下延伸 5cm。术中注意避开和保护尺神经。

【注意事项】

1. 固定　早期可在肘关节屈曲 90°位以三角巾悬吊,或采用屈肘石膏托外固定 2 周,以限制肘关节的屈伸活动。

2. 功能锻炼　早期功能锻炼可做握拳活动,中、后期做肘关节屈伸等活动。如做被动屈伸活动,动作必须轻柔,以不引起明显疼痛为准,禁止做粗暴的各种主、被动活动。

第二节　肱骨外上髁炎

【概述】　肱骨外上髁炎又称桡侧伸腕肌腱劳损、伸腕肌腱附着点扭伤、肱骨桡侧关节滑囊炎、肱骨外上髁综合征、肘外侧疼痛综合征及网球肘等。是因外力或过劳等因素引起肘关节外侧疼痛及肱骨外上髁周围筋肉组织异常与压痛的一种肘部筋伤病症,好发于经常旋转前臂和屈伸肘、腕关节的劳动者。

中医学认为属于"筋痹""伤筋"的范畴。本病分为风寒阻络、湿热内蕴和气血亏虚三种类型。

【相关解剖】　肱骨下端外侧之隆起部为肱骨外上髁,是前臂伸肌总腱的附着部。前臂伸肌包括桡侧腕长伸肌、桡侧腕短伸肌、旋后肌、指伸肌等。桡侧伸腕肌位于前臂背面,起于肱骨外上髁及附近的筋膜,其远端以肌腱抵止于 2、3 掌骨基底背侧面及第 2 至 5 手指背侧等。由颈 5 胸 1 脊神经前支组成的桡神经支配,功能为背伸手腕、腕关节向桡侧偏斜,如图 10-1。

【病因病理】　长期反复的前臂旋转活动及前臂旋前位时腕关节反复背伸活动,肱骨外上髁附着处的伸腕肌受到反复过度牵拉而发生劳损。剧烈的过度前臂旋转、桡侧伸腕肌腱附着点过度牵拉而致扭伤。

遭受反复损伤,伸腕肌腱纤维在肱骨外上髁发生撕裂,甚至断裂或断裂处有组织变性而引

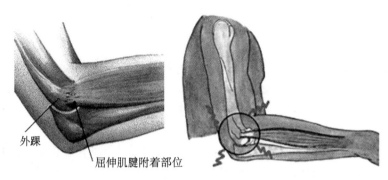

外踝

屈伸肌腱附着部位

图 10-1　肱骨外上髁

起粘连。伸腕肌腱附着处的骨膜亦会发生撕裂、出血,骨膜下血肿形成,久之机化、骨化,肱骨外上髁骨质增生(多呈一锐边或结节状)。病理切片检查报告为透明样变性缺血,所以又称缺血性炎症。部分病例伴有肘部关节囊撕裂,关节滑膜长期牵拉刺激而增生肥厚。腕关节屈伸和前臂旋转时,滑膜可能嵌入肱桡关节之间,还可发生肱桡、尺桡韧带松弛,桡尺近端关节轻微分离,引起桡骨小头轻度移位。相关肌肉痉挛,局部出现疼痛或向前臂放射性窜痛。

【临床表现】

1. 病史　急性扭伤多见于青壮年男性,慢性劳损多见于中老年人。急性损伤多有明显外伤史,慢性劳损可无明显外伤史,但与职业、工种有密切关系。

2. 症状　肱骨外上髁炎患者初期发病自觉伤肢前臂疼痛乏力,逐渐发展为固定性的肘部外侧疼痛,运动量加大时疼痛加重。重复损伤动作时,疼痛亦会加重,其疼痛的性质多为酸痛、刺痛,偶有向前臂或上臂扩散。严重者腕、手部无力,持物脱落。

3. 检查　肱骨外上髁后外侧、肱桡关节间隙后方、桡骨小头及桡骨颈外缘有明显压痛点,前臂上端桡侧的筋肉组织轻度肿胀、压痛僵硬感,个别可在肱骨外上髁处触及骨质增生锐边或硬结,压痛甚剧。

肱骨外上髁炎试验、抗阻力伸腕试验、抗阻力前臂外旋试验均阳性。

4. 影像学检查　少数显示肱骨外上髁处骨膜不规则少量钙化点影像。

【诊断依据】　根据病史、症状、体征及肱骨外上髁炎特殊试验检查结果即可明确诊断。

【鉴别诊断】　肱桡滑膜囊炎:肱桡滑膜囊炎除局部压痛外,肘部旋前、旋后受限。前臂旋前引起剧烈疼痛,其疼痛点的位置比肱骨外上髁炎略高,压痛比肱骨外上髁炎为轻。局部可有肿胀和触痛,穿刺针抽吸可见有积液。

【推拿治疗】

1. 治疗原则　舒筋活血、剥离粘连、消炎止痛。

2. 施术部位　伤肢肘部及前臂。

3. 主要穴位　缺盆、极泉、肩髎、上臂桡神经点、曲池、扭伤、手三里、合谷等。

4. 施术手法　㨰、揉、搓、动、弹、理法等。

5. 时间及刺激量　每次治疗 15～20 分钟,慢性每日 1 次,急性 2～3 天 1 次;以中等刺激量为宜。

6. 手法操作

(1)推抚摩㨰肘部法:患者端坐,医者立于伤侧,一手托起前臂或握住其腕部,将前臂内旋,以充分暴露其肱骨外上髁与前臂背侧,另一手掌或大鱼际自下而上推、摩损伤局部及其上下数分钟;用小鱼际擦前臂背部伸腕肌与肱骨外上髁数分钟,以达松筋之目的。

(2)揉擦捏拿肘部法:用一手掌根,小鱼际或拇指上下往返揉前臂伸腕肌及肱骨外上髁部数分钟,用手掌或大鱼际纵擦肘部外侧肱桡关节,以热为度;用多指(拇指在背侧,余四指在掌侧)上下往返捏拿前臂桡侧数遍,以达到活血散瘀之目的。

(3)回旋伸肘顶推法:用一手握拿伤肢肘部(拇指在外侧按压痛点近端,余四指放于肘内侧),另一手握拿伤肢腕部(拇指置于桡骨茎突部背侧面,余四指放于掌面);将伤肢肘部屈曲,前臂充分内旋待肘关节将要伸直时,在牵引下迅速外旋前臂使肘过伸,推肘之手用力顶推(拇指压紧外上髁),听到"咯吱"声,屈曲肘关节,肱桡关节滑膜嵌顿及桡骨小头半脱位即可整复,亦可用于桡侧伸腕肌腱周围组织粘连者。

(4)弹拨推理肘部法:用一手握伤肢腕部,将肘关节屈曲90°,另一手托握肘部拇指放于桡骨小头前方,屈肘时,拇指由桡骨小头前方向后弹拨,伸肘时拇指由肱骨外上髁后方向前推拨,重复数次。随着肘关节屈伸活动,由下向上推理前臂上端伸腕肌腱及肱桡关节后方数次,以达到舒筋之目的。

(5)按揉腧穴痛点法:用拇指按压缺盆、肩髃、肩髎,中指拨极泉,拇指拨臂桡,揉压曲池、扭伤、手三里、外关及合谷穴30秒。

【其他疗法】

1. **热醋浴**　食醋两斤,放入搪瓷盆内烧开后,先熏后洗伤处,每日2次,每次25分钟,有条件者可做醋离子导入。

2. **水针疗法**　用2%盐酸普鲁卡因2mL加醋酸泼尼松龙12.5mg做痛点封闭,每周1次,每疗程3~4次。或用当归注射液2mL做痛点注射,隔日1次,10次为1疗程。

3. **小针刀疗法**　局部麻醉后患侧伸肘位,医者左手拇指在桡骨粗隆处将肱桡肌拨向外侧,将小针刀沿肱桡肌内侧缘刺入,直达肱桡关节滑囊和骨面,做切开剥离2~3针刀即可出针,无菌纱布覆盖针孔后,患肘屈伸数次。

【注意事项】

1. 急性损伤,手法后肘部制动1周。
2. 治疗期间,患肢应适当休息,腕部避免做用力背伸活动。
3. 患肘注意保暖,避免感受风寒,加重病情。

第三节　肱骨内上髁炎

【概述】　肱骨内上髁又称为前臂屈腕肌总腱损伤、尺侧屈腕肌损伤、学生肘。是由外力或过劳等因素,引起以肘部内侧疼痛,肱骨内上髁及周围筋肉组织压痛、异常为特点的一种伤病。多见于反复屈伸腕关节的手工操作者。

【相关解剖】　肱骨下端内侧的隆起部为肱骨内上髁,是前臂屈腕肌总腱的附着部,包括尺侧腕屈肌、指浅屈肌、掌长肌、指深屈肌、桡侧腕屈肌、旋前圆肌等肌肉,主要起屈曲腕关节的作用。旋前圆肌有使前臂旋前的功能,如图10-2。

【病因病理】　腕关节背伸、屈腕、前臂旋前时,使前臂屈腕肌群过牵,引起肱骨内上髁肌腱附着处损伤,产生慢性无菌性炎症;或经常用力做屈腕、屈指动作与前臂旋前动作,掌面指浅屈

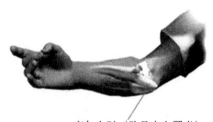

高尔夫肘（肱骨内上髁炎）

图 10-2　肱骨内上髁

肌、掌长肌、腕屈肌和旋前圆肌反复收缩,肱骨内上髁附着处受到牵拉,易发生疲劳性损伤,形成慢性炎症。

其病理变化为屈腕肌总腱附着点出血形成小血肿,逐渐转化为无菌性炎症,挤压肱骨内上髁处的屈腕肌总腱附着点的神经、血管束及尺神经皮支。

【临床表现】

1. 病史　有反复屈腕、伸腕和前臂旋前动作的劳损病史。

2. 症状　初期肱骨内上髁处酸痛不适,疼痛可放射到前臂掌侧,有时仅局部疼痛无力。重复损伤动作疼痛加重,休息后减轻。逐渐发展为持续性疼痛,肘关节不能充分伸直或过伸,伤肢酸软无力,小指与环指可出现间歇性麻木感。

3. 检查　肱骨内上髁处、尺侧屈腕肌、指浅屈肌、旋前圆肌附着部触之钝厚、粗硬的肌腱,压痛明显。肘关节过度伸屈试验、握拳抗阻力屈腕试验、抗阻力前臂旋前试验及高尔夫球肘试验阳性。

4. 影像学检查　可见肱骨内上髁处骨膜增厚影像。

【诊断依据】　根据病史、症状、体征及特殊试验检查即可明确诊断。

【鉴别诊断】　与肘关节扭挫伤、风湿性关节炎、化脓性关节炎、关节结核等疾病加以鉴别。

【推拿治疗】

1. 治疗原则　舒筋通络、活血化瘀、消炎止痛。

2. 施术部位　肱骨内上髁及前臂掌面。

3. 主要穴位　缺盆、极泉、少海、尺三里等。

4. 施术手法　推、擦、揉、搓、动法等。

5. 时间与刺激量　每日治疗1～2次,每次20分钟;以中等刺激量为宜。

6. 手法操作

(1)推抚摩擦前臂法:患者仰卧,平臂伸肘,医者立于伤侧,坐于低凳上,先用一手掌由下而上推、摩前臂腕屈肌数遍;用手的小鱼际部反复擦腕屈肌3～5分钟,以达活血之目的。

(2)揉擦前臂内侧法:以手掌或大鱼际部反复揉、擦病变局部3～5分钟,以达消炎止痛之目的。

(3)回旋弹拨肘部法:一手拇指压于肘内侧疼痛部位,另一手握伤肢腕部,两手协同弹拨、屈伸及回旋肘关节,以达剥离粘连、滑利关节之目的。

(4)外旋过伸理筋法:患者坐位,医者立于伤侧,一手托握伤肘,另一手握伤肢腕部将前臂旋后,并嘱患者充分伸腕,然后迅速用力托肘,将肘关节过伸;在肘过伸位理顺该肌腱数遍。

（5）按揉相关腧穴法：一手拇指压缺盆，待上肢有得气感时令患者屈伸伤肘关节，中指拨极泉或尺三里，并令患者屈伸腕关节，以达通络镇痛之目的。

【其他疗法】

1. 外敷　局部热敷或敷红花油等。

2. 固定治疗　症状重、发病急者可三角巾悬吊患肢，腕部制动1~2周。

3. 理疗　可采用超短波、磁疗、蜡疗、光疗、离子透入疗法等，以减轻疼痛、促进炎症吸收。

4. 口服西药　主要为非甾类抗炎药，如双氯芬酸钠25mg，每日3次。

5. 封闭　泼尼松龙25mg加2‰普鲁卡因6mL，做痛点封闭。每周1次，3~5次为1个疗程。

6. 手术治疗　对经久不愈的反复发作者，可据具体情况选择皮下神经血管束切除术、伸肌总腱附着点松解术等。

【注意事项】

1. 治疗期间避免做用力屈曲腕关节及前臂旋前动作。

2. 患肘注意保暖，避免感受风寒。

第四节　尺骨鹰嘴滑囊炎

【概述】　尺骨鹰嘴滑囊炎又称为矿工肘，是由于急性损伤与慢性劳损等因素，引起肘后部疼痛，并以有轻微波动或较硬的囊性物，压之疼痛，肘关节屈伸活动明显受限为特征的一种伤病。多发生于长期用肘部支撑用力的工作者。

【相关解剖】　尺骨鹰嘴滑囊位于尺骨鹰嘴突与肱三头肌肌腱之间和肱三头肌肌腱与皮肤之间，分别称为鹰嘴腱下囊与皮下囊。滑囊有分泌滑液、润滑肌腱、缓冲外力对局部的冲击、摩擦作用，如图10-3。

【病因病理】　尺骨鹰嘴部受到猛烈撞击可产生急性滑囊炎。反复摩擦撞击导致的微细损伤、机械性刺激，可引起慢性滑囊炎。皮下囊易发生无菌性炎症、急性损伤、滑囊中浆液渗出、瘀肿形成、慢性损伤囊壁增厚、囊腔内钙质沉积钙化出现。

中医学认为伤后气血瘀滞、关节肿胀、屈伸不利，日久坚硬成块。

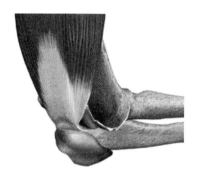

图10-3　尺骨鹰嘴滑囊

【临床表现】

1. 病史　局部有碰撞或经常反复撞击、摩擦的病史，矿工或经常用肘部支撑用力工作的劳动者多见。

2. 症状　肘后部瘀肿、疼痛、伤肢无力，肘关节半屈伸位，活动受限。慢性滑囊炎无痛感及疼痛不明显，肘关节活动轻度受限。

3. 检查　鹰嘴部压痛，可触及大小不同软硬不同的肿物或包块，肘关节过屈试验、过伸试验阳性。

4. 影像学检查　显示肘后肿大阴影及密度增高区的钙化影像。

【诊断依据】　根据病史、肘后疼痛及临床检查，即可做出诊断。

【鉴别诊断】

1. 肘关节结核　青壮年多发。骨结核、肿胀及压痛多局限于关节病变部位的一侧,骨膜结核、肿胀多位于尺骨鹰嘴内外两侧,活动明显受限,肌肉萎缩,肘关节多呈梭形肿胀,影像学提示骨质破坏,易与慢性滑囊炎相鉴别。

2. 肘后部滑囊血肿　有明显外伤,伤后肘后肱桡关节处快速形成隆起的椭圆形滑囊肿块,穿刺检查为血性液体,易与急性尺骨鹰嘴滑囊炎相鉴别。

【推拿治疗】

1. 治疗原则　活血祛瘀、舒筋通络、消肿止痛。

2. 治疗部位　肘后滑囊及上下相关部位。

3. 主要穴位　缺盆、臂臑、肘髎、扭伤。

4. 施术手法　推、揉、捏、拿、按、拨、擦、擦法等。

5. 时间与刺激量　每次治疗 20 分钟左右,急性损伤,隔日 1 次;慢性损伤,每日 1 次,以中等刺激量或患者能耐受为度。

6. 手法操作

(1)推揉捏拿肘部法:用一手托握伤肢固定,另一手掌或大鱼际由下向上推扶肘部后侧数十次;再用拇指或大鱼际缓稳地用力上下往返揉肘后滑囊区及其周围 2～3 分钟;用单或双拇、食指或多指缓稳地用力捏拿肘后滑囊及其上下数十次。

(2)拨按擦擦肘后法:用一手托扶伤肢肘部前方固定,另一手拇指缓稳用力拨理,按压肘后滑囊部及其周围 2～3 分钟;用一手小鱼际或掌指关节擦、大鱼际擦肘后部病变部位 3～5 分钟。

屈伸回旋肘部法:用一手握住肘部,另一手拿住腕部,两手协同用力,先缓缓地伸屈肘关节数次,再顺时针与逆时针方向回旋活动肘关节数次。

(3)按揉相关俞穴法:用一手固定伤侧肢体适宜部位,另一手拇指按压伤侧缺盆,按揉臂臑、扭伤、外关等穴各 30 秒。

【其他疗法】

1. 中药

(1)内服:正骨紫金丹或五虎丹。

(2)外敷

①组成:穿山甲(代)30g,天南星 20g,生半夏 20g,茯苓 20g,防己 20g,龙骨 15g,牡蛎 15g 等。

②功效:软坚散结、利水消肿。

③制法与用法:药共碾为细末,混合均匀;再用温水、热醋各半,将药粉调匀,外敷患部。

2. 针灸　可用三棱针点刺 3～4 处,然后加以挤压,外用消毒敷料加压包扎。

3. 理疗　理疗对于尺骨鹰嘴滑囊炎的治疗与康复无明显的作用。

4. 局部封闭　可用醋酸氢化可的松 25mg 加 1% 普鲁卡因 1mL 封闭,注射前应先抽出滑囊中的渗液,然后再注入药物,有较好疗效。

5. 手术疗法　对于顽固病例可行滑囊切除术治疗。

【注意事项】

1. 嘱患者避免肘后部着力,防止复发。

2. 挤破滑囊后应加压包扎。

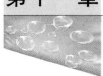

第十一章

腕手部伤筋

　　腕部位于前臂与手部之间,手部是人体比较精细的器官,手部的肌腱、神经、血管借助于腕部与上肢相连,腕手部也是人们在生产劳动、日常生活、学习中赖以生存的重要器官,手部感觉器官最为灵敏,人们进行各种社交活动及各种劳动都离不开双手。腕及手部结构复杂,关节囊筋肉小而多,还有出入腕部的神经、血管等。所以,当腕部及手部受到突然外力及长期过度劳累等因素,不论损伤哪一部分,都会引起腕、手部伤筋。

第一节　腕关节扭伤

　　【概述】　腕关节扭伤多由直接暴力或间接暴力等因素引起腕部关节、肌肉、肌腱、鞘膜等组织病理性伤害,出现腕部疼痛、肿胀及活动不利为主症的损伤性疾病。为临床常见的一种损伤,任何年龄均可发生,青年人多见。

　　【相关解剖】　腕部是前臂与手部联络的枢纽,腕关节是腕部的重要组成部分,腕关节包括桡腕关节和腕骨间关节。腕部结构复杂,筋肉组织较多,有从前臂来的长肌腱,亦有很多起自腕骨和掌骨处的短小手部肌肉。腕部除桡、尺骨外,尚有 8 块腕骨,骨与骨之间借助于关节囊相互组成腕骨间关节,并与相应桡、尺骨端关节面构成桡腕关节、腕掌关节,关节周围有许多韧带、肌肉、肌腱、腱膜附着以稳定和加强关节。因此,腕部受直接或间接外力影响,引起伤害,其损伤性质不同,临床表现各异,处理方法不同。因腕关节受直接或间接暴力只伤害筋肉组织而无骨断裂者极为少见,所以腕部急性损伤须排除骨折。本节讨论仅限于腕部周围筋肉组织病理性伤害,如图 11-1。

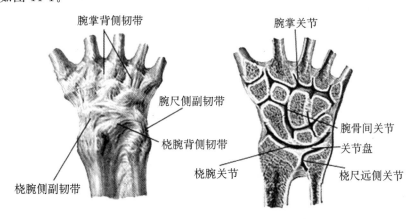

腕的韧带（背面观）　　　　　腕关节冠状切面（背面观）

图 11-1　腕关节

【病因病理】　一般多由外伤直接暴力或间接暴力所致。间接暴力以扭挫伤多见,亦有手提重物不慎跌仆时手掌撑地猛力背伸,致使腕部筋脉受损,气血瘀滞,亦可由腕关节超负荷的过分劳累或腕关节长期反复操劳积累而引起。

腕关节过度背伸,手掌着地伤及桡腕掌侧韧带;过度掌屈,手背着地伤及桡腕背侧韧带;过度尺偏,易伤及腕部桡侧副韧带;过度桡偏极易伤及腕部尺侧副韧带。同时关节囊、肌腱、筋膜、神经、血管因受到牵拉而损伤。严重者可发生三角纤维软骨的破裂,暴力过大时伴有撕脱性骨折和脱位,应以鉴别。

中医学早有认识,巢元方的《诸病源候论》曰:"腕关节扭伤,皆是卒然致损,故气血隔绝,不能周荣,或瘀久内结,经久难瘥,从而破坏了腕部的和谐自稳态,而伤筋成瘀。"薛己著《正体类要·正体主治大全》记载:"肌肉间作痛,营卫之气滞也……筋骨作痛者,肝肾之气伤也……"

【临床表现】

1. 病史　一般有明显外伤史或经常性扭拧动作的劳损史。任何年龄均可发生,青壮年及运动员多见。

2. 症状　急性损伤、腕部疼痛、无力、功能活动受限,轻者腕部大幅度活动时疼痛出现。重者,明显疼痛、肿胀,活动受限或疼痛加剧。慢性劳损腕部疼痛不甚,无肿胀,仅腕部活动幅度较大时,伤处可有痛感,腕部常有乏力和不灵活感。

3. 检查　急性伤处有明显压痛,拒按,肿胀,钝厚,皮温略高,不能屈腕伸腕,尺偏、桡偏、纵向挤压试验阴性。慢性伤处触之筋肉僵硬酸痛,单一方向活动时,损伤韧带多有牵拉痛。各个方向运动均有疼痛,活动受限者,提示韧带、肌腱、关节囊的复合性损伤。前臂旋转或握拳尺偏挤压痛为腕三角软骨损伤。

4. 影像学检查　X线片可排除骨折与脱位。

【诊断与鉴别诊断】

1. 急性损伤有明显扭伤史,腕部疼痛较重,肿胀,活动受限。

2. 慢性损伤有经常做腕部旋转的劳累史。腕部无力酸痛,弹响松动感,腕部活动幅度较大,腕部疼痛。

3. 腕部掌屈、背伸、尺偏、桡偏及旋转试验阳性。

由于腕部扭伤比较复杂,临证时须注意与桡、尺骨远端骨折,腕骨、月骨骨折等伤病相鉴别。

4. X线片可排除骨折与脱位。

【推拿治疗】

1. 治疗原则　舒筋通络、行气活血、镇定止痛、恢复功能。

2. 施术部位　以患侧上肢及腕部为主。

3. 主要穴位　少海、通里、神门、尺泽、列缺、太渊、泽间、内关、大陵、合谷、阳溪、曲池、阳池、外关、三阳络、后溪、阳谷、小海等穴。

4. 施术手法　摩、揉、按、拿、拨、动法等。

5. 时间与刺激量　每次治疗 10 分钟为宜;新伤肿痛明显者,手法刺激宜轻;陈伤肿痛轻者,刺激宜重。

6. 手法操作

(1)单掌摩揉腕臂法:患者正坐,医者立于伤侧前方,一手托握腕部健侧,另一手循经络路线摩、揉损伤部及前臂 3 分钟左右(腕部以摩为主)。

(2)按揉腧穴握腕法:医者用一手固定伤肢,另一手拇指循经按揉相应的腧穴,以酸胀为度;用双手多指握拿腕部一分钟,以达到镇定止痛的目的。

(3)拨筋动腕牵指法:医者一手固定伤肢适宜部位,另一手拇指或中指重拨腋部、肘部或臂部大筋数次,有麻胀感传导至手部为佳;一手拿腕部,另一手拇指轻柔地弹拨损伤处之筋肉数十次;用双手握拿掌指部,牵拉损伤之筋肉,并将腕关节掌屈、背伸、侧偏及环转活动数次;双手掌相对往返搓前臂至腕部数遍,捻揉、牵抖五指结束。

【其他疗法】

中药熏洗

组成:桂枝 12g,伸筋草 15g,透骨草 15g,苏木 10g,红花 10g,木瓜 10g,三棱 12g,大黄炭 9g 等。

用法:将上述中药用纱布包裹,放入砂锅内,加水 2000mL,浸泡 1 小时,然后加热煮沸,趁热熏蒸患处,待水温下降,以患者能耐受为度,将患部浸入药液 20 分钟左右,用毛巾浸药液洗揉按摩患处,每日早晚熏洗 2 次,3 天 1 剂。

【注意事项】

1. 急性扭挫伤瘀肿严重者,要局部冷敷,并立即进行软固定(3～5 天);肿痛减轻以后,可配合热敷、磁疗、熏洗等。

2. 固定解除以后,用"护腕"保护,注意局部保暖,避免寒冷刺激。

3. 腕关节可适当活动,但不可过量,不能用力,防止诱发或加重损伤。

第二节　桡骨茎突部狭窄性腱鞘炎

【概述】　桡骨茎突部狭窄性腱鞘炎又称拇短伸肌和拇长展肌狭窄性腱鞘炎。是由于经常性的反复拇指内收、外展及腕部尺偏活动引起保护拇短伸肌与拇长展肌的腱鞘发生病理性损伤,出现桡骨茎突部疼痛与压痛,腕部不能尺偏活动的一种伤病。成年女性多见,中医学把本病归纳为腕部伤筋范围。

【相关解剖】　腱鞘是保护肌腱的滑囊。有内外两层,内层与肌腱紧密黏附,外层通过滑液腔与内层分开。在两端,内外两层相互移行而构成封闭的腔隙。内层与外层之间有滑液,可减少肌腱运动时的摩擦。在腕部、掌指部、足部和肩部肌腱等处均有腱鞘,保护肌腱免受骨骼和其他组织的摩擦和压迫,保证肌腱润滑,使之有充分的活动度。

拇长展肌起于尺骨和桡骨中部的背面,止于第 1 掌骨基底部外侧,具有拇指外展活动的作用。拇短伸肌起自前臂背面的骨间膜,止于拇指第 1 指骨基底部背侧,具有背伸拇指及外展拇指的功能。两条肌腱在桡骨茎突部共同进入一个腱鞘,长 7～8cm。腱鞘表面覆盖有腕背侧韧带。下方为桡骨茎突部的纵行骨纤维沟,沟浅而窄,表面粗糙不平,伸或外展拇指时,肌腱在腱鞘内摩动,鞘膜在沟面滑动。肌腱出骨性纤维管以后有 105° 的角度折向止点。此角度女性较大,拇指内收和腕关节尺偏时,此角度进一步加大,如图 11-2。

【病因病理】　腕部与指经常活动或短期内活动过度,桡骨茎突部腱鞘受到急慢性损伤及风寒湿的刺激是导致本病的主要病因。

在日常生活劳动中,经常用拇指用力内收和做腕关节的尺偏动作,使肌腱在狭窄的腱鞘内不断运动摩擦,反复的机械性刺激日久可引起肌腱、腱鞘的损伤、炎症、水肿、充血、鞘壁增厚,管腔狭窄,肌腱因受挤压而变细,但其上、下两端增粗,在腱鞘内滑动困难,甚至发生肌腱纤维的磨损或撕裂。少数病例发生桡骨茎突部骨膜炎,局部增生或硬结,产生临床症状、体征。病变迁延日久,腱鞘纤维变性、挛缩,腱鞘腔隙进一步狭窄则症状加重或成为顽疾。

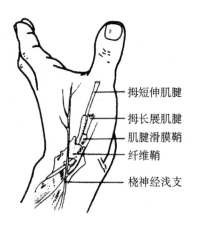

拇短伸肌腱
拇长展肌腱
肌腱滑膜鞘
纤维鞘
桡神经浅支

图 11-2　桡骨茎突部腱鞘

【临床表现】

1. 病史　起病缓慢,一般无明显外伤,偶有用力过度而突然发病者,中年女性多见。

2. 症状　患者腕部桡侧疼痛或酸痛,提物无力,提壶倒水动作痛剧,腕部尺偏受限,可放射至前臂或手指。拇指无力,伸拇活动受限。

3. 检查　桡骨茎突部或拇指掌面基底部之间压痛明显,轻度肿胀,并可触及与软骨相似的豆状硬结。拇指外展背伸时有摩擦感或弹响声,屈拇握拳尺偏试验阳性。

4. 影像学检查　多无异常。

【诊断依据】　本病多见于中年女性,主要表现为腕部桡侧疼痛,可向手及前臂放射。拇指活动无力。倒热水瓶时疼痛明显。可有弹响和闭锁。局部压痛明显,轻度肿胀并可触及与软骨相似的豆状硬结。屈拇握拳尺偏试验阳性。

【鉴别诊断】　桡骨茎突狭窄性腱鞘炎须与交叉综合征,第一腕掌关节炎及舟大、小多角关节炎相鉴别。交叉综合征比较罕见,疼痛肿胀部位位于腕关节近侧 4cm 左右的肌腹交叉处。而相邻关节的骨性关节炎多有影像学方面的改变,如骨赘形成、关节软骨退变硬化、关节间隙改变等。

【推拿治疗】

1. 治疗原则　活血祛瘀、消炎止痛、疏通狭窄、恢复肌腱滑动功能。

2. 施术部位　伤侧桡骨茎突部周围。

3. 主要穴位　曲池、阳溪、合谷、偏历、列缺、鱼际等。

4. 施术手法　擦、揉、拨、理、拔伸等。

5. 时间与刺激量　每次治疗 15～20 分钟,每日 1 次,刺激量因人因证而酌定。

6. 手法操作

(1)推擦揉擦腕部法:患者正坐或仰卧,腕部垫枕,掌面朝下。医者坐或立于伤侧,用一手握持伤侧腕部,另一手小鱼际部推、擦伤处及其上下;用拇指或大鱼际部反复揉、擦桡骨茎突部,以热感为度。

(2)拔伸屈腕拨理法:医者一手与伤侧手掌相合握住拇指,另一手拇指按于桡骨茎突部,余四指固定腕部尺侧,在双手反向拔伸下,将腕部向尺侧屈曲。拇指弹理该处肌腱数十次。

(3)揉拨按压腧穴法:医者以拇指揉拨手阳明大肠经的肘下段数遍;而后压缺盆,弹拨腋下大筋、上臂桡神经点,点曲池、列缺,揉拨阳溪、合谷。

【其他疗法】

1. 中药熏洗或敷以消炎止痛膏。

2. 内服小活络丹。

3. 醋酸泼尼松龙 12.5mg 加 1% 奴夫卡因 2mL,做鞘管内注射,每周 1 次,每疗程 3 次。

4. 对于局部有硬结,非手术疗法无效且症状严重者,可考虑手术治疗,切除部分鞘管,效果甚好。

【注意事项】

1. 治疗期间应注意休息,尽量避免拇指内收、外展和腕关节的用力活动。

2. 局部注意保暖,避免寒凉刺激,加重病情。

第三节　腕部腱鞘囊肿

【概述】　腕部腱鞘囊肿古称"腕筋瘤"。是由外伤或慢性劳损等因素,使腕部关节囊或腱鞘附近逐渐形成一个质地或软或硬的半球形凸起的囊性物,引起腕、手部酸软无力,甚至疼痛为主症的一种慢性伤病。腕部腱鞘囊肿常见于腕背面、腕关节掌侧面、手指背面和掌面、足背部,膝部的侧面和腘窝等处亦有发生。多见于青壮年女性。

【病因病理】　本病的原因不明,但临床观察与外伤有一定关系。有人认为是由于关节囊或腱鞘膜向外突出,形成疝状物,亦有人认为系黏液样变性所致;或由于结缔组织内局部胶样变性所致。

中医学把本病分为气滞型与瘀结型。

【临床表现】

1. 病史　多有外伤刺激,慢性积累性损伤史,青壮年女性好发。

2. 症状　腕部有一缓慢发展的半球形隆起物,患者自觉囊肿处轻度无力、酸胀、疼痛,如囊肿与腱鞘相通,则患部远端有无力感,囊肿过大时腕关节活动过度,可出现腕部酸胀无力。

3. 检查　囊肿表面光滑或皮肤粘连,初期囊肿呈半球形隆起,质地柔软,推之可动,并有轻微波动感,时大时小。后期囊肿纤维变性,囊肿变小则坚硬,按之酸胀疼痛,向周围放散性疼痛。若正中、尺神经受压,则有神经受压症状。

4. 影像学检查　多无异常改变。

【诊断依据】　依据病史、症状、体征即可诊断。

【推拿治疗】

1. 治疗原则　理筋散结、活血化瘀。

2. 治疗部位　囊周局部及其周围。

3. 主要穴位　外关、内关等穴。

4. 施术手法　按、揉、推、挤法等。

5. 时间与刺激量　每次治疗 5~7 分钟,刺激量因人因证而定。

6. 手法操作

(1)按压内外关穴法:患者取坐位。医者双手拇、中指重叠,相对挤压内关、外关穴 1 分钟,使手部有麻胀感为度。

(2)屈腕按揉推挤法:患者取坐位。医者双手托握腕部,将腕关节略向囊肿的对侧屈曲,使囊壁紧张,双拇指在囊肿局部及其周围按揉 5 分钟,或以局部充血、麻木为度;继之,双手拇指重叠揿定囊肿近端边缘用力向远端推挤,使囊壁破裂、肿物消散。本法适用于较软的囊肿。以上手法使囊肿消散后,随即加压用绷带包扎固定 3 天。

【其他疗法】

1. 针灸　在囊肿四周用普通针灸针穿通囊壁,对刺 4 针,中央 1 针,每日 1 次,每次留针 30 分钟,拔针后在囊肿处加压压迫,将囊肿内液挤出于皮下,囊肿变平而愈。

2. 封闭　局部麻醉下用较粗的针头穿刺,尽量抽出胶状液,然后注入醋酸氢化可的松 0.5mL,加压包扎。

3. 手术疗法　囊肿摘除术为常用的可靠方法。宜在止血带下进行,采用局部浸润麻醉。

【注意事项】　注意患部的休息,避免过量的手部活动。

第四节　桡尺远端关节错缝

【概述】　桡尺远端关节是在腕关节过度背伸或前臂强力旋前、旋后作用下,引起该关节间隙增宽并伴周围韧带病理性损害,出现握力减退,前臂旋前、旋后疼痛,活动受限为主要表现的伤病。可发生于任何年龄,以青年人和中年妇女多见。

【相关解剖】　桡尺远端关节由桡骨远端尺骨切迹与尺骨下端的半环形关节面构成,有纵横两个关节腔,关节腔隙狭窄,关节囊比较紧。其纵形腔隙即桡骨围绕尺骨转动的两个关节面之间的腔隙,有腕部背侧、掌侧韧带固定和加强,为车轴关节。横形腔隙位于尺骨头远端与三角软骨盘之间,又称三角软骨关节盘。其尖部附着于尺骨茎突的外侧,底部与桡骨的尺骨切迹下缘相连,上面光滑而凹陷,和桡骨的尺骨切迹与尺骨头共同构成桡尺远端关节,下面光滑微凹,与月骨的内侧部构成桡腕关节的一部分,中央部薄弱,易穿孔,周缘肥厚,与关节囊愈合。三角软骨将桡尺关节与桡腕关节完全分隔,三角软骨中央部穿孔时,两关节腔相通。

桡尺远端关节的稳定依赖于三角软骨与尺桡掌、背侧韧带,该韧带具有防止前臂旋前、旋后时三角软骨被撕裂的作用,又可限制前臂过度前、后旋转。三角软骨对桡尺远端关节的连接具有重要作用,桡尺近端、远端关节共同完成前臂前、后旋转功能,如图 11-3。

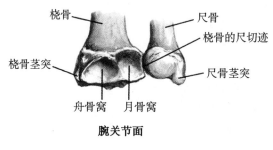

腕关节面

图 11-3　桡尺远端关节

【病因病理】

1. 急性外伤　摔倒时手掌着地,腕关节过度背伸或前臂旋前、旋后间接扭拧外力,迫使桡尺远端关节分离,关节间隙增宽以及尺桡关节面错缝、错位,伴有掌侧、背侧韧带病理性损伤,甚者三角软骨盘破裂。伤害后组织有渗出或血管破裂出血,即可形成瘀肿,使腕关节活动受到影响。

2. 慢性劳损　经常性的长时间前臂旋前、旋后劳动,增加腕部的退变,引起尺桡掌、背侧韧带松弛,弹性减弱,使筋束骨的能力降低,极易造成桡尺远端关节的分离。

3.三角软骨盘先天发育不良是引起本病的内在因素。

【临床表现】

1.病史　有外伤或慢性劳损病史,急性损伤多发生于青壮年及运动员,慢性劳损多发生于中年女性。

2.症状　腕部尺侧、桡尺关节背侧疼痛不适,急性损伤有轻微肿胀,患者自觉腕部疼痛无力,握力减退,不能端举重物,腕关节及前臂旋转活动受限,动则疼痛加剧。慢性损伤,手不能完成平举重物,腕部不能用力扭转、拧洗毛巾,前臂旋转活动时可出现弹响声。

3.检查　前臂旋转或腕关节屈伸支撑时挤压软骨盘而使腕部上方疼痛加剧并向前臂放散。若合并尺桡关节掌、背侧韧带松弛时,尺骨小头较正常隆起,前后推动有松动感。若在前臂旋转活动出现弹响的同时并有尺骨小头前后滑动,则为关节错缝。屈腕尺偏或极度背伸尺偏向尺骨小头方向,撞击试验阳性,则提示三角软骨盘有损伤。

4.影像学检查　提示桡尺远端关节间隙增宽者为桡尺远端关节分离。间隙变狭窄,为关节错缝。三角软骨破裂要做腕关节造影。

【诊断依据】　根据急、慢性损伤史,局部检查的症状及前臂回旋试验阳性体征,即可明确诊断。

【鉴别诊断】　若有腕部背伸手掌着地急性损伤者,应注意鉴别桡、尺骨下端,腕骨,月骨的骨折。

【推拿治疗】

1.治疗原则　整复移位、理筋止痛、舒筋活络。

2.治疗部位　下尺桡关节周围。

3.主要穴位　扭伤、外关、内关、神门等穴。

4.施术手法　点按、握拿、旋动法等。

5.时间与刺激量　治疗时间与刺激量视具体情况而定。一般手法在1分钟内完成,动作应轻巧柔和,不可粗暴。第一次治疗后,应隔3天复查1次。

6.手法操作　以右侧为例。

(1)按压相关俞穴法:患者取坐位,医者立于对面,用拇指分别按压扭伤、外关、内关、神门穴各1分钟,以达解痉镇痛之目的。

(2)顺旋托顶靠拢法:患者取坐位,伸平伤肢,掌心向下。医者立其对面,右手拇、食二指分别捏住桡骨远端的背侧和掌侧,余指扶持大鱼际部,左手食指半屈曲,末节桡侧顶住尺骨小头掌面,拇指扶于尺骨小头背侧。此时,嘱患者腕部放松,术者两手腕部做顺时针的回旋运动,当伤腕转向桡侧时,左手食指向上拖顶尺骨小头,腕部回旋到中立位时,双手拇食指将桡尺远端关节靠拢即可。若一次未成功,可重复数次。此手法适用于尺骨小头向掌侧移位。

(3)逆旋按压靠拢法:患者取坐位,伸平伤肢,掌心向下。医者立其对面,预备动作同上,术者两手腕部做逆时针方向的回旋运动,在回旋运动过程中,拇指按压尺骨小头向下,并将桡尺远端关节靠拢即可。本手法适用于尺骨小头向背侧移位。

施手法后用布带缠绕扎紧桡尺骨远端固定1周,陈伤固定2~3周。固定期间禁止前臂旋转活动。

【其他疗法】

1. 针灸 外关、养老、阳池、阳谷、内关、神门等。

2. 理疗 超声波、高频电疗、离子透入及红外线照射等。

3. 封闭 局部压痛点的患者可做强的松龙封闭治疗。

【注意事项】

1. 急性期宜腕关节制动,用弹力绷带包扎腕部及前臂,固定时间 3～4 周。

2. 避免腕关节的劳累,尽量减少前臂的旋转活动。慢性期可佩戴护腕保护腕关节。

3. 患者进行握拳及腕、肘关节屈伸等练功活动。

第五节 腕管综合征

【概述】 腕管综合征又称腕部正中神经受压征或腕管狭窄综合征。是由直接外力、间接外力及腕部筋肉组织劳损等因素,使腕管的管腔比正常狭窄,压迫其间通过的正中神经,出现以掌面桡侧三个半手指疼痛、麻木,腕关节屈伸活动受限为主要特征的一种伤病。好发于30～60 岁女性。

【相关解剖】 腕管由腕骨与掌侧的横行韧带连接构成一个骨性纤维管。横韧带长 2.5～3cm,宽 1.5～2cm。管腔内有正中神经和拇长屈肌腱及四个手指的指深、浅屈肌腱通过。管腔内组织排列密紧,内压较高,管腔狭小,缺乏弹性易产生腕管狭窄,如图 11-4。

【病因病理】 腕管是一个骨纤维管道,有一定容积,正常情况下,指浅、深屈肌腱在腕管滑动,不会妨碍正中神经。当局部遭受急、慢性损伤引起腕管内容物增粗、腕管腔内压力增高,使正中神经直接受压而发生神经受压症状。

腕部骨折畸形愈合,腕骨舟、月骨脱位,腕部腱鞘囊肿及经常举重致腕部劳损,引起腕横韧带增厚,管内肌腱、腱鞘炎性水肿、增生,亦可导致腕管腔隙狭窄,挤压正中神经,出现正中神经支配区三个半手指疼痛、麻木和知觉异常等。

中医学认为本病是由于急性损伤或慢性劳损,使血瘀经络、寒湿淫筋、风邪侵袭,致气血运行受阻而引起。

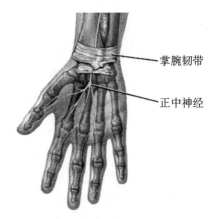

图 11-4 腕管

掌腕韧带

正中神经

【临床表现】

1. 病史 多有急、慢性损伤及劳累史,急性损伤多见于青年男性,慢性劳损多发于 30～60 岁女性。

2. 症状 初期主要为正中神经受压症状,患者手部掌面桡侧三个半手指(拇、食、中、环指 1/2)有感觉过敏、麻木、刺痛或烧灼样疼痛,手指僵硬活动无力等。夜间加重,手部温度增高时疼痛更显著,患者常喜欢将手伸出被窝外面。劳累后加重,活动或甩手后痛减。一般病程四个月以后逐步出现大鱼际肌(拇展短肌、拇对掌肌)萎缩、麻痹及肌力减弱,拇指不能完成对掌动作。

3. 检查 病久者可见大鱼际肌萎缩,拇指不能完成对掌动作。正中神经支配区感觉过敏或迟钝。叩击腕管试验、屈腕压迫试验均阳性反应。

4.**影像学检查** 提示腕管腔隙狭窄或陈旧性骨折及月骨脱位等。肌电图检查提示大鱼际肌出现神经变性反应。

【诊断依据】 依据病史、典型症状和临床检查,即可明确诊断。如有正中神经受压症状,要进一步检查神经受累平面的高度,若腕管以上正中神经受累,前臂的桡侧屈腕肌和拇、食、中三指的浅、深屈肌有不同程度麻痹,则无明显的运动障碍,因拇、食、中指产生屈曲的动力,肌腹在腕管以上,腕管狭窄性综合征正中神经受压在腕管内,所以,正中神经支配三个半手指感觉异常。

【鉴别诊断】

1.**神经根型颈椎病** 颈椎病的麻木区不只局限于手指,前臂同时也出现疼痛感觉减退区,腱反射与神经根受压相一致。

2.**多发性神经炎** 临床表现不局限于正中神经,尺桡神经同时受累,呈手套状感觉麻木区,而且是双侧性。

3.**颈肋** 手指麻木不只限于正中神经,桡动脉搏动减弱。X线提示颈肋。

4.**腕月骨无菌性坏死** 有明显外伤史,腕部酸软无力,握力下降,活动受限,握拳叩击第3掌骨头时,腕部疼痛不适。

【推拿治疗】

1.**治疗原则** 温经通络、疏通狭窄、消炎止痛。

2.**施术部位** 伤侧腕部,以掌面为主。

3.**主要穴位** 内关、外关、阳溪、曲池、合谷、极泉等。

4.**施术手法** 揉、压、搓、动法等。

5.**时间刺激量** 每次治疗15～20分钟,新伤隔日1次,陈伤每日1次;用中等刺激量,手法不宜过重过猛。

6.**手法操作**

(1)揉拨按压腧穴法:患者仰卧。医者坐于伤侧,用中指拨极泉;拇指按揉曲池、阳溪;拇食指捏拿合谷;拇中指对压内、外关穴;拇指揉、压腕部痛点。

(2)推抚揉擦腕臂法:令患者直臂仰掌,医者坐于伤侧,用一手掌自腕部向上推抚前臂三阴经至肘窝部数十次;用拇指揉前臂手太阴、厥阴经路线;小鱼际掌指关节擦腕部掌面数十次。

(3)揉擦腕横韧带法:医者用双拇指或单掌大鱼际揉腕关节掌面数分钟;继之,一手托握腕关节背侧面,将腕关节背伸,另一手大鱼际横擦腕横韧带,也可以揉擦交替。

(4)动腕分掌牵指法:医者双手握拿伤肢腕部及大、小鱼际,做腕关节掌屈、背伸、尺偏、桡偏及顺时针、逆时针旋转活动腕关节各数次;向两侧分、向中间挤腕掌部3～5次;捻揉、牵拉五指各一次。

【其他疗法】

1.外贴宝应膏或万应膏,还可用八仙逍遥汤熏洗。

2.用泼尼松龙12.5mg加普鲁卡因0.5mL大陵穴位封闭,每周1次,每疗程5次。

3.针刺手指痛觉消失或痛剧者,可动员其手术减压,切除腕横韧带。

【注意事项】

1.局部保暖,避免感受风寒湿邪。

2. 腕部宜少用力,忌劳累。

3. 本病临床并不少见,但往往被疏忽,因此必须认真检查。

第六节 指部腱鞘炎

【概述】 指部腱鞘炎又称手指屈肌腱鞘炎、弹响指、扳机指或拇长屈肌、拇深屈肌、拇浅屈肌狭窄性腱鞘炎。是因手指长期的过度屈曲、劳损或外力作用使手指过伸,屈肌腱鞘过牵,使手指屈曲腱鞘产生病理性损伤,出现以疼痛与压痛、手指屈伸不利和弹响为主要表现的一种伤病。常发生于持握用力较多的运动员和劳动者,以女性多见。

【病因病理】 大多由于手指长期、快速活动或手指过度用力活动而发病,本病常发生于拇长屈肌肌腱或指浅屈肌腱、指深屈肌腱的掌骨头处。掌骨头的掌面是屈指肌肌腱纤维管的近端开口部,整个肌腱的滑动部分在周围均有滑动的腱瓣膜,屈指肌肌腱通过狭窄的腕管,进入手掌部尚无明显狭窄,进入手指部分即在骨性纤维管内滑动,尤其是骨性纤维管的开口部最为狭窄。

当局部过劳,肌腱与腱鞘间反复摩擦,造成损伤,发生水肿、肥厚。局部腱鞘逐渐增厚,形成环状狭窄,压迫水肿的肌腱,久而久之肌腱渐成葫芦状肿大,阻碍肌腱的滑动。当肿大的肌腱通过腱鞘管狭窄部,即产生扳机样的动作及弹响。当肿大的肌腱不能通过时,则手指不能伸屈自如。中医学分为瘀滞、虚寒两型。

【临床表现】

1. 病史 有外伤刺激或慢性积累性损伤史。多发于青壮年女性。

2. 症状 患指不能自如伸屈,并伴有疼痛,腕手部无力,勉强伸指时手指出现弹跳动作,晨起不能提物,握物时因疼痛偶有失落,多发生于拇指、中指、环指的屈肌腱。病情继续发展,疼痛加重。患处喜暖怕凉,遇热痛减。

3. 检查 患指掌面掌骨头处触摸到硬结,压痛明显或膨大部在皮下滑动及弹响,若狭窄严重,则触及不到肌腱的滑动,但压痛明显,手指末节不能伸直和全屈。

【诊断依据】 本病根据慢性起病的劳损史,手指屈伸不能自如及弹响等典型症状与临床检查,不难做出诊断。

【鉴别诊断】 须与掌指关节、指间关节扭挫伤相鉴别。

【推拿治疗】

1. 过伸伤指捻揉法 患者取坐位。术者一手将伤指保持过伸位,另一手食指放于掌指关节背侧作支点,拇指置于掌指关节掌面做捻揉动作数分钟,用力要由轻到重,使局部的坚硬压痛点软化。

2. 拔伸伤指回旋法 患者取坐位。术者固定伤肢的掌骨远端,另一手捏住伤指末节,做对抗的拔伸动作,并按顺时针及逆时针方向回旋摇动掌指关节 5～10 次,以增加掌指关节的活动幅度。

3. 过度屈伸伤肢法 患者取坐位。术者一手固定腕关节,用另一手拇指、食指捏住伤指末节缓慢地做极度背伸活动数次;而后,再将伤肢逐渐地尽量掌屈活动数次。

以上三步手法做完为 1 节,连做 3 节为 1 次治疗,在每次手法后应取内关、大陵、合谷、后溪、神门等俞穴进行按压、点揉结束。

【其他疗法】

1. 中药外敷

Ⅰ号处方:鲜土牛膝 50g,食盐 5g。

用法:将药洗净捣烂,加盐调匀,涂敷患处,绷带固定,每日换药 1 次。

Ⅱ号处方:栀子、乳香各 50g。

用法:将药研末,加黄酒适量置锅内加温,搅成糊状,涂敷患处。药厚 1.5cm,加盖油纸,纱布包扎,两天换药 1 次。有皮损者禁用。

2. 冷敷、热敷患处。

3. 口服西药:阿司匹林和布洛芬帮助减轻炎症和疼痛。

4. 理疗:超声和热浴疗法可放松肌肉和肌腱,改善血液循环,促进愈合。

5. 手术治疗:非手术治疗无效时,可考虑手术治疗。

【注意事项】

1. 适当休息,但避免休息过久,以免肌肉萎缩。

2. 急性期使用冰块可消肿止痛。

3. 慢性期可用温湿的毛巾热敷患处。

4. 服用不含类固醇的止痛药可消炎及消肿。

第七节　掌指及指间关节扭挫伤

【概述】　掌指及指间关节扭挫伤是由于手指受突然外力撞击,使指间关节与掌指关节过度掌屈、背伸、扭转,引起掌指、指间关节的侧副韧带、关节囊或关节软骨的病理性损伤,出现以疼痛、活动困难与压痛、肿胀,甚至畸形改变为特征的伤病。是手部常见的损伤之一,多发生于青壮年与体育爱好者。

【病因病理】　多因突然外力冲撞,使手指指间关节与掌指关节过度向侧方弯曲,引起一侧侧副韧带的撕裂伤,甚至断裂,这种损伤多伴有关节囊、关节软骨或指伸、屈肌腱的损伤。重者亦可有骨折、脱位、半脱位。若处理不恰当可造成肌腱变性、挛缩、关节囊韧带增厚,呈梭形肿大,受伤关节发生功能障碍。

【临床表现】

1. 病史　有明显的外伤史,多发于青壮年和体育爱好者。

2. 症状　挫伤后指关节肿胀明显,疼痛,掌指关节或指间关节活动受限。如韧带断裂时,手指偏向一侧畸形,手指关节凸向伤侧。

3. 检查　受伤手指局部压痛,被动侧向活动时,伤侧疼痛加剧。韧带断裂,指关节不稳并出现侧方活动。有时伴有撕脱性骨折,骨片移位;同时伴有关节囊撕裂,由于关节内负压作用,撕脱骨片和韧带被吸入关节腔内。

4. 影像学检查　多提示关节变化情况及有无骨折、脱位。

【诊断依据】　根据明显外伤史、症状、体征即可做出诊断,必要时做影像学检查,以助准确诊断。

【鉴别诊断】

1. 指骨骨折　损伤处疼痛、压痛、肿胀青紫,指间活动功能障碍,与扭挫伤近似,但指骨骨折可见损伤部位成角或缩短畸形,并有骨擦音、异常活动等特有体征。X线片可明确诊断。

2. 指间关节脱位　损伤后,伤处疼痛、肿胀、关节功能丧失等症状与扭挫伤近似,但指间关节脱位可见关节明显畸形,并可触及移位的骨端。

3. 肌腱断裂　由于外力作用,导致手指深浅屈伸肌腱在强力作用下发生断裂,以指伸肌腱断裂为常见,"锤状指"是伸肌腱断裂的主要特征表现。

【推拿治疗】

1. 牵旋屈伸伤指法　患者取坐位。术者用一手拇、食指捏住伤指近节固定,另一手拇、食指捏住伤指末节用力向远端拔伸牵引,并轻柔旋转、屈伸受伤关节,使关节间隙增宽,把卷曲或回缩的关节囊及侧副韧带拉开、拉平。

2. 推理伤指两侧法　紧接上法,在一手维持牵引的情况下,用另一手拇、食指放于受伤关节两侧,做由轻到重的推、揉、理筋手法,使撕脱的骨折片复位,如受伤指关节已伸直,即为理筋手法成功。

【其他疗法】

1. 损伤初期以制动为主,并立即冰敷。

2. 局部外敷并固定。

3. 急性期过后可进行中药熏洗。

4. 指间关节韧带断裂后侧向运动比较明显或有撕脱骨片嵌入关节,应手术治疗。

【注意事项】

1. 治疗期间避免手腕部单一的屈曲动作。

2. 固定解除后可做手指屈曲练习,关节僵硬者可先热敷。

3. 禁止做猛烈的被动屈曲活动,防止再度损伤或损伤加重。

4. 注意休息,不要受寒冷刺激。

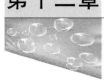

第十二章

股部伤筋

第一节 弹响髋

【概述】 弹响髋是指由于各种急慢性损伤使髂胫束后缘或臀大肌的肌腱前缘增厚、挛缩，当髋关节在主动屈伸活动和行走时，与大转子摩擦发生弹响，而被动屈伸髋关节时则无弹响的现象。临床上可分为关节内、关节外两种，以后者多见。习惯上一般将关节外原因引起的弹响又称为阔筋膜紧张症、髂胫束摩擦综合征、髂胫束劳损。本病多见于青壮年，常为双侧性，一般无特殊不适症状，但对患者心理有一定影响。

【相关解剖】 髂胫束是包绕大腿的深筋膜-阔筋膜的外侧增厚部分。起自髂嵴前部的外侧缘，其上分为两层包裹阔筋膜张肌，并与之紧密结合不易分离，下部的纵行纤维明显增厚呈扁带状，后缘与臀大肌筋膜相延续，向下经股外侧止于胫骨外侧髁。有加强膝部外侧的稳定、限制小腿内收的作用。

【病因病理】

1. 关节外弹响

(1)本病的发生多由于各种急慢性损伤使髂胫束后缘或臀大肌的肌腱前缘增厚、挛缩，在髋关节屈曲、内收、内旋活动时，增厚挛缩的组织滑过大转子的突起部而产生弹响。

(2)女性骨盆宽大，其颈干角度较小，两侧髋部股骨大粗隆向外突出，其突出部与髂胫束发生摩擦，而致局部增粗变厚。当行走及屈伸髋部或髋关节内收、内旋位伸膝时髋部出现弹响。

其病理变化为髂胫束部分纤维撕裂或断裂，局部炎性渗出、皮下出血，久之，则使其增厚变粗或者出现挛缩而活动弹响。重者可影响髋关节的内收活动。

2. 关节内弹响 髂腰肌肌腱行于股骨大转子的前方，止于小转子，所以髂腰肌在活动时可以与髋骨或股骨小转子相摩擦和弹动而发生响声，较少见。

中医认为本病是局部肌筋气血凝滞，血不濡筋，导致筋肉挛缩、疼痛、活动弹响或是关节活动过度，慢性积劳成伤，迁延日久，筋肌肥厚、粘连、挛缩、活动弹响。

【临床表现】

1. 病史 患者多有慢性劳损史，外伤史不明显，以青壮年多见。

2. 症状 患者做髋关节屈伸、内收、内旋活动或行走时，髋部出现弹响声。一般多无症状，通常很少引起不适，但患者因出现响声而感不安。

若同时伴有大转子滑囊炎时，除髋关节主动屈伸等活动有弹响外，大转子后方疼痛有时可放射至大腿后外侧，屈髋体位时疼痛可缓解。

3. 检查 触诊可见大粗隆弹响处的组织变硬或呈条索状变形，压痛。主动活动时用手掌按于弹响处，可感到纤维带从大粗隆上滑过，并有轻微的震动感。患者取站立位或健侧卧位时做主动屈曲、内收、内旋髋关节时能听到响声。

4. 影像学检查 一般无明显异常发现,可排除大转子肥大成骨性突起或大转子部软骨骨瘤、关节滑膜软骨骨瘤及其他游离体等髋部骨性疾病改变。

【诊断依据】

1. 髋部有外伤史或劳损史。

2. 患者自己感到髋部不适,有轻微的疼痛。

3. 当患髋关节屈伸、内收、内旋活动时,可以听到或感到弹响。

4. 患髋大粗隆部位有压痛。

5. 让患者做髋关节屈伸、内收、内旋活动时,在股骨大粗隆部位,可以看到或触到一条粗而紧的纤维带,在粗隆上前后滑动。

【鉴别诊断】

1. 关节内游离体 髋关节活动时弹响,伴有交锁现象,患者感到关节内发出响声和有异物感。X线片显示关节内有小的钙化阴影。

2. 增生性髋关节炎 本病多见于中老年人,髋关节疼痛明显,功能活动受限,X线片显示髋关节增生性改变。

3. 先天性髋关节脱位 由于股骨头和关节囊发育不良,活动时也可能有响声出现,X线片可确诊。

【推拿治疗】

1. 治疗原则 舒筋解痉、滑利关节。

2. 施术部位 臀及股外侧部。

3. 主要穴位 居髎、环跳、风市、阳陵泉、委中等穴。

4. 施术手法 推、揉、拨、擦、捏、拿、动法等。

5. 时间与刺激量 每次治疗20分钟左右,每日1次,刺激量因人因病情而异。

6. 手法操作

(1)推揉拨擦动髋法:患者俯卧位,医者立于患侧,用手或肘在臀部(尤其是大转子周围)及大腿外侧进行推、揉、拨、擦法的治疗5~10分钟,按揉风市穴1分钟;然后立于健侧,一手放在臀部,另一手托起大腿,进行髋关节的被动外展、后伸、旋转活动数次,使局部肌肉放松。

(2)推揉大腿外侧法:患者健侧卧位,医者立其后侧。在大腿前外侧用双手掌下行推、用双手掌重叠或前臂揉病变部位。然后,分别在下肢伸直位与髋、膝关节屈曲位,用双手拇指或掌根按揉臀部、阔筋膜的外侧部、髂胫束至膝关节外侧,上下往返5~8分钟,并配合髋关节屈伸的被动运动。

(3)弹拨按揉推理法:患者健侧卧位,医者立其前方或后方。用双手拇指或掌根弹拨臀部、阔筋膜的外侧部、髂胫束至膝关节外侧,上下往返约数次,按揉环跳、风市各30秒,用单掌擦阔筋膜张肌损伤处,以透热为度。用双手拇指上下推理、按压挛缩、变硬之筋肉数遍。

(4)按揉相关腧穴法:按揉伤侧的居髎、髀关、风市、梁丘、阳陵泉、足三里等穴,每穴按揉1分钟左右,然后压放气冲。

(5)回旋下肢屈拉法:患者仰卧位,助手按压健侧下肢固定。医者立于伤侧,一手握其踝部,另一手扶膝部,将伤肢尽力屈曲,内收内旋,待下肢中立位时顿拉拔伸下肢,然后屈拉伤肢数次。

【其他疗法】

1. 药物治疗

(1)内服:筋脉失养者宜用壮筋养血汤加减。

(2)外用:可用下肢熏洗方或海桐皮汤熏洗;外贴宝珍膏、关节止痛膏等。

2. 卧床休息　疼痛剧烈者,应卧床休息,一般无须固定。

3. 封闭疗法　可用1%的普鲁卡因4mL加醋酸泼尼松龙12.5mg做局部痛点封闭,每周1次,3次为1个疗程。

4. 针灸疗法　可选用阿是穴、环跳、风市、居髎等。

5. 小针刀疗法　痛点阻滞后,可用小针刀松解髂胫束。

【注意事项】

1. 本病如无不适症状,一般无须治疗,向患者解释清楚,解除心理压力即可;如有疼痛不适者,可采用推拿、理疗、封闭等对症处理。

2. 局部注意保暖,谨防受寒受凉。

3. 儿童患者,可局部制动;成年人,应避免髋部过多活动,如长期行走等。

第二节　髋部滑囊炎

【概述】　髋部滑囊炎是指创伤、感染、化学反应及类风湿病变等因素,使髋关节周围滑囊积液,而出现以局限性的肿胀、疼痛、动则痛甚等为主症的一种疾病。

髋关节结构相当稳定,一般伤筋的机会较少,但髋关节滑囊炎临床上并不少见。滑囊是结缔组织中的囊性间隙,它的内壁为滑囊,囊内有稍许滑液,有助于关节肌肉的活动。在髋部周围有许多这样的滑液囊,它可减少肌腱与关节的摩擦,直接或间接地帮助髋关节的运动。临床上常见的比较重要的滑囊炎有髂耻滑囊炎、大转子滑囊炎和坐骨结节滑囊炎等。

【相关解剖】　髂耻滑囊位于髂腰肌与髂耻隆起以及关节囊之间,其上方为髂耻隆凸,下方为髋关节囊,内侧为股血管和股神经,是髂部最大的滑囊,80%与关节囊相通。大转子滑囊位置表浅,位于臀大肌腱附着点与大转子后外侧骨突之间。坐骨结节滑囊附着于坐骨结节上,位于臀大肌之深面,如图12-1。

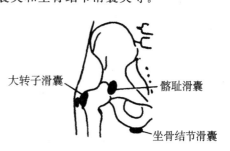

图 12-1　髋部滑囊

【病因病理】

1. 大转子滑囊炎　在日常生活、工作或运动中,该滑囊位置表浅,由于体弱、组织退变,股骨大转子与臀大肌的反复摩擦,使滑囊长期受到刺激,或该部受到外力撞击、扭挫或髋关节的过度活动,以致发生大转子滑囊炎。

2. 髂耻滑囊炎　髂耻滑囊80%与关节囊相通。所以,①当髋关节受到外力撞击和髋关节活动过度,关节囊受到伤害时,引起无菌性炎症,可影响髂耻滑囊,发生滑囊炎;②药敏反应、类风湿因子的炎性刺激、细菌感染(化脓)造成关节囊、血管、神经的损伤,影响到髂耻滑囊,发生滑囊炎。

3. 坐骨结节滑囊炎　滑囊附着于坐骨结节上,位于臀大肌之深面,所受压力最大,故久坐硬凳或局部撞击、受寒等因素均可导致坐骨结节滑囊的无菌性炎症。

损伤后的滑囊早期发生滑囊内浆液渗出,形成局限性肿胀,日久囊壁增厚,渗出液的吸收受到影响,从而形成慢性肿块。

药物反应、结核、肿瘤和细菌感染而引起的滑囊炎,不在此篇讨论范围。

【临床表现】

1. 病史　本病多无明显外伤史,常为逐渐发病。

2. 症状　髋部逐渐出现局限性疼痛,活动时加重,但髋关节活动无明显受限。

(1)髂耻滑囊炎:股三角区肿胀,患侧大腿常处于屈曲位,如将大腿伸直外展或内旋,则疼痛加重,股神经受刺激压迫时,疼痛可沿大腿前侧放射至小腿内侧。

(2)大转子滑囊炎:股骨大转子后方、上方疼痛。有时疼痛可放射至大腿后外侧,患者不能患侧卧位,通常在日常活动过程中局部疼痛加重,待休息后症状可明显减轻,患者常取屈髋外展外旋体位,以缓解疼痛。但本病不影响髋关节功能活动。

(3)坐骨结节滑囊炎:该病多见于老年人或长期从事坐位工作的人。坐骨结节处疼痛,久坐不能,坐硬板凳或伸膝屈髋时疼痛加剧,站起时,疼痛减轻或消失;平卧时患者喜大腿处于屈曲外展、外旋位。

3. 检查

(1)髂耻滑囊炎:股三角外侧压痛,髋关节屈曲或后伸均可使疼痛加重,滑囊过度肿胀时,腹股沟的正常凹陷消失或隆起,有波动感。

(2)大转子滑囊炎:大转子后方有明显深压痛,髋关节内收、内旋时疼痛加重,滑囊明显肿胀者大转子后方凹陷消失,局部可触及直径 3～4cm 的扁平肿块,有压痛。X 线检查有时可见钙化斑。

(3)坐骨结节滑囊炎:局部明显压痛是本病的主要阳性体征,在坐骨结节较深层可触及一边缘较清晰的扁圆形肿块,大小不等,当臀肌收缩时可产生疼痛,并放射到臀部,坐骨神经受刺激时可出现坐骨神经痛。试探性的诊断可在坐骨结节部局部麻醉后,嘱患者坐于硬椅子上,如无不适,即可确诊。

此滑囊炎易出血,穿刺抽出物可为不同程度的血性液。

【诊断依据】

1. 有髋部损伤或劳损史。

2. 髋部局限性肿胀,疼痛,下蹲步行疼痛加重。

3. 有与滑囊解剖位置相一致的压痛、波动性肿胀,可触及如囊状或豆粒状物。

4. 本病早期除有关节囊肿胀阴影外,X 线检查无破坏性改变。

5. 髋关节的活动不受限制。

【鉴别诊断】　根据各自的临床表现不难做出明确诊断。

1. 髂耻滑囊炎与髋关节骨关节炎、骶髂关节病变相鉴别。

2. 坐骨结节滑囊炎与皮脂腺囊肿相鉴别。

3. 股骨大转子滑囊炎与股骨粗隆结核性滑囊炎相鉴别。

【推拿治疗】

1. 治疗原则　舒筋通络、活血祛瘀、消炎止痛。

2. 施术部位　臀部病变部位及同侧下肢。

3. 主要穴位　环跳、居髎、承扶等穴。

4. 施术手法　推、摩、按、揉、拨、擦、动法等。

5. 时间与刺激量　每次治疗 20 分钟,7～10 次为 1 个疗程。急性期隔日 1 次,手法刺激宜轻;慢性期每日 1 次,手法宜重。

6. 手法操作

(1)推摩按揉臀部法:患者俯卧位或健侧卧位,医者立其伤侧或其后方,用单或双手掌由轻渐重推、摩滑囊部疼痛区及其周围数分钟;用双手大鱼际或拇指缓稳用力按揉滑囊部痛点及其周围数分钟(用力以局部酸胀感为度)。急性期以推摩为主,慢性期以按揉为主。

(2)拨理搛擦伤部法:患者俯卧或健侧卧位。医者立于伤侧或其后方,用双手拇指重叠适度用力,缓稳地拨滑囊部痛点及其周围 1～2 分钟;用拇指在其痛点两侧及其滑囊上部推理数次,用一手小鱼际或掌指关节搛病变部滑囊及其周围数分钟,用鱼际或掌根擦滑囊部痛点数十次或以热为度。

(3)按揉腧穴动髋法:患者健侧卧位,医者立其后方,用双手拇指重叠缓稳地用力深压环跳、居髎、承扶穴各 30 秒。揉之放松压力。嘱患者仰卧位,医者立其伤侧,用双手握扶伤侧下肢适宜部位,协同用力屈伸回旋活动髋关节数次。若坐骨结节附近疼痛,可在屈髋位做膝关节伸直动作数次,以牵拉其疼痛部位,在最后一次伸膝姿势下,用空拳叩击坐骨结节部数次。

以上手法操作适用于大转子滑囊炎和坐骨结节滑囊炎的治疗,若为髂耻滑囊炎,可在患者仰卧位,于伤侧股三角区外部施术,"推摩搛揉拨擦法"10 分钟,"屈伸回旋髋部法"3～5 次,最后用拇指按揉阳陵泉、足三里,大鱼际按压气冲。

【其他疗法】

1. 外治法

(1)局部用双柏散药膏外敷,亦可用中药海桐皮汤煎水熏洗、热敷。

(2)局部用泼尼松龙或醋酸可的松压痛点封闭。

(3)局部穿刺:抽出滑囊内的滑液,并向滑囊内注射醋酸泼尼松,抑制囊液再分泌,同时配合理疗促进炎症消退。

2. 内治法　内服四妙散加减。

【注意事项】

1. 急性期:肿痛明显,在推拿治疗期间,应嘱患者尽量减少髋部活动,尤其不能做髋关节过度屈伸、内、外旋运动。

2. 慢性期:嘱患者注意髋部保暖,避免受风寒湿邪的侵袭,并加强功能锻炼。

3. 坐骨结节滑囊炎者,平时注意坐的时间不宜过长。

4. 滑囊肿胀明显,滑液较多者,应局部穿刺抽液后,再考虑推拿治疗。

5. 若滑囊出现感染、化脓者,则应做相应处理。

6. 若疗效不佳者,可行手术切除滑囊。

第三节　股内收肌群损伤

【概述】　股内收肌群损伤又称大腿内收肌损伤或股内收肌损伤综合征。多因大腿过度外展、骤然牵拉或反复扭挫等因素,导致以股内侧疼痛、筋肉组织异常与压痛、活动痛甚及跛行、抗阻力大腿内收试验阳性等为主症的一种伤病。本病多发生于急性损伤之后,亦可为慢性劳损所致。任何年龄段均可发生。

【相关解剖】 大腿内收肌,包括长短、大小不同的 5 块肌肉。最内侧为扁而长的股薄肌,其深面由上而下并列着耻骨肌、内收长肌和内收大肌,内收长肌和耻骨肌的深面是内收短肌(其间有闭孔神经通过)。以上 5 块肌肉除内收大肌起于坐骨结节、坐骨下支和耻骨下支外,其余 4 块肌肉均起于耻骨;向外下方斜行,耻骨肌止于股骨小转子后下方,股薄肌止于胫骨粗隆内下方,内收长肌、内收短肌、内收大肌均止于股骨粗隆线。该肌群受腰 2～4 脊神经前支组成的闭孔神经支配。其主要功能可使大腿内收并微外旋,如图 12-2。

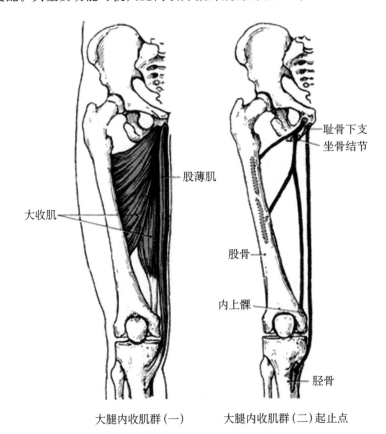

大腿内收肌群(一)　　大腿内收肌群(二)起止点

图 12-2　股内收肌

【病因病理】

1. **急性损伤**　因大腿突然过度外展或过度牵拉,内收肌突然剧烈收缩,超过肌纤维的弹性限度,发生部分断裂或内收肌附着点拉伤,渗血或出血,形成血肿。若治疗不及时或治疗不当,日久血肿机化,产生粘连,刺激闭孔神经,引起内收肌反射性肌肉痉挛。甚则成骨化性肌炎,限制大腿外展、前屈等功能。

2. **慢性劳损**　多因长期用力内收大腿而引起内收肌群劳损。内收肌因劳损而出现痉挛,刺激闭孔神经,疼痛加剧,加重内收肌的痉挛,使肌肉营养不良,代谢产物积聚,形成恶性循环。

【临床表现】

1. **病史**　本病多有明显的外伤史或劳损史。

2. 症状　伤后即感大腿内侧疼痛,尤其以近腹股沟处疼痛更甚;严重病例伤侧髋膝关节呈半屈曲姿势,足不敢着地。疼痛的性质为持续性胀痛或牵扯样疼痛,也可以是撕裂样疼痛。个别病例下肢内侧窜痛及小腹部有不适感。

3. 检查　股内侧肿胀,肌张力增高,广泛压痛,尤其在内收肌群耻骨附丽区压痛更显著。股内侧可有皮下瘀血斑,或可触及粗硬条索状隆起,或肌筋不正,髋关节被动外展时股内侧痛剧。抗阻力髋关节内收试验阳性,屈髋屈膝分腿试验阳性,患侧"4"字试验阳性。

4. 影像学检查　无明显异常,晚期耻骨肌起点处可有骨质增生。

【诊断依据】

1. 多有明显的外伤史或劳损史。

2. 大腿内侧疼痛、肿胀,尤其以近腹股沟处疼痛更甚。

3. 抗阻力髋关节内收试验阳性,屈髋屈膝分腿试验阳性,患侧"4"字试验阳性。

【鉴别诊断】　本病应与内收肌管综合征相鉴别,后者是由于血管受损和神经营养不良而发生的症状和体征。发病后,除有患肢疼痛和跛行外,检查可见患肢皮肤苍白、发凉、温度降低,足背动脉及腘动脉搏动减弱。如果引起股神经营养不良时,可在股神经分布区出现麻木及感觉迟钝等现象。

【推拿治疗】

1. 治疗原则　舒筋通络、活血化瘀、剥离粘连、解痉镇痛。

2. 施术部位　大腿后内侧及内侧。

3. 主要穴位　承扶内侧敏感点,殷门、委中、承山、冲门、股内侧压痛点等。

4. 施术手法　按、推、揉、拿、弹拨、动法等。

5. 时间与刺激量　急性者每次治疗15分钟,手法宜轻;慢性者每次治疗25分钟,手法宜重。

6. 手法操作

慢性股内收肌损伤

(1)推揉压拨拿股后法:患者俯卧位,医者立于健侧。用一手掌根或肘部反复揉压臀部及大腿内侧数分钟。用拇指拨、多指拿大腿后内侧筋肉5～7遍。用拇指按、拨承扶内侧敏感点;拇指按压殷门、委中、承山等穴。

(2)推揉拨拿股内法:患者仰卧,伤肢屈曲外展、外旋;医者立于伤侧。一手掌扶膝外侧固定,另一手掌自大腿内侧血海穴推抚至近腹股沟处数遍。用一手掌根或拇指由内收肌耻骨附丽区向下揉、拨到股内侧下中部5～7遍;多指由上而下握拿内收肌变硬之肌腹(以疼痛敏感区为主),向内后方提捏并前后弹拨该肌数次。用拇指或鱼际部带动皮肤由上而下推理损伤之肌筋肉5～7次,以达到舒筋、消炎、止痛之目的。

(3)回旋屈拉下肢法:患者仰卧位,一助手固定其健肢,医者立于伤侧。医者一手握拿伤肢踝部,另一手扶其膝部,两手协同将下肢屈曲,充分外展、外旋并迅速拔直;再施下肢屈拉手法数次。拇指揉拨阳陵泉穴;大鱼际压放冲门穴结束。

急性股内收肌损伤

(1)推弹拨理肌筋法:患者仰卧位,伤肢屈曲,踝部放于健肢膝部,髋关节外展、外旋。医者立于伤侧,双手捏紧损伤之股内收肌群,以指腹尖端用力,从该肌起始部到大腿内下方弹拨(或推扳)数遍;双拇指推理、按压损伤之筋肉数次。以达到舒筋、解痉、止痛之目的。若手法施术症状不减轻者,可再用慢性损伤手法施术。

(2)弹拨推揉舒筋法:患儿站立,两足分开与肩等宽。医者蹲于伤侧,一手扶其臀部固定,另一手拇指放于大腿外侧,余四指与肌纤维方同垂直左右弹拨紧张之内侧肌群;该手四指顺肌纤维走行方向自上而下推揉数遍(力量不宜过重),以达到解痉、舒筋、祛痛之目的(此法适用于学龄儿童)。

【其他疗法】

1. 药物疗法

(1)内服:治宜活血化瘀、消肿止痛为主,可用活血止痛汤、桃红四物汤或筋骨痛消丸、伤科七味片等。

(2)外治:局部外敷消肿止痛的双柏散、消瘀止痛膏、奇正消痛贴等。

2. 封闭疗法:可用1%的普鲁卡因4mL加醋酸泼尼松龙12.5mg做局部痛点封闭。

3. 可酌情应用中药熏洗、热敷、理疗等。

【注意事项】

1. 附睾、膀胱、子宫及附件等泌尿生殖器官发生炎症时,股部前内侧亦常出现压痛或感觉过敏。此不属于本手法治疗范畴,故应注意鉴别诊断。

2. 因骨折引起的内收肌损伤者,骨折未愈合时,慎用本手法治疗,尤其注意禁用"回旋屈拉下肢法"手法的施术。

3. 急性损伤,术后嘱患者休息3天;慢性损伤,术后嘱患者每日主动抬腿分髋锻炼2～3次。

第四节　股四头肌损伤

【概述】　股四头肌损伤是由于直接外力或间接外力作用导致该肌的损伤,出现局部疼痛,髋、膝关节屈伸活动受限等临床症状的一种伤病。若肌腱断裂者,疼痛剧烈,行走困难或跛行,膝关节主动伸直功能丧失。多见于运动员。

【相关解剖】　股四头肌由股直肌、股内侧肌、股外侧肌及股中间肌组成。股直肌起于髂前下棘和髋臼上缘;股中间肌位于股直肌深面,起于股骨体前方;股内侧肌和股外侧肌分别起于股骨嵴的内、外侧缘;4块肌肉联合而形成股四头肌总腱,包绕髌骨,并向下延续为髌韧带,止于胫骨粗隆。股四头肌的生理横断面大,是全身最有力的肌肉。该肌受股神经支配,主要功能为伸直膝关节,股直肌有屈曲髋关节的作用,如图12-3。

【病因病理】　本病多因股四头肌猛烈收缩或被过度牵拉所致。亦可由直接暴力撞击而引起,如:膝关节半屈曲位,突然强烈收缩股四头肌,可引起股四头肌的全部肌腱或其中一条肌腱从其肌肉附着处或肌腱交界愈合处撕脱、撕裂、断裂等损伤。临床上以股直肌腱断裂损伤最为多见,股外侧肌损伤其次。

股四头肌损伤时因致伤力度大小不同,损伤后的组织破坏程度也轻重不同。如:膝关节伸最后30°～60°时股四头肌用力收缩并受到阻力,可使股直肌在髌骨上缘或肌腱中部断裂。损伤轻者,仅有部分肌肉纤维撕裂,局部形成较小的血肿和粘连,经治疗可使血肿消散,粘连松解。损伤重者,股直肌完全断裂,局部组织广泛出血,形成大的血肿,血肿机化或钙化,导致骨化性肌炎的发生。

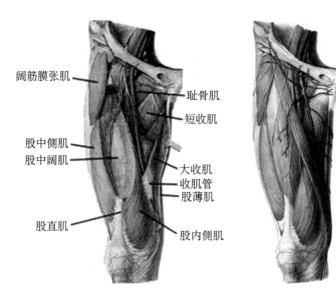

阔筋膜张肌
耻骨肌
短收肌
股中侧肌
股中阔肌
大收肌
收肌管
股薄肌
股直肌
股内侧肌

图 12-3　股四头肌

【临床表现】

1. 病史　有明显外伤史,临床多见于运动员。

2. 症状　伤后局部疼痛、肿胀,髋、膝关节屈伸活动受限制。若肌腱断裂,则疼痛剧烈,行走困难或者跛行,膝关节主动伸直功能丧失。

3. 检查　可见伤处肿胀或皮下瘀斑、压痛明显。肌腱断裂者,可触到明显凹陷,血肿较大者,触之有波动感。病久者,股四头肌无力或萎缩。屈髋试验、抗阻力伸膝试验阳性。

4. 影像学检查　严重者,早期可明确有无髋骨、髌骨骨折。血肿较大者,晚期可提示股四头肌钙化阴影。

【诊断依据】

1. 大腿前面有明显外伤史。

2. 伤处疼痛、肿胀,局部压痛明显。

3. 髋膝关节活动功能障碍,走路跛行。

4. 屈髋伸膝、股四头肌抗阻试验阳性。

5. 若有断裂可在撕裂部位摸到凹陷。

6. 病程久者股四头肌无力甚至萎缩。

7. X 线检查无明显异常,但可排除骨折。

【鉴别诊断】

1. 该病应与半月板损伤、梨状肌损伤引起的股四头肌萎缩相鉴别,半月板损伤压痛点应在膝关节,梨状肌损伤压痛点应在臀部。

2. 股骨干骨折时大腿局部肿胀变形均严重,下肢短缩,搬动时有明显异常活动和骨擦音。X 线检查可提示骨折。

【推拿治疗】

1. 治疗原则　活血祛瘀、拨离粘连、消肿止痛、恢复功能。

2. 施术部位　股前部为主,小腿为辅。

3. 主要穴位　气冲、髀关、健膝、阴市、血海、鹤顶、阴陵泉、阳陵泉及痛点等。

4. 施术手法　推、抚、摩、揉、叩、捏、拿、动法等。

5. 时间与刺激量　每次治疗 20 分钟左右,刺激量视病情而定。

6. 手法操作

(1)推抚摩揉股部法:患者仰卧位,医者立于伤侧。用双手掌自上而下或自下而上推抚、摩、揉股四头肌数分钟(或以热为度)。

(2)捏拿叩打股部法:患者仰卧,医者用双手指由上而下捏拿股四头肌数遍;用小鱼际部或空拳叩打股部和小腿前侧 3～5 遍。

(3)揉压腧穴痛点法:患者仰卧,医者用拇指揉压髀关、阴市、血海、健膝、阳陵泉、阴陵泉等穴;大鱼际压放气冲穴。

(4)屈伸回旋下肢法:患者仰卧,医者一手握拿踝部,另一手扶膝部,两手协同用力屈伸、回旋髋膝关节数次。

【其他疗法】

1. 急性期　肿痛较重者,内服跌打丸、筋骨痛消丸、伤科七味片;外敷正骨散、消肿止痛贴、奇正消痛贴等;肿痛减轻以后,宜用强筋丸、舒筋活血片治疗。

2. 慢性期　宜用中药熏洗,注意加强股四头肌的功能锻炼,但不宜过度疲劳。可配合其他物理疗法。

【注意事项】

1. 对股四头肌肌腱严重断裂者,应立即外科手术缝合,并伸膝位固定。3 周后开始股四头肌静力收缩,4～6 周后开始推拿治疗,逐渐进行膝关节的屈、伸功能锻炼。

2. 肿胀、痛著者,慎用推拿手法治疗。

3. 急性患者疼痛较剧应嘱其暂时卧床休息,内服活血化瘀止痛消肿药物,亦可局部热敷治疗。

第五节　阔筋膜张肌损伤

【概述】　阔筋膜张肌损伤是指由于直腿急剧后伸或长期弯腰、久坐等因素,致该肌发育异常,出现以髋部与大腿外侧疼痛或酸痛不适、髋关节活动受限、髋部弹响等为主要症状的一种伤病。慢性阔筋膜张肌损伤常伴有髂胫束劳损。该病是引起臀腿疼痛的常见病因之一。多见于青壮年,以单侧发病者最常见。

【相关解剖】　阔筋膜张肌起于髂前上棘,肌腹在阔筋膜两层之间,向下移行于髂胫束前缘,受腰 4、腰 5、骶 1 神经组成的臀上神经支配;该肌收缩时可紧张髂胫束并屈曲大腿。大腿深筋膜的表层,称为阔筋膜,其上附着于腹股沟韧带和髂嵴,向下附着于膝关节周围的骨凸,并一直延缓至小腿筋膜。阔筋膜位于大腿外侧的部分最厚,称为髂胫束。髂胫束起自髂嵴,经股外侧止于胫骨外侧髁。有加强膝部外侧的稳定,限制小腿内收的作用,如图 12-4。

【病因病理】　本病多由膝关节伸直时大腿急剧后伸引起。慢性者多为长期弯腰或久坐,髋关节经常处于屈曲位,引起该肌短缩、变性或无菌性炎症。部分病例可因两下肢重力不平衡,使该肌产生劳损。

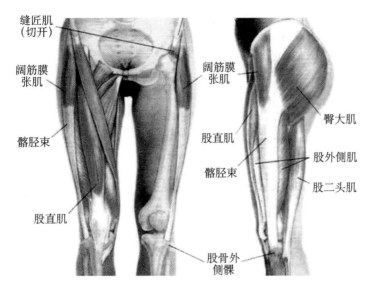

缝匠肌
（切开）
阔筋膜
张肌
髂胫束
股直肌

阔筋膜
张肌
臀大肌
股直肌
髂胫束
股外侧肌
股二头肌
股骨外
侧髁

图 12-4　阔筋膜张肌

【临床表现】

1. 病史　有明显的急慢性损伤史。

2. 症状　髋部酸痛不适,伤肢沉重无力。急性者,在行走提腿时髋部疼痛明显,不能单腿着地负重。病久者,髋部前外方可有麻木感,疼痛多沿大腿外侧放散到膝部。损伤严重者,大腿外侧发紧,走路难以控制,足尖朝外,跛行。

3. 检查　可在髂前上棘下方和股骨大转子前上方触及一压痛区,该肌变硬,滑动按压时,疼痛可沿大腿外侧扩散到膝部。急性期压痛区可触及筋肉组织肿胀。慢性者多可触及髂胫束挛缩变硬;屈伸及内收、内旋活动下肢时,可触及到腱性条索在手下滑动并发出响声。髋关节后伸试验、阔筋膜张肌紧张试验或髂胫束挛缩试验均为阳性。

【诊断依据】

1. 本病多由膝关节伸直时大腿急剧后伸引起。

2. 髋部疼痛或酸痛不适,伤肢沉重无力。

3. 损伤严重者,大腿外侧发紧,走路难以控制,足尖朝外,跛行。

4. 在髂前上棘下方和股骨大转子前上方可触及一压痛区。

5. 髋关节后伸试验、阔筋膜张肌紧张试验或髂胫束挛缩试验均为阳性。

【鉴别诊断】　本病要与先天性髋关节脱位、髋部滑囊炎等疾病相鉴别。

【推拿治疗】

1. 治疗原则　活血化瘀、温经止痛。

2. 施术部位　以患侧臀、髋部及下肢为主。

3. 主要穴位　巨髎、环跳、髀关、风市、气冲、梁丘、阳陵泉、足三里等穴。

4. 施术手法　推、揉、按、弹拨、推理、动法等。

5. 时间与刺激量　急性者,每次治疗 10 分钟左右,刺激量适度。慢性者,每次治疗 15 分钟,手法宜重。

6. 手法操作

(1)推揉大腿外侧法:患者健侧卧位,医者立其后侧。在大腿前外侧用双手掌下行推、用双手掌重叠或前臂揉病变部位数分钟。

(2)弹拨按揉推理法:患者健侧卧位,医者立其前方。分别在下肢伸直位与髋、膝关节屈曲位,用双手拇指放于痛点按揉数分钟。用双手拇指放于压痛区,由轻到重地弹拨该肌腹数分钟,用单掌擦阔筋膜张肌损伤处,以透热为度。用双手拇指上下推理、按压挛缩、变硬之筋肉数遍。

(3)按揉相关腧穴法:按揉伤侧的髀关、风市、梁丘、阳陵泉、足三里等穴,每穴按揉1分钟左右,然后压放气冲。

(4)回旋下肢屈拉法:患者仰卧位,助手按压健侧下肢固定。医者立于伤侧,一手握其踝部,另一手扶膝部,将伤肢尽力屈曲,内收内旋,待下肢中立位时顿拉拔伸下肢,然后屈拉伤肢数次。

【其他疗法】

1. 药物疗法

(1)内服:早期治宜活血化瘀、消肿止痛为主,可用活血止痛汤加减;后期治宜温经活血、壮筋活络为主,可用小活络丹加减。

(2)外治:可用消瘀止痛膏外贴。

2. 封闭疗法　可用1%的普鲁卡因4mL加醋酸泼尼松龙12.5mg做局部痛点封闭。

3. 可酌情应用热敷、理疗等。

【注意事项】

1. 避免局部受风寒湿邪的侵袭,尤其是劳累之后睡卧潮湿之地。

2. 注意纠正工作长期不正确姿势,避免臀部筋膜受到长时间牵拉。

3. 若臀部的软组织损伤应及时及早治疗,同时加强锻炼。

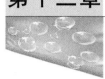

第十三章

膝部伤筋

第一节　膝关节侧副韧带损伤

【概述】　膝关节侧副韧带损伤是指膝关节遭受外力的作用，导致内、外侧副韧带损伤，而出现以内侧或外侧疼痛、肿胀、跛行等为主要症状的一种伤病。

本病属于中医膝缝伤筋的范畴，临床上以内侧副韧带损伤多见。若与半月板损伤和交叉韧带损伤同时发生，则称为"膝关节损伤三联症"。

【相关解剖】　膝关节内侧和外侧各有坚固的副韧带所附着，是维护膝关节稳定的重要结构。膝内侧副韧带扁宽、呈三角形。分为深、浅两层。浅层扁宽而坚韧，起自股骨内上髁，止于胫骨内髁及胫骨体内侧面。其深层纤维与关节囊及内侧半月板相连。内侧副韧带可防止膝关节的异常外翻活动。膝关节完全伸直与屈曲时，韧带紧张，半屈曲时，韧带松弛。外侧副韧带为条索状的纤维束，起自股骨外上髁，止于腓骨小头。外侧副韧带可防止小腿过度内翻。屈膝时此韧带松弛，伸膝至150°时开始紧张，因此膝关节半屈位时，其稳定性相对较差，有小范围的侧向及旋转活动余地，在外力作用下，容易发生损伤，如图13-1。

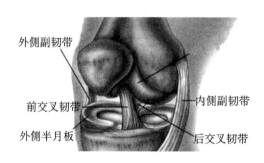

外侧副韧带

前交叉韧带

外侧半月板

内侧副韧带

后交叉韧带

图13-1　膝关节侧副韧带

【病因病理】　膝关节侧副韧带损伤，绝大部分发生于内侧。正常的膝关节有10°左右的外翻。膝关节外侧易受外力的冲击，使膝关节过度外翻而损伤内侧副韧带，使其部分或全部断裂。也可因为膝关节在屈曲位时，小腿突然外展、外旋或内收、内旋，或在足部固定时，大腿突然内收、内旋，外展、外旋而发生膝部内侧、外侧副韧带损伤。内侧副韧带的深部纤维与内侧半月板相连，故在深部纤维断裂时，有可能同时产生内侧半月板撕裂，甚至可并发交叉韧带撕裂。外侧副韧带损伤若严重者，可伴有关节囊的撕裂、腘绳肌及腓总神经损伤，甚至可合并腓骨小头撕脱性骨折。

损伤的病理改变为韧带拉伤、部分撕裂或全部断裂。损伤局部出现瘀肿，影响膝关节的屈伸活动。轻微的撕裂伤,若治疗不当,则断裂的韧带纤维回缩,形成瘢痕连接,造成韧带弛张无力,膝关节功能减退。完全断裂者,膝关节的稳定性丧失。

【临床表现】

1. 病史　本病多有明显外伤史,多发生于中青年。

2. 症状　侧副韧带损伤后,伤侧肿胀、剧痛,膝关节呈半屈状,可勉强行走;韧带完全断裂者,有局限性肿胀,皮下出现瘀血、青紫。由于明显的疼痛、肿胀,影响膝关节的功能活动。

3. 检查　可在股骨内、外髁或腓骨小头上缘与胫骨上端内缘触及压痛点和肿胀区。有韧带断裂者,可摸到断裂间隙及回缩的韧带端。侧向运动试验阳性。

个别慢性损伤的病例,伤侧可触及结节样硬物,压痛明显。若韧带完全断裂,则关节不稳,抽屉试验阳性。

4. 影像学检查　早期可见膝关节内侧或外侧有轻度组织肿胀阴影,并可排除有、无撕脱性骨折或其他病变。若韧带完全断裂者,在膝内、外翻应力下摄 X 线片,伤侧关节间隙增宽或轻度错位。

【诊断依据】

1. 膝部有明显的内翻或外翻损伤史。

2. 伤后膝侧副韧带疼痛、肿胀、皮下瘀血,小腿外展或内收时疼痛加重,行走跛行。

3. 侧向运动试验阳性,关节明显松动者为侧副韧带完全断裂。

4. 如合并半月板或交叉韧带损伤者,可出现关节内积血、麦氏征阳性、抽屉试验阳性等。

5. 影像学检查:在膝内、外翻应力下摄 X 线片,若韧带完全断裂者,伤侧关节间隙增宽或轻度错位。

【鉴别诊断】

1. 膝关节半月板损伤　膝部多有扭伤史或劳损史,主症为膝部疼痛、肿胀;有关节弹响声、交锁征等。体检可见麦氏征阳性、研磨试验阳性,X 线片检查无异常。

2. 膝关节交叉韧带损伤　有典型的膝部外伤史,伤后膝关节疼痛、肿胀,行走时膝关节内有错落感或不稳感,抽屉试验阳性。

【推拿治疗】

1. 治疗原则　活血散瘀、消肿止痛、解除粘连、恢复功能。

2. 施术部位　伤侧膝关节周围及相关部位。

3. 主要穴位　阳陵泉、阴陵泉、梁丘、血海、足三里、风市、地机、气冲、冲阳等。

4. 施术手法　推、按、抚摩、提拉、挤压等法。

5. 时间与刺激量　每次治疗 15～20 分钟;刺激量因人因病情而宜。

6. 手法操作(以内侧副韧带损伤为例)

(1)推按提拉挤压法:患者仰卧位,医者立于伤侧。将患者伤肢踝部夹持于腋下,用手掌托其小腿的后上部,拇指放膝关节内侧副韧带下部附着处;另一手拇、食二指捏住髌上股四头肌联合腱的两侧,屈、伸膝关节,当伸膝时拇、食二指向后推按股四头肌联合腱前部,屈膝时,向上提拉;同时在下面的拇指沿内侧副韧带自下向上挤压、推按 5～7 次,将膝关节放于伸直位。

若韧带断裂,断端回缩,可用一手拇指自韧带附着处向断端推理按压数遍,将其平复,回压固定 1～2 周。应注意在伤膝伸直位施术手法。

(2)屈膝推挤抚摩法:患者仰卧,将伤膝屈至 150°左右,腘窝部垫枕。医者立于伤侧,左手扶其膝外侧固定。右手大鱼际部由下而上沿内侧副韧带纵行推理数遍,而后用大鱼际部在膝内侧自后向前挤按数次;用一手掌轻轻抚摩伤处及其上下2分钟。以活血散瘀,消肿止痛。

手法后,嘱其抬高伤肢。3天后可用中药敷;慢性损伤,手法治疗前后可用中药洗敷。

【其他疗法】

1. 药物疗法

(1)内服:早期治以活血化瘀、消肿止痛为主,可用活血止痛汤加减;后期治以温经活血、壮筋活络为主,可用小活络丹加减。

(2)外治:早期可用消瘀止痛膏外贴,后期可用四肢损伤洗方、海桐皮汤热敷、熏洗。

2. 固定疗法　早期肿胀明显,可先将膝关节内血肿抽吸干净,用弹力绷带包扎,再以石膏托将膝关节固定于功能位4~5周。

3. 功能锻炼　损伤轻者,在2~3天后鼓励患者做股四头肌舒缩练习,后期做膝关节的屈伸运动和肌力锻炼。

【注意事项】

1. 急性损伤或撕裂严重者,禁用弹拨手法,防止破裂组织加重损伤。

2. 慢性损伤触及硬结者,可加弹拨、揉搓手法施术于伤处数分钟。

3. 嘱患者逐步加强膝关节的屈、伸功能练习,以防组织粘连。

4. 急性损伤韧带断裂者,禁用手法治疗,可做外科手术修补术。

第二节　膝关节半月板损伤

【概述】　膝关节半月板损伤是由于膝关节旋转或屈伸动作过猛,导致膝关节内、外侧半月板撕裂、嵌顿,出现以膝部疼痛、肿胀、关节交锁、弹响等为主症的一种伤病。

本病是膝关节损伤中最常见的一种疾病。由于伤力不同,损伤的程度可有明显差异。若损伤程度较轻,用推拿手法治疗,适当配合功能锻炼,多数病例可获得较好效果。若半月板严重破裂伤,则需要外科手术治疗。临床上以外侧半月板损伤多见。

【相关解剖】　半月板是膝关节的缓冲装置。在膝关节内,有内、外两个半月状软骨板,分别位于胫骨与股骨内、外髁之间。在胚胎发育过程中,半月板为一个完全的纤维软骨盘形状,出生前1个月,软骨中心开始软化,在前、后交叉韧带两侧裂开,逐渐形成内、外侧两个分离的半月板。半月板呈新月形,中心薄,周围厚,上面凹陷,下面平坦,有内、外两缘、前、后两角,与胫骨连接不紧密。内侧半月板较大,呈"C"形,有如弯镰刀状,前2/3窄,后1/3宽,内缘较薄,游离于关节内,外缘较厚,与胫骨平台边缘有冠状韧带相连,其中部与内侧副韧带和关节囊紧密相连,以限制其过度移动。外侧半月板较小而厚,前、后角之间的距离较近,呈"O"形,前、后等宽,外缘不与外侧副韧带相连,故活动较灵活。由于其解剖结构上的特点,内侧半月板较外侧半月板更为稳定,如图13-2。

半月板本身无血管组织,其血液供应几乎完全来自半月板的表面和角部紧连关节囊的血管支。由此可见,半月板周围部分血供良好,而其中央部分并无血液供应,其营养来自滑液,所以,若半月板仅在关节囊的附着处部分撕裂,则可在良好的条件下愈合,若半月板内侧部损伤,则修复困难。半月板的存在有利于膝关节的稳定及屈伸、旋转活动,并可调解膝关节内的压力、吸收或缓冲对膝关节的冲击力量。一旦半月板受到损伤,膝关节即失去稳定性及正常的活

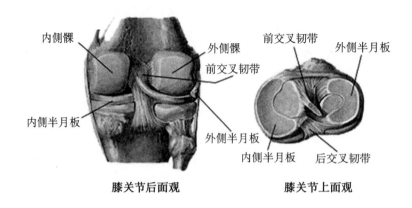

膝关节后面观　　　　　　膝关节上面观

图 13-2　膝关节半月板

动功能,出现一系列临床症状和体征。

据临床观察,一般情况下,半月板是紧紧附着于胫骨平台关节面上,在膝关节的运动过程中,是不动的,只有在膝关节屈曲135°位时关节做内旋或外旋运动,半月板才有轻微的移动,故半月板损伤常常在此体位上发生。

【病因病理】　本病多由外力所致。引起膝关节半月板损伤的外力因素有撕裂性外力、研磨性外力和嵌顿性外力三种。

1. *撕裂性外力*　常发生于内侧半月板。在膝关节半屈曲状态的旋转动作时,股骨牵动侧副韧带,韧带又牵拉内侧半月板的边缘部,而使之产生撕裂。

2. *研磨性外力*　多发生于外侧半月板。因正常的膝关节稍有外翻,故外侧半月板负重较大,若为先天性盘状软骨板,因长期受到关节面的研磨,即使无明显外伤,也可产生半月板分层破裂。

3. *嵌顿性外力*　亦常发生于外侧半月板。在膝关节半屈位时内收着地,身体旋转,迫使小腿突然外旋伸直时,外侧半月板未能及时回到原位,被挤压在股骨外侧髁与胫骨上端外髁关节面之间产生嵌顿。

另外,肥胖者体重过重,半月板本身松动或关节韧带损伤后膝关节不稳定等都是半月板损伤的因素。

半月板损伤后,可出现不同程度的病理改变,如撕裂,变性,边缘及周围组织增生、水肿等,如图 13-3。

【临床表现】

1. *病史*　本病多有典型的膝关节扭伤史。以运动员、煤矿工人、搬运工人多见。男性多于女性。

2. *症状*　伤后局部瘀肿,膝关节弹响,活动受限制,疼痛,交锁,但尚能行走,局部(内、外侧膝眼穴或腘横纹两侧)压痛,患膝软弱无力,迈步不稳,下楼梯时更为明显。病久者,可出现股四头肌萎缩。

(1)半月板撕裂:常见于内侧半月板的关节囊附着处,局部多有微红肿、疼痛,膝关节活动时痛剧。若前角破裂,伸膝时(股骨髁的关节面向后推挤半月板)引起疼痛。中部横裂时,多在负重时痛剧。纵行破裂时(因股骨髁突入破裂部),膝关节不能屈伸活动,常出现交锁。病程久

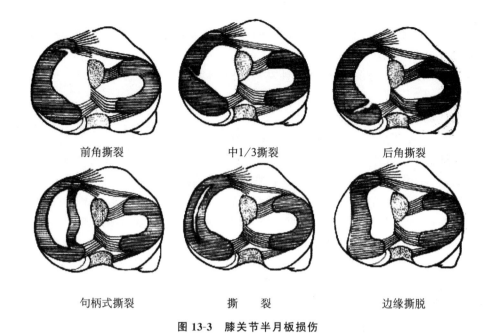

| 前角撕裂 | 中1/3撕裂 | 后角撕裂 |

| 句柄式撕裂 | 撕　裂 | 边缘撕脱 |

图 13-3　膝关节半月板损伤

者,患者多可找到解除交锁的方法,便剧痛缓解。半月板撕裂,时久不愈时,可出现股四头肌萎缩。

(2)半月板分层破裂:每当负重及研磨时疼痛。无明显损伤史,系由过多磨损或多次微细损伤而致病。临床易误诊。

(3)半月板嵌顿:伤膝疼痛剧烈,呈半屈状,不能伸直或全屈,被动过伸时疼痛增剧。伤膝伸直时,在髌腱两侧关节间隙处,可触及 1～3cm 的组织向外凸起,触之钝厚,压痛明显。关节腔内无明显积液。

3. 检查　患膝内、外侧膝眼穴或腘横纹两侧有明显压痛,如为急性期,关节肿胀,多可见浮髌现象,膝关节间隙处的压痛是半月板损伤的重要诊断依据;病久者可出现股四头肌萎缩。研磨试验阳性,膝关节旋转试验阳性,膝过伸试验阳性。

4. 影像学检查　常规拍正、侧位片,多无异常显示,对诊断意义不大,但有助于排除骨性疾患或其他病变。膝关节空气造影、碘油造影、CT 及 MRI 检测均有助于诊断。

【诊断依据】

1. 多有膝关节扭伤史或劳损史。

2. 临床症状:膝部疼痛、肿胀、弹响、打软腿、交锁征。病久者,可出现股四头肌萎缩。

3. 研磨试验阳性,膝关节旋转试验阳性,膝过伸试验阳性。

4. 影像检查:X 线片多无异常显示;CT 检查可直观检查半月板损伤,确诊率高。

【鉴别诊断】　急性期,因有创伤性滑膜炎或同时伴有膝部其他组织损伤,可引起关节内积液、肿胀明显,即使有典型交锁症状或半月板明显移位,也不易确定诊断。此时,应注意观察,待肿胀消退后再做复查,必要时借助于影像学检查。

【推拿治疗】

1. 治疗原则　消瘀散结、活血止痛、解除嵌顿、恢复功能。

2. 施术部位　膝关节周围及相关部位。

3. 主要穴位　膝阳关、外膝眼、阳陵泉、阴陵泉、内膝眼、膝关、曲泉、气冲、冲门等。

4. 施术手法　推、揉、搓、按、擦、摩、动法等。

5. 时间与刺激量　每次治疗 20 分钟左右,每日 1 次;刺激量因人而异。

6. 手法操作

外侧半月板损伤

(1)外旋过伸屈膝法:患者仰卧位,医者立于伤侧,一手握伤踝部,另一手把持伤肢膝部,在小腿被动外旋姿势下过伸膝关节,继而,立即将膝关节过度屈曲(此时多有明显的半月板弹响或复位感觉),再缓缓伸直膝关节(此法用于外侧半月板嵌顿)。

(2)回旋伸膝按压法:被医者仰卧位,医者立于伤侧。一手握拿伤肢踝部,另一手拇指按压外侧半月板痛点,余四指扶住膝内侧,两手协同用力做屈膝 90°,将小腿内收、外旋,并迅速外展,且伸直膝关节,此时,按压外侧半月板痛点之拇指趁机向内按压半月板前角,并顺关节间隙挤压半月板边缘。偶可闻及半月板破裂处的闭合声(用于外侧半月板轻度撕裂)。

内侧半月板损伤

(1)内旋过伸屈膝法:患者取仰卧位。医者立于健侧,操作方法同外侧半月板损伤之"外旋过伸屈膝法"相似,但应在小腿被动内旋姿势下过伸与过屈膝关节(用于内侧半月板嵌顿)。

(2)回旋伸膝按压法:患者取仰卧位。医者立于健侧,操作方法与外侧半月板损伤之"回旋伸膝按压法"手法相似,但应在屈膝姿势下,使小腿外展、内旋、内收,同时将膝关节伸直,另一手(拇指按压于内侧半月板前角,余四指扶膝关节外侧)复位方法相同(用于内侧半月板轻度撕裂)。

缓解手法

(1)推揉擦按屈伸法:患者仰卧位,医者立于其侧。双手掌轻揉、擦患膝关节两侧,以温热为度。继之,双手指沿关节间隙自前向后推理、按压两侧半月板边缘数遍;医者两手分别握拿伤侧踝部及膝部,由小幅度到大幅度缓慢地屈伸膝关节数次。

(2)按压腧穴止痛法:用拇指揉压相应腧穴,以达到止痛的目的。外侧半月板损伤者,取膝阳关、外膝眼、阳陵泉、气冲等穴为主;内侧半月板损伤者,取曲泉、膝关、内膝眼、阴陵泉、冲门等穴为主。

【其他疗法】

1. 外敷中药处方

(1)一号外敷药处方:白及 50g,白芍 50g,甜瓜子 50g,合欢皮 50g,续断 50g,千年健 50g,土鳖 16g,远志 16g,萆薢 16g,白芷 16g,甘草 9g(中年人可加檀香 16g,三七 16g,广木香 16g)。

用法及功效:上药共研细末,用水调匀,然后加鸡蛋清调敷伤处。有逐寒、散瘀、消肿、止痛、续筋之功效。

(2)二号外敷药处方:海桐皮 3g,紫荆皮 3g,羌活 3g,独活 3g,土鳖 6g,木香 6g,牛膝 6g,续断 6g,儿茶 6g。

用法:上药共研细末,蜂蜜调敷。适用于半月板损伤伴有韧带撕裂者。

2. 内治法

初期:活血化瘀、行气止痛;桃红四物汤加减。

中期:健脾除湿、行气消肿;健脾除湿汤加减。

后期：补肾健骨、祛瘀通络；健步虎潜丸加减或舒筋丸加减。

3．理疗　多用于非手术治疗或手术治疗、固定拆除后，以促进患肢功能的恢复，如醋疗、熏洗、激光、红外线等。

【注意事项】

1．因急性损伤关节内有积血或积液者，不宜手法治疗。

2．施术手法后，绷带包扎固定，休息两周，其间可用热醋洗 2～3 次/周。

3．应避免膝关节过屈、过伸活动及过于负重。

4．注意膝部保暖，可用护膝加强膝关节稳定性。

5．推拿非手术治疗 4～6 个月无效者，可考虑手术治疗。

第三节　髌下脂肪垫损伤

【概述】　髌下脂肪垫损伤又称髌下脂肪垫炎、髌下脂肪垫肥厚和髌下脂肪垫劳损。多由于膝关节的屈伸不当、长期摩擦以及退行性改变等因素，出现以膝眼部疼痛无力、肿胀、膨隆等为主症的一种病症。

本病为临床常见病，多见于长期从事膝关节过度屈伸的活动者，如考古人员、导游和运动员。肥胖女性多见。

【相关解剖】　膝部脂肪垫位于股骨髁下部、胫骨髁前上缘、髌骨和髌韧带后方。脂肪垫由脂肪组织构成，它被关节囊的纤维层与滑膜层分别覆盖，呈一钝性三角形结构。垫的中央较厚，向两边展开，并逐渐变薄。两侧缘超出髌骨之外各约 1cm。脂肪垫处的滑膜有一些翼状突起，其中的髌滑膜襞把脂肪垫固定于股骨。脂肪垫有充填间隙、润滑关节、加强膝关节的稳定作用。膝关节伸直时，髌骨和脂肪垫一起被股四头肌拉向上方，以避免脂肪垫被嵌夹在股、胫关节面之间，并可防止摩擦和刺激，如图 13-4。

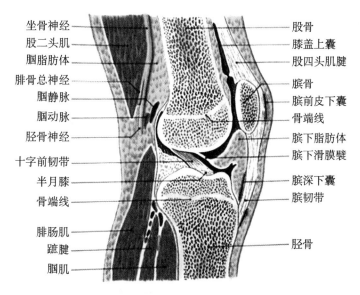

图 13-4　膝关节脂肪垫

【病因病理】

1. 急性损伤 如膝关节突然猛烈地过伸或旋转时,脂肪垫未来得及上移,而被嵌夹于股、胫关节面之间,引起急性嵌顿性损伤。

2. 慢性劳损 若股四头肌力量较弱,肌肉收缩时脂肪垫向上移动不够,在膝关节屈、伸活动时,脂肪垫可受到股胫关节面的挤压,反复的夹挤动作则造成慢性劳损。为本病的常见病因。

3. 继发因素 腰、臀部及膝部其他组织损伤造成膝部动态平衡发生改变后累及脂肪垫所致,如髌骨骨折,半月板损伤,腰、臀部常见的慢性疾病等都可导致脂肪垫劳损。

主要病理改变为脂肪垫充血、水肿、变性和肥厚,甚至出现钙化,脂肪垫与髌韧带之间的纤维形成粘连,失去弹性,而使伸膝活动受到限制。

【临床表现】

1. 病史 有膝部劳损、受伤或受寒史。多见于长期从事膝关节过度屈伸的活动者,女性多于男性。

2. 症状 患者自觉症状是膝前部疼痛或酸痛,当膝关节过伸时,髌腱深面及两侧疼痛加剧。因此,患者不敢伸直膝关节行走。有时疼痛可向后放散到腘部、小腿及踝部。每遇阴雨天或劳累后疼痛加重。晨起时,膝关节疼痛、发僵、无力。当脂肪垫嵌入股胫关节面之间时,则产生交锁,疼痛更剧,休息后才能缓解。膝关节屈、伸活动不利或有紧张感。严重病例,膝关节不能伸直,足尖外撇,足底外侧着地,跛行。

3. 检查 在髌腱两侧膝眼穴处触摸,有丰满隆起的肥厚感与压痛,伸膝时更著。髌腱上端后方明显压痛,尤其在被动伸直膝关节的过程中,拇指向关节间隙推挤脂肪垫时疼痛增剧。病程久者,关节腔可出现少量渗出液,股四头肌萎缩,肌张力降低,膝关节松弛。髌腱松弛压痛试验阳性、膝过伸试验阳性、伸膝挤压试验阳性。

4. 影像学检查 X 线片检查一般无异常。在侧位片上,偶可见到脂肪垫增厚、支架纹理增粗或有钙质沉着。

【诊断依据】

1. 本病多见于长期从事膝关节过度屈伸的活动者,女性多于男性。

2. 有膝部劳损、受伤或受寒史。

3. 膝部疼痛,过伸时加重。

4. 髌韧带两侧肿胀、膨隆。

5. 髌腱松弛压痛试验、膝过伸试验、伸膝挤压试验均阳性。

6. 病久者可见膝关节活动受限。

7. X 线检查可排除骨与关节病变。

【鉴别诊断】

1. 髌骨软化症 本病亦为慢性劳损所致,偶有 1~2 次急性损伤,主症以膝关节过伸疼痛为主,伴有腿软无力,上、下台阶时尤为显著,髌骨研磨试验阳性,膝关节半屈曲位时,出现膝关节酸痛为鉴别要点。X 线检查可见髌股关节间隙变窄、髌骨软骨下出现裂隙、关节面粗糙硬化等征象,即可确诊。

2. 髌腱周围炎 本病多为外伤或劳损所致,主症为髌腱周围疼痛,较髌下脂肪垫损伤疼痛局限性差,膝关节屈伸活动时均可使疼痛加重,X 线检查无明显异常现象。

3. 髌下滑囊炎 本病多见于髌腱周围酸胀痛,适度运动,疼痛有所缓解。局部压痛,较大的囊肿可挤压两侧脂肪垫而明显隆起,肿胀处可触及囊性感;推挤时可向髌韧带两侧滑动。X线检查无明显异常现象。

【推拿治疗】

1. 治疗原则 舒筋通络、活血化瘀、松解粘连、恢复功能。

2. 施术部位 伤侧膝关节周围及相关部位。

3. 主要穴位 梁丘、血海、膝眼、阳陵泉、足三里、委中等穴。

4. 施术手法 推、揉、擦、按、攘、捏、动法等。

5. 时间与刺激量 每次治疗 15~20 分钟,每日 1 次;刺激量因人因病情而异。

6. 手法操作

(1)摩揉攘捏膝周法:患者仰卧位。伤肢膝关节微屈,腘窝部垫枕。医者立于伤侧,用双手大鱼际或手掌摩揉膝部脂肪垫区和两侧及其上下部,以温热为度。用双手掌指关节攘膝部脂肪垫区,小鱼际攘其髌骨上下部位 3~5 分钟;拇、食指左右、上下活动髌骨,并沿髌骨两侧间隙上下滑捏数次,多指捏提髌骨及股四头肌下段数次,以达到活血消炎之目的。

(2)过屈伸膝点揉法:患者仰卧位,姿势同上。医者一手握拿膝部,另一手握住踝部,在伸膝位下,先将膝关节充分屈曲,再使膝关节过伸,同时手掌用力按压髌骨,一手拇指点揉拨刮髌骨旁脂肪垫区痛点 2~3 分钟。以上手法,重复 3 遍。

(3)屈伸回旋膝部法:患者仰卧,医者立于伤侧。一手托握患肢足部,另一手扶持膝部,尽力屈伸膝关节,然后由小幅度到大幅度做顺时针和逆时针方向回旋活动膝关节 5~7 次。

(4)按揉相关腧穴法:患者仰卧位,医者立于伤侧。拇指由轻到重地按揉膝眼、梁丘、血海、阴陵泉、足三里等穴,每穴约 1 分钟。然后压放气冲 1~3 分钟。

若系脂肪垫嵌入关节间隙,施用下面手法处理。

(5)牵旋过屈伸膝法:患者俯卧位,医者立于伤侧。医者一膝部屈曲压按患侧下肢股后下端固定,双手托握踝部,将膝关节屈曲 90°进行拔伸牵引,同时内外旋转小腿,过屈膝关节,再缓缓伸直。此时,被嵌入的脂肪垫即可解除。

【其他疗法】

1. 中药外治 治则为活血行气、舒筋通络;用骨伤洗药熏洗或麝香风湿膏、奇正消痛贴外敷。

2. 中药内治 治则为活血行气、祛风通络;内服舒筋丸、疏风定痛丸。每日 2 次,1 次 1 丸。

3. 疼痛明显者,可配合口服芬必得、双氯芬酸等药物消炎止痛。

4. 术后可配合中药外敷、熏洗、针灸、理疗。

5. 可用 2%的普鲁卡因 2mL 加泼尼松龙 0.5mL 局部封闭,每周 1 次,3 次为 1 个疗程。

【注意事项】

1. 术后可加强股四头肌收缩练习和膝关节功能锻炼。每日做屈伸膝关节动作 20~30 次。

2. 注意膝部保暖、避风寒湿邪、慎劳作。

3. 对伴有膝部其他疾患者,应积极同时施治。

4. 病程超过半年以上且疼痛严重的病例,经非手术疗法无效者,可考虑外科手术处理。

第四节　膝关节创伤性滑膜炎

【概述】　膝关节创伤性滑膜炎是指膝关节因外伤或劳损,使滑膜充血、渗出,产生大量积液,引起以膝关节疼痛、肿胀、浮髌试验阳性等为主症的一种伤病。本病多见于中年以上女性。

【相关解剖】　膝关节滑膜是组成膝关节的主要结构,是全身关节中滑膜最丰富的关节,并在关节前方形成一个很大的滑膜囊,称为髌上囊。80%以上人的髌上囊与关节囊相通。

髌上囊位于股四头肌下部和股骨之间,滑膜富有血管,滑膜细胞分泌滑液,可保持关节软骨面的滑润,增加关节的活动范围,供给营养。关节或肌腱在运动过程中产生大量热量,全赖滑膜内丰富的血液循环得以散热。滑液为黏蛋白碱性液体,可防止酸性代谢产物的有害作用,如图 13-5。

【病因病理】　由于暴力打击、跌仆创伤、扭伤、过度劳损、关节内游离体、关节附近或外科手术等因素损伤滑膜,使之充血、渗出,产生大量积液,渗出的积液中可含有血浆、白细胞、吞噬细胞等。

由于滑液增多,关节内压力增高,可阻碍淋巴液回流,形成恶性循环。同时滑液积聚日久,纤维素沉着,若不及时消除积液或积血,则易发生纤维性机化,且关节滑膜在长期慢性刺激下逐渐增厚,引起关节粘连,影响正常活动,久之,易导致股四头肌萎缩,使关节的稳定性降低。

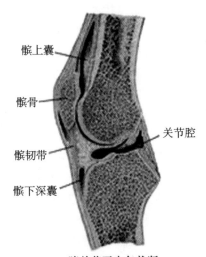

膝关节正中矢状断

图 13-5　膝关节滑囊

【临床表现】

1. 病史　多有膝部急性创伤、慢性劳损等病史。

2. 症状　急性创伤性滑膜炎膝关节疼痛、肿胀,一般呈胀痛或隐痛,尤其伸直及完全屈曲时,膝关节活动不利、行走跛行。慢性损伤性滑膜炎、膝关节酸痛无力,胀满不适,下蹲困难,劳累后加重,休息后减轻,关节活动多不受限。

3. 检查　急性者膝关节髌骨周围有压痛,髌上滑囊处尤为明显。局部皮肤温度增高。膝关节过屈试验、膝关节过伸试验、抗阻力伸膝试验、浮髌试验均可为阳性。关节穿刺为淡粉红色液体。慢性者肤温正常,髌韧带两侧膝眼处隆起、饱满,关节积液如超过 10mL,则浮髌试验阳性。关节穿刺为淡黄色液体。病久者,股四头肌萎缩,滑膜囊壁增厚,触及可有韧厚感。

4. 影像学检查　X 线片显示一般无异常改变,可排除骨折及其他膝关节疾患。

【诊断依据】

1. 患者多有明显外伤史。

2. 伤后膝关节肿胀、疼痛,活动困难。

3. 局部皮温增高,压痛广泛,膝关节屈伸受限不严重。但膝关节过伸、过屈活动不能完成。

4. 膝关节过屈试验、膝关节过伸试验、抗阻力伸膝试验、浮髌试验均可为阳性。

【鉴别诊断】　本病应与关节内积血相鉴别。鉴别要点是膝关节创伤性关节积血在外伤后

1～2小时内出现明显肿胀、疼痛。关节内积血常伴有局部和全身温度升高。穿刺检查积血多为血性液。

【推拿治疗】

1. 治疗原则　舒筋通络、活血散瘀、消肿止痛、滑利关节。

2. 施术部位　伤侧膝关节周围及其上下。

3. 主要穴位　髀关、伏兔、膝眼、健膝、鹤顶、梁丘、血海、膝阳关、曲泉、阳陵泉、阴陵泉、委中、承山等穴。

4. 施术手法　推、滚、揉、擦、按、动法等。

5. 时间与刺激量　每次治疗25分钟左右，急性期隔1～2天1次，慢性每日1次。手法的刺激量宜轻缓柔和，髌上滑囊勿用力按压。

6. 手法操作

(1)推揉滚擦膝部法：患者仰卧位，腘窝部垫枕。医者立于伤侧，用双手掌或大鱼际自下而上或向两侧推、摩膝关节周围2分钟；用双手拇指或大鱼际轻缓地揉3分钟；用单手小鱼际或双手掌指关节适度用力滚2分钟；用单手掌或鱼际擦髌骨周围及股四头肌下段，以透热为度。

(2)按揉腧穴擦动法：患者仰卧位，腘窝部垫枕。医者立于伤侧，用双手拇指缓稳地用力按揉伤膝周围的健膝、梁丘、血海、膝眼、膝阳关、曲泉、阳陵泉、阴陵泉、鹤顶，以酸胀感为度，用手摩擦膝关节两侧，以透热为度；用双手分别握拿伤肢适宜部位，屈伸、回旋膝关节数次，压放气冲。

(3)滚擦腘部点穴位：患者俯卧位，膝部前方垫枕。医者立于伤侧，用单手小鱼际或掌指关节滚腘窝部及其周围2分钟；用单手掌或鱼际擦腘窝部，以透热为度；拇指缓慢稳健用力点按委中、承山，以有酸胀感为度。

(4)按膝托足伸膝法：患者仰卧位，医者立于伤侧，用一手虎口向下，拇、食指捏紧血肿两侧股骨内、外侧髁处，手掌按压髌骨上缘血肿部位，另一手托握伤肢足跟，前臂抵紧足掌，将足部尽力背伸。缓缓抬起伤肢离床面30°左右时，两手同时向相反方向用力，一手向下按压血肿，另一手将伤肢足跟向上托起，迅速将膝关节过伸，立即过屈膝关节，使足跟尽量抵住臀部，顺势掌推髌上股四头肌，并加压固定1周。

【其他疗法】

1. 内服药　急性期滑膜损伤瘀血积滞，治宜散瘀生新为主，内服桃红四物汤加三七末3g；慢性期水湿稽留，肌筋弛软，治宜祛风燥湿、强壮肌筋，内服羌活胜湿汤加减或服健步虎潜丸。若寒邪较盛，治宜散寒、祛风、除湿，内服乌头汤。若风邪偏盛，治宜祛风除湿，内服蠲痹汤。

2. 外用药　急性期外敷消瘀止痛膏；慢性期可外贴万应宝珍膏或用熨风散热敷，海桐皮汤熏洗患处。

3. 固定方法　急性损伤期膝关节于功能位用石膏托或夹板固定2周，以限制膝部活动，并禁止下床负重。

4. 练功方法　从固定开始即可进行股四头肌的收缩活动，固定解除后，练习蹬空增力及膝关节屈伸锻炼，以恢复和保持较好的膝关节功能，有着积极的作用。

5. 封闭疗法　对于膝关节积液严重者，可行关节抽液、封闭之法。

【注意事项】

1. 急性期应卧床休息,及时正确的治疗,以免转变为慢性滑膜炎。

2. 慢性期关节内积液较多者,亦应卧床休息,减少关节活动,以利炎症的吸收、肿胀的消退。

3. 平时要注意膝关节的保暖,勿受风寒,勿过于劳累。

第五节 膝关节骨关节病

【概述】 膝关节骨关节病又称膝关节骨性关节炎、增生性膝关节炎、老年性膝关节炎、退行性膝关节炎等。是指由于膝关节退行性改变和慢性积累性关节磨损等因素,造成膝部关节软骨变性、关节软骨面反应性增生、骨刺形成,从而引起以膝关节疼痛、功能障碍和畸形为主要表现的一种慢性骨关节病。临床上以中老年人多见,尤其是女性肥胖者。属中医"痹证"范畴。

【相关解剖】 膝关节包括由股骨下端和胫骨上端构成的内侧和外侧胫股关节,以及由髌骨和股骨滑车构成的髌股关节。股骨下端膨大,为内髁及外髁,其间为髁间窝,内髁之横径较外髁者长,而纵径(前后径)则较外髁为短。内外髁之软骨面与胫骨上端者相关节,其前方两髁之间软骨面则与髌骨之后软骨面相关节。

胫骨上端亦膨大,称为胫骨髁,其关节面较为平坦,称为胫骨平台,略向后倾斜,在胫骨内外髁之间骨质粗糙,其上突出部分为髁间隆突,在其前后各有一窝,即髁间前窝和髁间后窝,在胫骨外髁之外下面有一关节面,与腓骨头构成关节,不与膝关节相通。

髌骨略呈三角形,尖端向下,被包于股四头肌肌腱内,其后方为软骨面,与股骨两髁之间的软骨面相关节,其下极为粗糙面,在关节以外,髌骨后方之软骨面有两条纵嵴。中央嵴与股骨滑车的凹陷相适应,并将髌骨后之软骨面分为内外两部分,内侧者较窄厚,外侧者较扁宽。内侧嵴又将内侧部分为内侧面及内侧偏面,髌骨下端通过髌韧带连于胫骨结节。

股骨头中心至股骨髁间的连线成6°的向外倾斜夹角,女性由于骨盆较宽,此外倾角也较男性者为大。在直立位时,股骨之机械轴并非完全垂直于地面,而是与垂线之间有30°的夹角。胫骨纵轴与股骨之机械轴约为一直线。因此,股骨干与胫骨干之间存在一外翻角,即正常之膝外翻。

【病因病理】

1. 病因

(1)原发性骨性关节炎:是指人体关节因年老而普遍地有退行性变所发生的骨性关节炎。随着年龄的增长,几乎所有的结缔组织都会发生退行性变化。软骨的变化最为显著,基质的基本成分软骨素逐渐减少,这样就将胶原纤维暴露于压力之下而变得脆弱。软骨的老化是正常的生理性演变,可以在遗传的基础上因人而异,有的可以提前或加快,有的可以较迟发生和发展。过多的关节活动,特别是超过疲劳系数的活动,容易提前出现局部的骨性关节炎。超重可使已存在的退行性变加速发展。

(2)继发性骨性关节炎:创伤、畸形和疾病都能造成软骨的损害,从而导致日后的骨性关节炎。因此,不一定发生在老年人,可发生于任何年龄。产生继发性骨性关节炎的因素有:①创伤,如关节内骨折、膝关节半月板破裂、股骨髁或股骨平台骨折、髌骨骨折或脱位等;②关节外畸形引起关节的对合不良,如膝内翻、膝外翻等;③关节不稳定,如韧带、关节囊松弛、关节半脱位等;④医源性因素,如长期不恰当地使用皮质激素可引起关节软骨病变等。

2. 病理　骨性关节炎的原发病损是透明软骨的退行性变,软骨软化,容易糜烂,最后骨端暴露,继发滑膜、关节囊和肌肉的变化。

(1)关节软骨:最早期的病理变化发生于关节软骨。关节软骨开始软化,正常弹性消失,软骨的胶原纤维暴露,容易遭受关节活动时的磨损,软骨深层发生裂隙,关节软骨失去其原来的蓝白色和光滑的色泽而变成暗黄和颗粒状。

承受磨损最大的关节面软骨被磨损,暴露软骨下骨,由于不断摩擦,骨面变得很光滑,呈象牙样骨。在承受磨损较小的外围软骨面出现肥厚和增殖,在关节缘形成厚的软骨圈。通过软骨内化骨形成骨赘,即一般所谓的"骨刺"。有的骨赘可能很大,以致影响关节活动。

中央软骨的消失和外围软骨的增生,改变了关节面上的应力分布,这种病理变化不断地持续下去,形成恶性循环。

(2)软骨下骨:在承受应力和磨损最大的中央部位,软骨下骨有象牙样变和增殖,X线表现为骨质硬化,而外围部位所承受的应力最小,软骨下骨发生萎缩,X线表现为骨质疏松。随着生物机械应力的重新分布,软骨下骨也发生再塑形,中央部分被磨损,而外围部分有新骨沉积,使关节变形。

(3)滑膜与关节囊:剥脱的软骨片可浮动于滑液内,也可附着于滑膜上,这些软骨片变得肥厚,刺激更多的滑液渗出。这些渗出的滑液含有较多的黏蛋白,使液体变得稠厚。关节囊产生纤维化和增厚,关节活动受限制。

(4)肌肉:关节周围的肌肉因疼痛而产生保护性痉挛,较强的肌肉如屈肌发生挛缩,使关节处于畸形位,关节活动进一步受到限制。这将增加局部受压部位的退行性变,其结果是关节的纤维性强直,但很少发生骨性强直。

【临床表现】

1. 病史　起病缓慢,偶有外伤史。

2. 症状　疼痛多不严重,有时可呈持续性隐痛。天气变化时疼痛加重。晨起后开始活动或久坐起立行走时,膝关节疼痛僵硬,稍活动后好转,故又称为"休息痛"。有时可突然发生膝关节疼痛。严重时疼痛可发生在休息时,而且多半在夜间更加难受。

3. 检查　髌骨周围压痛,关节间隙处有压痛。关节积液者可触及肿胀。膝关节活动发僵,疼痛伴有摩擦音,可有程度不同的活动受限。可合并膝内翻或外翻畸形,明显跛行和疼痛难忍。有积液者,浮髌试验阳性。血、尿常规化验均正常,血沉正常,抗"O"及类风湿因子阴性,关节液为非炎性。

4. 影像学检查　早期在 X 线片无明显改变。以后可发现膝关节内侧或外侧间隙部分区域变窄。在髌骨后下角或后上角可见有增生骨赘,髌骨与股骨相对关节面软骨下骨质硬化以及股髌关节间隙变窄。股胫关节狭窄侧软骨面下骨质硬化,在其下方有时可见囊肿形成的小圆形透明影。胫骨平台一侧或双侧出现增生骨赘,胫骨髁间隆突变尖。严重患者可显示关节线消失,骨质塌陷兼膝内翻或外翻畸形。严重者甚至出现膝关节半脱位。

【诊断依据】

1. 膝关节疼痛常为持续性钝痛,一般在运动后加重,休息后减轻。

2. 膝关节常有胶着现象,即长时间停留在某一个位置上,运动时有一种僵硬感,活动后好转,并有腿软站立不稳的现象。

3. 膝关节功能轻度或中度受限,行走不便,下蹲困难。有积液者浮髌试验阳性。

4. X线膝关节正侧位片示关节间隙变窄,软骨下骨质边缘硬化,关节边缘增生或有骨赘形成。

【鉴别诊断】

1. **骨关节结核** 早期出现低热、盗汗等阴虚内热症状,X线片示骨关节的破坏。

2. **风湿性关节炎** 典型表现为游走性的多关节炎,常呈对称性,关节局部可出现红肿热痛,但不化脓,炎症消退,关节功能恢复,不遗留关节强直畸形。

3. **类风湿关节炎** 常为多关节发病,而且累及手足小关节,逐渐出现关节僵硬、肿胀、畸形。血清类风湿因子阳性。

【推拿治疗】

1. **治疗原则** 舒筋通络、解痉止痛、松解粘连、恢复功能。

2. **施术部位** 伤侧膝关节周围及相关部位。

3. **主要穴位** 梁丘、血海、膝眼、健膝、鹤顶、膝阳关、曲泉、阳陵泉、阴陵泉、委中、承山等穴。

4. **施术手法** 推、揉、擦、按、擦、捏、动法等。

5. **时间与刺激量** 每次治疗 15～25 分钟,每日 1 次,刺激量因人因病情而异。

6. **手法操作**

(1)推摩揉擦膝周法:患者仰卧位,伤肢膝关节微屈,腘窝部垫枕。医者立于伤侧,用双手大鱼际或手掌推摩揉膝关节两侧及其上下部;用双手掌指关节擦膝部脂肪垫区,小鱼际擦其髌骨上下部位 3～5 分钟,以达到活血消炎之目的。

(2)搓擦捏拿动髌法:双手大鱼际擦膝眼穴,用掌搓擦膝关节两侧及其上下部,以温热为度;双手拇指、食指分别捏拿髌骨上下缘左右、上下活动,并沿髌骨两侧间隙上下滑捏数次;多指捏拿股四头肌上下段数次,以达到舒筋通络、解痉止痛之目的。

(3)屈伸回旋膝部法:患者仰卧,医者立于伤侧。一手托握患肢足部,另一手扶持膝部,尽力屈伸膝关节,然后由小幅度到大幅度地回旋膝部,以达松解膝关节之目的。

(4)按揉相关俞穴法:患者仰卧位,医者立于伤侧。拇指由轻到重按揉膝眼、梁丘、血海、健膝、鹤顶、膝阳关、曲泉、阴陵泉、足三里等穴,每穴约 1 分钟。然后压放气冲 1～3 分钟。

(5)牵旋过屈伸膝法:患者俯卧位,医者立于伤侧。医者一膝部屈曲压按患侧下肢股后下端固定,双手托握踝部,将膝关节屈曲 90°。进行拔伸牵引,同时内外旋转小腿,过屈膝关节,再缓缓伸直。

(6)揉按擦拿下肢法:患者俯卧位,小腿下垫枕,医者立其伤侧。用双手拇指重叠缓稳地揉拨按压下肢后侧膀胱经路线数遍,按揉肾俞、大肠俞、环跳、承扶、殷门、委中、承山、昆仑、太溪等穴,而后用一手小鱼际或掌指关节擦下肢后侧数遍,以腘窝为重点。双手由上而下捏拿下肢数遍,空拳及侧掌叩击下肢数遍,以达松解粘连、恢复功能之目的。

【其他疗法】

1. **中药外治**:治则:活血行气,舒筋通络;可用桃红四物加伸筋草、透骨草煎汤用毛巾热敷、熏洗或麝香风湿膏、奇正消痛贴外敷。

2. **中药内治**:气血虚弱者用八珍汤补气补血;肝肾亏虚者用左归丸滋补肝肾;肾阳虚者用

肾气丸温阳补肾;肾阴虚者用六味地黄丸滋补肾阴。

3. 若疼痛明显者,可配合口服芬必得、双氯芬酸等药物消炎止痛。

4. 术后可配合针灸、理疗或膝关节内注射玻璃酸钠,每周 1 次,5 次为 1 个疗程。

5. 可用 2% 的普鲁卡因 2mL 加泼尼松龙 0.5mL 局部封闭,每周 1 次,3 次为 1 个疗程。

【注意事项】

1. 膝关节疼痛严重者,应卧床休息,避免超负荷的活动,以减轻膝关节的负担,平时避免坐矮凳子。

2. 要主动加强股四头肌收缩练习和膝关节功能锻炼,但不宜过量。严禁做下蹲、爬山运动。可在下肢不负重的情况下锻炼膝关节周围肌群。

3. 注意膝部保暖、避风寒湿邪的侵袭。

4. 肥胖者应注意减肥,以减轻膝关节受累。

5. 疼痛严重的病例,经非手术疗法无效者,可考虑外科手术处理。

第六节　胫骨结节骨骺炎

【概述】　胫骨结节骨骺炎是由股四头肌反复猛烈收缩,导致以胫骨结节骨骺异常与压痛、伸膝无力、跑跳活动痛甚为特征的一种伤病。本病多发生于青少年男性。胫骨结节骨骺炎可发生于单侧,亦可发生于两侧。

【相关解剖】　胫骨结节骨骺位于胫骨上端前方髌韧带(髌腱)止点部,属于牵拉性骨骺。

【病因病理】　胫骨结节骨骺炎发生的原因是牵拉所致。由于胫骨结节骨骺部有髌韧带附着,在股四头肌收缩时,暴力通过髌韧带牵拉胫骨结节骨骺,使该骨骺发生损伤性炎症改变。

主要病理改变发生于软骨下,最初为骨骺损伤,以后供血减少,营养缺乏,逐渐形成骨骺缺血性坏死。这是一种无菌性的骨坏死。在某种外力作用下,可发生病理性骨折。

【临床表现】

1. 病史　本病多发生于爱好足球运动的青少年男性。起病缓慢,多有慢性牵拉性损伤史。

2. 症状　患者常主诉膝部疼痛,髌韧带与胫骨结节处疼痛明显,可有肿胀,伸膝无力,上、下楼梯或下蹲时间稍久起立时症状加重,尤其在长时间跑跳活动时疼痛增剧。

3. 检查　可在胫骨结节处触及异常的骨性隆起和明显压痛。抗阻力伸膝试验、屈膝半蹲位起立试验、单腿支撑试验阳性。

4. 影像学检查　X 线片除提示胫骨结节骨骺异常外,余无异常显示。

【诊断依据】

1. 多发生于胫骨结节骨骺未融合又喜爱运动的青少年,起病缓慢。

2. 胫骨结节处高突隆起,局部疼痛、压痛,膝关节活动时加重,休息后可减轻。

3. 抗阻力伸膝试验、屈膝半蹲位起立试验、单腿支撑试验均为阳性。

【鉴别诊断】

1. 髌腱末端病　髌尖部持续性钝痛,凡是做股四头肌的收缩动作都会出现髌尖处疼痛,可触及髌尖的髌腱附着处有肿胀、钝厚。X 线检查无明显异常改变。

2. 胫骨结节骨骺撕脱骨折　伤后即不能行走,局部疼痛剧烈,肿胀、压痛明显,局部可见青紫瘀斑,X 线检查显示胫骨结节骨骺分离。

【推拿治疗】

1. 治疗原则 活血祛瘀、舒筋通络、消肿止痛。

2. 施术部位 胫骨结节及其周围。

3. 取穴 健膝、膝眼、阳陵泉、足三里、髌下压痛点等。

4. 施术手法 摩、揉、按、擦、动法等。

5. 时间与刺激量 每次治疗 15 分钟左右,每日或隔日 1 次,7 次为 1 个疗程;局部手法刺激宜轻。

6. 手法操作

(1)摩揉擦伤部法:患者仰卧位,腘窝部垫枕。医者立于伤侧,用双手鱼际交替推、摩胫骨结节及其上下 2～3 分钟;用一手鱼际轻揉胫骨结节及髌腱部 2 分钟,再用双手拇指由轻渐重从中点向四周按揉胫骨结节及其周围缘 3 分钟;用小鱼际擦其疼痛部位,以透热为度。

(2)按压腧穴动膝法:患者仰卧位。医者立于伤侧,用一手拇指或双手拇指重叠缓稳用力按压健膝、膝眼、髌下压痛点、阳陵泉、足三里各 30 秒;继之,用双手分别握拿下肢适宜部位,协同用力屈伸活动膝关节 5～7 次,而后,用一手握住踝部向下拔伸小腿,另一手握住膝部轻快地左右摇晃数次。

【其他疗法】

1. 药物治疗 内服桃红四物汤,外用消肿止痛膏敷贴。

2. 固定疗法 急性者,用长夹板或石膏托固定膝关节于伸直位 4 周左右;慢性者,用胶布支持带或用弹力绷带固定,这样在活动时,可减轻髌腱对胫骨结节骨骺的牵拉,使受伤的骨骺得到充分休息,促进损伤骨骺的修复。

【注意事项】

1. 推拿治疗期间,应嘱咐患者不要参加剧烈运动,如跑步或球类活动等。疼痛缓解后,适当加强功能锻炼。

2. 可配合物理治疗或中药洗敷。

3. 注意膝部保暖,避免寒冷刺激,禁用冷水冲洗患部。

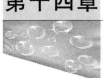

第十四章

踝足部伤筋

第一节　踝关节扭伤

【概述】　踝关节扭伤是由于踝关节遭受内、外翻或转扭牵拉外力的作用,造成踝关节内、外侧韧带的扭伤,出现以局部疼痛、肿胀、皮下瘀血、跛行、屈伸功能障碍为主要表现的一种伤病。中医称为踝缝伤筋。

本病可发生于任何年龄段,由于青壮年活动量较大,所以发病率较高,本病占全身关节扭伤的80%以上。女性多于男性。临床上可分为单纯性损伤或同时伴有骨、韧带、关节囊的损伤。

【相关解剖】　踝关节的主要功能是负重和行走。其运动范围只限于前后方向,故为屈戌关节;但与距下关节和跗骨间关节的活动合在一起,才能做跖屈、背伸、内翻、外翻、内旋、外旋等运动。踝关节的运动和稳定主要依赖于骨与韧带的相互调节。

踝关节是由胫、腓骨下端和距骨组成。胫骨下端内侧向下的骨突称为内踝。后缘稍向下突出,称后踝。腓骨下端向下的骨突称外踝。外踝细长,尖端较内踝下0.5cm。且位于内踝后约1cm。三踝构成踝穴,容纳距骨。距骨体前宽后窄,其上面的鞍状关节面与胫骨下端的凹形关节面相接,其两侧关节面与内、外踝关节面嵌合。踝关节囊前后松弛,两侧较为紧张。踝关节韧带前后较为薄弱,内外侧韧带较为紧张。

内侧副韧带又称三角韧带,自前向后分为胫距前韧带、胫舟韧带、胫跟韧带与胫距后韧带。三角韧带限制距骨向外侧移动,十分坚韧,当踝关节外翻时,常发生内踝撕脱骨折,而不发生三角韧带断裂。图14-1外侧副韧带分为前、中、后三束;即为腓距前韧带、腓跟韧带与距腓后韧带,较为软弱。

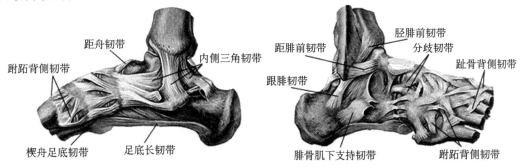

距舟韧带　　内侧三角韧带　　　胫腓前韧带　　距腓前韧带　　分歧韧带　　跗跖背侧韧带　　跟腓韧带　　趾骨背侧韧带

跗跖背侧韧带

楔舟足底韧带　　足底长韧带　　　腓骨肌下支持韧带　　跗跖背侧韧带

足的韧带内侧面观　　　　　　　　足的韧带外侧面观

图 14-1　踝关节

　　由此可见;外踝比内踝长而偏后;距骨体前宽后窄;外侧副韧带不如内侧副韧带坚韧。踝关节周围有肌腱包绕,但缺乏肌肉和其他软组织遮盖,这些解剖特点决定了踝关节内翻活动要比外翻大,故临床上踝关节跖屈位内翻损伤较常见。

　　【病因病理】　踝关节扭伤多由于行走不慎,足踏于不平之地或下楼梯时突然踩空或跳跃时足部着地不稳,致使足部突然发生内翻或足跖屈内翻,或轻度背屈外翻发生跪跌姿势等引起。由于踝关节极度扭曲,引起韧带过牵、移位,甚至撕裂,或其他肌筋组织撕裂,甚至嵌顿,发生局部渗出与血肿形成。

　　依据肌筋组织的损伤程度和病理改变,分为三种类型。

　　1. 单纯扭伤　无韧带松弛变长现象,仅有韧带与骨附着处之间的滑液渗出,肿胀不明显,一般在休息后迅速消肿。

　　2. 撕裂伤

　　(1)韧带的部分纤维撕裂,周围的纤维结缔组织无损害,组织间仅有少量渗出,关节内可有较多渗出。但无韧带松弛、变长现象。

　　(2)韧带组织的纤维全部撕裂,有轻微的韧带松弛,关节内渗出及周围肌筋损害较显著。出现明显的肿胀。

　　3. 撕脱伤

　　(1)韧带部分撕脱:韧带和骨膜附着处部分撕脱,在骨与韧带断端间隙产生更为明显的肿胀。

　　(2)韧带完全撕脱:韧带附着处的一端完全撕脱,常伴有撕脱性骨折,如图 14-2。

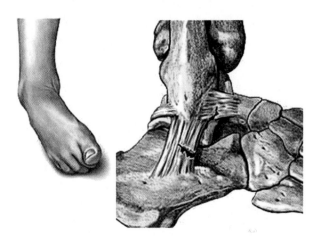

图 14-2　踝关节扭伤

　　【临床表现】

　　1. 病史　本病有明显的损伤史,并多见于足跖屈内翻损伤。

　　2. 症状　本病的主要症状是疼痛、皮下瘀血、肿胀、跛行和活动障碍等。

　　(1)疼痛:伤后踝关节外侧或内侧骤然疼痛,行走或受伤关节活动时疼痛更著。

　　(2)皮下瘀血:韧带或关节囊撕裂后,则毛细血管破裂出血,伤后 2～3 天皮下瘀血青紫尤为明显。轻者局限于踝部,重者可达全足及小腿部。

(3)肿胀:是损伤部位出血、组织液渗出的具体表现。肿胀多见于踝关节前外侧和足背部。

(4)跛行:出血积聚于关节间隙或关节内有肌筋组织嵌夹,致使行走时疼痛,足跖部不敢着地,即使勉强行走,也只能以足外缘着地。

(5)活动障碍与压痛:自主或被动活动明显受限,受伤局部压痛明显。

3. 检查 可在损伤局部触及明显的异常和压痛,牵拉伤部疼痛加重,并注意皮肤颜色的变化,以判断伤之轻重。

4. 影像学检查 X线片对本病诊断无直接意义。但对严重损伤的病例,有助于排除骨折、脱位及确定韧带断裂的程度。

【诊断依据】

1. 有明显的损伤史。多见于足跖屈内翻损伤。

2. 主要症状是疼痛、皮下瘀血、肿胀、跛行和活动障碍。

3. X线检查有助于排除骨折、脱位及确定韧带断裂的程度。

【鉴别诊断】 对严重损伤的病例,应注意与踝部骨折、踝部关节脱位相鉴别。骨折时压痛在骨折断端,并可闻及骨擦音,沿小腿纵轴叩击足底,则骨折处疼痛剧烈。若有踝关节脱位,则常出现踝部明显畸形,有时虽无畸形,仍须慎防有潜在的已自行复位的踝关节脱位。X线检查有助于鉴别。

【推拿治疗】

1. 治疗原则 活血消肿、祛瘀止痛、正骨理筋、恢复功能。

2. 施术部位 伤侧踝关节及小腿部。

3. 主要穴位 阳陵泉、足三里、绝骨、承筋、丘墟、昆仑、解溪、仆参等穴。

4. 施术手法 推、揉、搓、摩、按、牵、动法等。

5. 时间与刺激量 每次治疗15分钟左右,刺激量应因人因病情而定。

6. 手法操作

以左侧踝关节扭伤为例。

(1)内翻推摩搓揉法:患者仰卧位,医者取坐位。医者左手握住伤足前部,右手大鱼际部由下向上推摩,侧掌搓伤处周围数分钟。拇指缓缓用力往返推、揉伤处筋肉2~3分钟;将伤足极度内翻,拇指轻揉踝部损伤处1~2分钟,将足恢复中立位。

(2)拨按捏拿腧穴法:患者仰卧位,医者用拇指拨阳陵泉,按揉足三里、绝骨、昆仑穴,双手捏拿承筋穴1分钟。

(3)伸屈牵动擦摩法:患者仰卧位,医者右手拇指按压伤处,余指托握足前部并将其极度背伸;继之,迅速而正确地突然用力将足踝部跖屈(此时多闻一轻微响声)。而后,右手托拿足跟部,左手仍握足前部,两手协同用力,在牵引下背伸、跖屈、左右摇转,再屈伸踝关节;恢复到中立位,用右手大鱼际擦摩伤处及其周围,以热为度。

【其他疗法】

1. 火酒拍摩足踝法 此法有较好的消肿止痛作用。具体操作如下:用高度白酒100mL倒入一个浅盘内,用火点燃;此时充分暴露伤部皮肤,用左手握住伤足固定,另一手(除拇指外)多指并拢沾火酒拍摩足踝疼痛处数分钟,此法每日2次为宜。

2. 固定制动 原则上将踝关节固定在受伤韧带松弛的体位,如踝关节内翻、损伤外踝韧带,则将踝关节固定于外翻位,反之亦然。韧带完全断裂者,术后用石膏固定,4~6周后解除外固定下地活动,韧带不完全断裂者,可用"8"字绷带固定,位置同上,时间一般为2～3周。

【注意事项】

1. 新伤出血、肿痛期,立即用冰袋冷敷,每日3～5次,每次5分钟;3天后改用热盐水泡足,每次10分钟,每日2次;损伤严重者,48小时以内局部慎用推拿手法处理,但可用"火酒拍摩足踝法"处理。

2. 韧带严重断裂、撕脱或骨折、脱位者,应交外科处理,待肿痛减轻后,方可推拿。

3. 肿胀明显者,局部施手法处理后,用跌打丸2粒加白酒适量,调成糊状,外敷伤处,用纱布绷带将足踝部做"8"字形固定,嘱患者抬高伤肢休息,以利肿胀消退;3天后可允许负重行走,同时内服跌打丸,有利于瘀肿消散吸收。

4. 注意局部保暖,避免受风着凉与寒冷刺激。

5. 陈伤须配合踝关节的功能练习及中草药熏洗、理疗。

第二节　踝管综合征

【概述】　踝管综合征亦称跖管综合征,是由于胫后神经及其分支在经过内踝后屈肌支持带下面的骨纤维管时,受到来自管内或管外的压力而引起以内踝后部疼痛不适,足底和跟骨内侧感觉异常等为主要表现的一种伤病。

本病在临床上易被忽视,误诊较多。

【相关解剖】　踝管又称跖管,位于内踝后下方,是由跟骨、距骨和关节囊组成的弓状面和覆盖其上的屈肌支持带形成的骨纤维管道。

屈肌支持带是一个缺乏弹性的纤维,起自内踝的后下方,止于跟骨结节的内侧。宽2.5～3cm,厚约1cm。屈肌支持带向深部发出3个纤维隔,由前外向后内依次分开胫后肌腱,趾长屈肌腱,胫后动、静脉及胫后神经、拇长屈肌腱。这样使肌腱与神经分开,相对固定,踝关节运动时,胫后神经及其分支不易受到牵拉。

胫后神经由小腿后侧下行,经内踝后面进入跖管,在跖管内发出一或两个跟支,穿过屈肌支持带支配足跟及足跟部内侧的皮肤;出跖管时,发出两个分支,即足底内侧神经与足底外侧神经。

足底内侧神经从外展蹈肌筋膜纤维管通过,支配外展蹈肌、5个屈趾短肌、第一蚓状肌及内侧3个半脚趾;足底外侧肌自外展拇肌深面,经过足跖面,支配跖方肌、外展小趾肌和外侧一个半小趾。因此,如胫后神经在跖管内受压,可产生这3个神经分支支配区的相应症状,图14-3。

【病因病理】

1. 踝管内组织堆积过多　足部活动量突然增加或踝关节内侧反复扭伤,使踝管内肌腱产生摩擦而形成腱鞘炎,腱鞘肿胀、肥厚,跖管

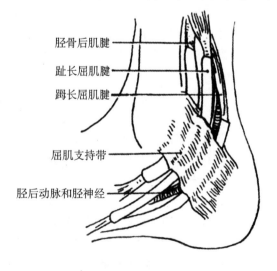

胫骨后肌腱
趾长屈肌腱
蹈长屈肌腱

屈肌支持带

胫后动脉和胫神经

图14-3　踝管

内容积增大,致踝管相对狭窄,由于管内压力增高,产生胫后神经与血管受压症状。

2. 踝管腔隙缩小 分裂韧带退变增厚,踝管内跟骨骨刺形成或内踝骨折,跟骨骨折畸形愈合及先后、天的足外翻畸形等,均可导致踝管腔隙缩小,出现神经、血管受压症状与体征。

3. 其他因素 强直性关节炎、风湿性或类风湿关节炎引起的滑膜组织肿胀及炎症、胫后静脉瘤、胫后神经及其分支的神经鞘膜病,某些药物引起管腔内组织增生或体重增加、管内脂肪组织堆积过多等,均可引起跖管狭窄,出现临床症状。

踝管是一个缺乏弹性的骨纤维短管,而胫后神经和血管束在踝管内可因上述因素受到挤压、刺激,胫后神经鞘膜上的小动静脉因受压造成循环障碍,血流减少,神经缺氧,毛细血管内皮细胞通透性增加,蛋白渗出,因体液张力原因而产生水肿。进一步增加跖管内压力,造成胫后神经鞘膜动静脉受压加重,更加损害胫后神经,造成恶性循环。

【临床表现】

1. 病史 多有踝关节反复扭伤史,常见于青壮年男性体力劳动者或女性肥胖者,多为单侧发病。

2. 症状 本症的典型症状为足部跖侧的烧灼或针刺样疼痛。初期症状是站立或行走过久时,内踝后部疼痛不适,休息后即可缓解,但疼痛依然存在。随着病情的加重,上述症状反复出现,发作时间逐渐延长,部分患者疼痛时,可向小腿内侧放射,一般不超过膝关节。

患者有跟骨内侧与足底麻木或蚁行感,其范围可为整个足底或足底内侧神经支配区的三个半足趾,或足底外侧神经支配区的一个半足趾,或足跟跟支支配的足跟内侧部。严重者,可出现足趾皮肤干燥、发亮,汗毛脱落、减少。甚者,可出现足部内在肌萎缩等。

3. 检查 检查时,用手指或叩诊锤轻叩伤侧内踝后方,或用拇指重压胫后神经,足底部针刺、麻木感加剧。在内踝后方可触及棱形肿块或小结节以及足部底面肌肉萎缩。

足外翻背伸试验阳性,即足极度外翻背伸时,内踝后方与足底部症状加重。

止血带试验阳性,即双侧小腿捆绑止血带,充气后使压力固定在患者收缩压以下,阻滞静脉回流,动脉通畅,胫后神经支配区域出现疼痛麻木为阳性。

肌电图检查可提示足底内侧神经或足底外侧神经支配区的足部内在肌震颤。

4. 影像学检查 部分病例可提示距、跟骨内侧骨赘形成。

【诊断依据】

1. 多有踝关节反复扭伤史。

2. 典型症状为足部跖侧的烧灼或针刺样疼痛。

3. 患者有跟骨内侧与足底麻木或蚁行感。

4. 严重者可出现足趾皮肤干燥、发亮,汗毛脱落、减少。

5. 神经干叩击试验、足外翻背伸试验、止血带试验均为阳性。

【鉴别诊断】

1. 坐骨神经痛 主症为臀腿痛及下肢麻木感,沿坐骨神经行走方向有明显压痛,直腿抬高试验阳性。

2. 跖腱膜劳损 主症为足跟部下面疼痛,疼痛向足底部放射,压痛点位于跟骨大结节跖腱膜处,被动背伸跖腱膜时疼痛加重,且无神经受压症状。

【推拿治疗】

1. 治疗原则 舒筋通络、行气活血、祛瘀止痛。

2. 施术部位　以踝管部为主,小腿后侧和足部为辅。

3. 主要穴位　承筋、承山、阴陵泉、三阴交、太溪、照海、水泉、然谷等。

4. 施术手法　推、按、揉、拨、擦、动法等。

5. 时间与刺激量　每次治疗时间 10～15 分钟为宜;刺激量以患者能耐受为度。

6. 手法操作

(1)推揉小腿踝管法:患者俯卧位,医者立于伤侧。双手自小腿内后侧交替推至踝管下部数十次;继之,双手拇指或多指揉上述路线数分钟,重点在踝管部。

(2)拨擦踝管按穴法:患者俯卧位,医者坐位。一手托握足部,另一手拇指或食指、中指拨踝管及其踝管内所通过的神经、肌腱 1～3 分钟;然后用大鱼际或小鱼际部擦踝管 2 分钟;拇指按压承筋、承山、阴陵泉、三阴交、太溪、照海等穴各 30 秒。

(3)托握足部牵动法:患者仰卧位,医者立于床头,双手托握足部,牵拉踝关节 1 分钟;继之,在牵引姿势下左、右摇转踝关节各十数次,并将踝关节背伸、跖屈、内翻、外翻活动数次。

【其他疗法】

1. 药物治疗

(1)内服:可用舒筋活血汤、三七伤药片以活血化瘀,消肿止痛。

(2)外用:可外敷消瘀止痛膏或用五虎丹、如意黄金散、七厘散调酒外敷;也可用骨伤洗药熏洗患处,每日 2 次。

2. 针灸　可选用阳陵泉、三阴交、太溪、照海等穴每日 1 次;也可用当归、红花注射液穴位注射。

3. 理疗　可用离子导入、磁疗、超短波等。

4. 封闭　可用 1% 的普鲁卡因 2mL 加醋酸泼尼松龙 12.5mg 做踝管内注射,每周 1 次,3次为 1 疗程。

5. 功能锻炼　可做踝部屈伸运动,增强肌力,防止粘连。

【注意事项】

1. 避免踝关节的剧烈活动,勿使踝关节再扭伤。

2. 注意局部保暖,可配合患部热敷、熏洗或理疗。

3. 治疗期间症状严重者,嘱患者可适当休息,抬高患肢,减少踝关节的主动活动。

4. 非手术疗法无效者可采取外科手术治疗。

第三节　跟痛症

【概述】　跟痛证又称足跟痛,是指足跟皮下的脂肪垫、滑囊、跖筋膜等组织由于退变、外伤、劳损或风寒湿邪侵袭,出现以足跟部局限性疼痛,组织异常与压痛以及负重、行走时痛甚为主症的一种慢性伤病。

本病为临床常见病,临床上以中老年人多见,尤其是体型肥胖女性。

【相关解剖】　足跟的主要作用是负重,足跟部的皮肤是人体最厚的部分,其皮下脂肪组织致密而发达,形成足跟纤维脂肪垫,在脂肪垫与跟骨之间有滑液囊存在。脂肪垫与滑液囊有增强其弹性和防止跟骨损伤的作用。

跖腱膜又称跖筋膜,附着于跟骨结节的前方,向前分为 5 条纤维束,分别伸向第 1～5 趾,附着于各跖趾关节囊与屈肌腱鞘。跖腱膜作为足弓弓弦,有加强足弓的作用,又有保护足底肌肉、肌腱和跖趾关节的作用,图 14-4、图 14-5。

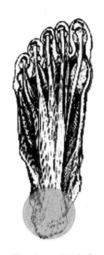

图 14-4 跖腱膜

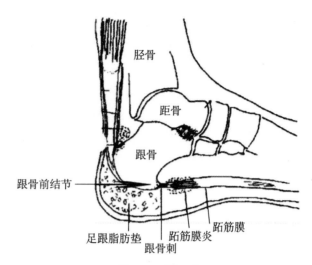

胫骨

距骨

跟骨

跟骨前结节

足跟脂肪垫

跖筋膜炎

跟骨刺

跖筋膜

图 14-5 跟痛症

【病因病理】 老年肾气亏虚、肝肾不足或久病体虚以及体态肥胖是发生本病的内在因素,外伤、劳损或寒湿入侵经络则是其外因,如长期的站立工作、日常挑担负重行走或长途跋涉、局部挫伤等均可引起足底肌肉筋膜损伤。

人在负重行走时,足弓要承受相当大的负荷,重力向下可使足弓变平,为了维持足弓的高度,足底的肌肉和小腿后侧的屈肌要强力收缩,以对抗上面身体的下压重力,若压力过大或持续时间过长,则会造成肌肉发生疲劳或损伤,如持续的肌肉、筋膜牵拉,使跖腱膜长期处于紧张状态,附丽点跟骨结节发生充血性渗出,日久可有骨刺生长。

此外,跟骨结节退变、骨刺形成,亦可导致纤维脂肪垫炎、跟下滑囊炎,引起典型的足跟痛。

【临床表现】

1. 病史 本病以 40～60 岁较为多见,有长期负重、站立行走等劳损史。

2. 症状 足跟下或足心部疼痛,足底紧张感,不能久行、久立,每遇劳累、寒湿痛剧,休息或得热后则舒适。急性滑囊炎则足跟疼痛剧烈;足跟皮下脂肪垫炎站立、行走时跟骨正下方疼痛、僵硬;跖腱膜劳损站立、行走时跟骨下方、足心疼痛。疼痛可沿跟骨内侧向足底扩散,尤其是晨起开始走路时痛甚,走一段路后疼痛反而减轻。

3. 检查 可在跟骨结节内侧、前方、跟骨底面触及压痛点、肿胀或囊性感,牵拉患足跖筋膜时可使疼痛加重,并可触及足底紧张感。

4. 影像学检查 X 线片可显示跟骨骨刺。但绝大多数骨刺并不引起疼痛,少数病例有骨刺引起的疼痛,有可能与骨刺的方向有关。如骨刺的方向与跟骨平行,可不出现疼痛,若骨刺斜向下方,则常为引起疼痛的主要病因。

【诊断依据】

1. 多见于中老年人,起病缓慢。

2. 足跟下或足心部疼痛,久行、久立痛剧。

3. 在跟骨结节内侧或前方触及压痛点,多无明显肿胀。

4. X线检查可显示跟骨骨刺,但与骨刺的方向有关。

【鉴别诊断】　根据本病的症状、体征,即可明确诊断,但应与足跟部软组织化脓感染、骨结核、骨肿瘤相鉴别。足跟部软组织化脓感染虽有跟痛症状,但局部有红、肿、热、痛,严重者有全身症状。跟骨结核多发于青少年,局部微热,肿痛范围大。

【推拿治疗】

1. 治疗原则　舒筋通络、活血止痛。

2. 施术部位　足跟、足底部为主,小腿部为辅。

3. 主要穴位　阴谷、阴陵泉、筑宾、三阴交、太溪、照海、然谷等穴。

4. 施术手法　推、按、揉、拨、擦、动法等。

5. 时间与刺激量　每次治疗15分钟左右,每日或隔日1次;刺激量以患者能耐受为宜。

6. 手法操作

(1)推揉拨擦跟周法:患者俯卧位,踝部前方垫枕。医者取坐位,一手固定足部,另一手由足掌推至小腿中部数十次;双手拇指或多指重叠由轻渐重缓稳地按揉足跟底面及周围痛点5～7分钟,双手拇指重叠适度用力拨病变部位2～3分钟;大鱼际或掌根擦足跟疼痛部位与足心部数分钟。以透热为度。

(2)捏拿擦叩足跟法:患者俯卧位,踝部前方垫枕或屈膝90°。医者立于伤侧,双手拇指重叠适度用力缓稳地捏拿整个足跟部十数次;捏拿时可配合小幅度的转动,使整个足跟皮下有松动感;用一手固定足部,另一手小指掌指关节或食指屈指擦法定点擦足跟部痛点(或区)数十次,用一手掌侧或掌根由轻渐重地叩击足跟部压痛部位数十次。

(3)按揉腧穴握跟法:患者俯卧位,踝部前方垫枕。医者用单手拇指按揉阴谷、阴陵泉、筑宾、三阴交、照海、然谷等穴,各半分钟。将小腿适度屈曲,用双手相对用力握挤足踝部1分钟,放松握力后,使足部有热感。

(4)背伸摇转足部法:患者仰卧。医者一手固定足踝部,另一手握足底跖趾部,在拔伸下背伸、摇转足部数次,以牵拉跖腱膜;继之,一手固定足尖外展位,另一手掌搓足底跖趾关节至足跟,以热为度。

【其他疗法】

1. 药物疗法

(1)内服药:治宜养血舒筋、温经止痛,内服当归鸡血藤汤;肾虚者治宜滋补肝肾、强壮筋骨,内服六味地黄丸、金匮肾气丸。

(2)外用药:可用八仙逍遥汤熏洗患足。

2. 可用局部封闭、小针刀或体外冲击波(中等强度)等治疗。

3. 理疗:可酌情选用磁疗、醋离子导入疗法。

【注意事项】

1. 推拿治疗期间,可配合中药洗敷及醋离子导入疗法。

2. 每天用热水浸泡足部20分钟。

3. 可嘱患者鞋内放一厚垫,以减少跖腱膜的张力。平时应注意勿过度行走及劳累。

4. 肥胖者应减轻体重,以减少足跟的承重。

第四节 跟腱炎

【概述】 跟腱炎又称跟腱腱膜炎、跟腱周围炎、跟腱扭伤,是指跟腱周围的脂肪组织、腱膜和跟腱下滑囊,由于受到外力损伤或劳损而出现疼痛、肿胀等为主症的一种伤病。为临床常见病。多见于青壮年,尤其是运动员。

【相关解剖】 跟腱是由小腿三头肌向下移行,合成粗大的肌腱,止于跟骨结节。跟腱与其表层的深筋膜之间有一层腱围组织,其结构近似滑膜,有7~8层。各层之间虽有结缔组织联系,但互不黏合。跟腱腱围组织在踝关节屈伸活动过程中起润滑作用,以防止跟腱摩擦、磨损。跟腱是人体最强有力、最粗大的肌腱,其作用是在胫神经支配下屈小腿、提足跟,使足跖屈,对行走、跳跃、奔跑等起重要作用,如图14-6。

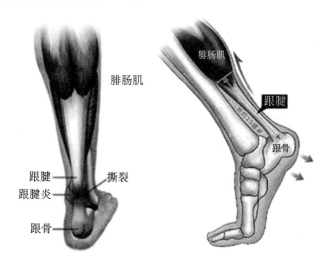

图 14-6 跟腱

【病因病理】 跟腱扭伤可因直接暴力或间接暴力所致,其中以间接外力损伤为多见。多因过度牵拉,如准备活动不充分即做猛力踏跳或急速起跑动作,使小腿三头肌强烈收缩而拉伤腱周组织。亦可因长期长距离的跑步、行走或长期过度的跑跳运动,而致跟腱逐渐劳损而发病。

跟腱扭伤的病理改变:急性损伤为跟腱周围组织撕裂、渗出或出血、肿胀;慢性劳损则跟腱周围组织因代谢失常,供血不足而变性。导致跟腱周围组织各层之间或腱围组织与跟腱之间产生粘连。

【临床表现】

1. 病史 本病多有外力撞击、挤压、跑跳等明显的急性损伤史或长期长距离的跑步、行走等慢性劳损病史。多见于青壮年。

2. 症状 本病的主要症状是跟腱疼痛。早期疼痛发生于活动开始,稍活动后疼痛可减轻,但用力跑跳时症状加重。随着病情加重,凡是牵拉跟腱的运动和活动,均可产生疼痛,如登山、上下楼梯、行走等。

3. 检查　跟腱表浅部位压痛,捻动跟腱时疼痛明显或出现捻发音,晚期可在跟腱处触到聚结的硬块,局部增粗或呈棱形。跟腱失去韧性,捏挤时缺乏弹性感。足跖屈抗阻力试验阳性;过度背伸踝关节,跟腱部疼痛加重。

4. 影像学检查　X线检查显示跟腱周围组织变性钙化。

【诊断依据】

1. 有跟腱过度牵拉的急慢性损伤史,多见于青壮年。

2. 跟腱及周围组织疼痛、肿胀、局部压痛。

3. 晚期可在跟腱处触到聚结的硬块,局部增粗或呈棱形。捏挤时缺乏弹性感。

4. 踝关节背伸或抗阻力跖屈试验阳性。

【鉴别诊断】　本病应与闭合性跟腱断裂相鉴别。

闭合性跟腱断裂有明显的外伤史。跟腱断裂时,患者可听到有断裂的响声,断裂处多在跟腱止点上3cm处。跟腱断裂后,患者立即出现跛行,不能负重活动,不能踮足站立。跟腱部出现疼痛、肿胀、压痛、皮下有瘀斑,足跖屈无力,活动受限、跛行。在断裂处可摸到凹陷空虚感,足背伸时更明显。

【推拿治疗】

1. 治疗原则　活血祛瘀、舒筋通络、镇静止痛。

2. 施术部位　小腿后侧及足跟部。

3. 主要穴位　承筋、承山、痛点、附阳、昆仑、太溪、仆参等穴。

4. 施术手法　推、擦、揉、搓、捏、拿、按、动等手法。

5. 时间与刺激量　每次治疗时间15分钟为宜,刺激量因人因病情而定。

6. 手法操作

(1)推擦小腿跟腱法:患者俯卧位,踝前方垫枕。医者立于伤侧,用双手自上而下交替或同时推小腿至足跟部十数次;用一手小鱼际或掌指关节部缓和沉稳地沿小腿中部擦至足跟部3～5分钟。

(2)揉擦捏拿跟腱法:患者俯卧位,踝前方垫枕。医者立于伤侧,用双手掌或鱼际部相对着力挤揉小腿三头肌3～5遍、再用双手拇指、食指捻揉承山穴两侧、经跟腱至足跟部3～5分钟;继之,用一手鱼际或掌根上下纵擦跟腱2分钟,以透热为度;而后,用一手托扶足踝部,使膝关节屈曲90°,踝关节跖屈,充分放松跟腱。在此姿势下,另一手由上向下柔和缓稳地捏、拿小腿后侧肌筋数十次。捏拿时,亦可配合踝关节背伸、跖屈活动。

(3)按揉腧穴动踝法:用单手拇指按揉承筋、承山、跟腱部痛点,双手拇指对揉对按昆仑、太溪穴;继之,患者仰卧位,医者一手托足跟,另一手握足掌,拔伸牵引、环转、背伸、跖屈踝关节数次。

【其他疗法】

1. 药物疗法

(1)损伤初期可内服七厘散、消肿化瘀散、桃红四物汤、筋骨痛消丸、伤科七味片等活血化瘀,消肿止痛。慢性劳损者可内服舒筋丸或舒筋活血汤。

(2)外治可用奇正消痛贴、消瘀止痛膏外贴或用四肢损伤洗方,海桐皮汤热敷、熏洗。

2. 小针刀疗法　跟腱及周围组织粘连严重者,可用小针刀剥离粘连。

3. 固定疗法　跟腱部分撕裂损伤者,可用石膏托将踝关节固定在跖屈位2～3周。

【注意事项】

1. 治疗期间应尽量减少跑、跳、蹬的足部活动。

2. 发病时,用足跟缓痛垫助跟腱一臂之力,使之得到休息。

3. 疼痛明显者宜适当休息,足部可用热敷或熏洗。

4. 注意局部保暖,勿用凉水浸泡伤处。

5. 固定期间,抬高患肢,以利消肿,禁止踝部背伸活动。

6. 固定解除后,逐步练习踝部屈伸、行走,半年内不做足踝部剧烈运动。

第五节　腓骨长短肌肌腱滑脱

【概述】　腓骨长短肌肌腱滑脱是指由于急、慢性损伤或先天发育因素,引起踝部外侧支持带松弛或撕裂,使腓骨长、短肌肌腱失去约束而从外踝后侧滑向前方,出现以踝关节外侧疼痛及压痛、活动障碍或弹响等为主要症状的一种伤病。属中医学"伤筋"范畴。

【相关解剖】　腓骨长短肌位于小腿外侧,两肌皆起于腓骨体的外侧面,腓骨长肌起端较高,并掩盖腓骨短肌。两肌的肌腱由小腿的前外向后内下行,经外踝下滑车,绕到外踝前方,在跟骨处二肌腱分开,腓骨短肌肌腱沿足外侧缘向前,止于第五跖骨底的背侧;腓骨长肌肌腱向内斜行,至足底内侧,止于第一楔骨和第一跖骨基底的外侧。正常情况下,腓骨长、短肌肌腱在绕外踝时,外侧有上、下两支持带悬架于外踝与跟骨之间,形成一纤维性管沟,将其加以固定,防止肌腱向前滑脱。该肌受腓浅神经支配,收缩时使足外翻。

正常情况下,踝关节都有一定的内翻角,加之在走动时都是脚底外侧先着地及踝关节外侧副韧带较内侧副韧带松弛等解剖生理特点,在踝关节损伤时,常以足内翻撕裂踝外侧诸软组织者比较多见。若伤及外踝前下支持带,就可能发生腓骨肌肌腱的滑脱。

【病因病理】　由于腓骨长、短肌肌腱行走于外踝后侧骨纤维管沟中,当足部急剧过度跖屈内翻或过度背伸,与跟骨之间的支持带断裂,肌腱因失去约束而从外踝后侧向前上方滑脱。也可因外踝发育不良,后侧管沟变浅,支持带松弛或缺如,当肌腱紧张时,易向前滑脱。

【临床表现】

1. 病史　有急慢性损伤史或先天发育不良史。

2. 症状　急性者伤后患者常有外踝部肌腱移位感,局部肿胀,皮下瘀血、青紫、疼痛。足背伸外翻时疼痛更为明显。慢性者腓骨的长短肌肌腱常移位于外踝之上,行走时出现弹响,故有"弹响踝"之称,但一般不影响踝关节行走功能;严重时足部易疲劳,疼痛或跛行,局部可有轻度肿胀。

3. 检查　急性者沿腓骨长短肌腱均有压痛,能触及脱位的肌腱紧张、痉挛,足踝部不能做内翻活动。足踝外翻抗阻力试验阳性。慢性者可触及该肌腱增粗及压痛,踝关节背伸、跖屈活动时,可摸到该肌腱在外踝部滑动及出现弹响。

4. 影像学检查　X线检查可排除撕脱性骨折。

【鉴别诊断】　本病应与踝关节外侧扭伤相鉴别。踝关节外侧扭伤疼痛位于外踝前下方,足内翻时,疼痛明显加剧,踝背伸活动时无弹响。而本病疼痛多位于外踝后侧,能触及脱位的肌腱,并且有弹响。

【推拿治疗】

1. 治疗原则　舒筋通络、活血止痛、整复移位。

2. 施术部位　足踝部及相关部位。

3. 主要穴位　承山、阳陵泉、绝骨、太溪、足三里、解溪、阿是穴等。

4. 施术手法　摩、按、推、揉、擦、擦、动法等。

5. 时间与刺激量　每次治疗 15 分钟左右,刺激量因人因病情而定。

6. 手法操作

(1)抚摩推揉足踝法:患者仰卧位,医者取坐位。急性者医者一手固定足部,另一手掌或鱼际着力由前向后再向上抚摩足踝外侧至小腿下段 2 分钟。慢性者用一手拇指或鱼际推揉足踝部外侧疼痛处 3～5 分钟。

(2)按压腧穴镇痛法:患者仰卧位,医者取坐位,一手固定足部,另一手拇、中指对揉对按承山与条口穴 30 秒,拇指按揉阳陵泉、足三里、绝骨、太溪、阿是穴、解溪穴各 1 分钟左右。

(3)推按动踝复位法:患者仰卧位,医者取坐位,一手拇指按压滑脱肌腱的前缘,余四指放于内踝部,以施固定。另一手握拿足趾部,将足极度跖屈内翻,再迅速外翻背伸,指下有肌腱位移感为佳。而后,用拇指顺该肌腱方向由下向上施推理、滑按手法数遍。

【其他疗法】

1. 药物治疗

(1)内治法:本病属离经伤筋、血瘀气滞,治宜活血化瘀、消肿续筋。内服接骨紫金丹、七厘散、伤科七味片、筋骨痛消丸等。

(2)局部可外敷接骨散或骨伤洗药熏洗,以活血化瘀、消肿止痛。

2. 固定治疗　用纱布卷脱脂棉如拇指粗,约 8cm 长,做成棉卷压垫,自外踝的后上方至外下方挤压住脱位的肌腱,外用绷带包扎固定踝关节。

【注意事项】

1. 急性滑脱手法治疗后,踝部制动 3～5 天,以防止再滑脱。慢性者可用鱼际沿外踝处腓骨长短肌腱方向施擦法 2 分钟。

2. 固定解除后可改穿垫高跟的矫形鞋,加强踝关节的功能锻炼。

3. 可配合局部热疗或局部中药熏洗。

4. 注意局部保暖,避免受寒冷刺激。

5. 伴有撕脱性骨折者,禁用推拿手法,应根据骨折情况,做相应处理。

第三篇

关节脱位

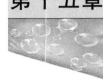

第十五章

概　论

第一节　人体关节概况

【概述】　关节是指两骨之间的间接相连,即相对应的骨关节面周围被结缔组织连接起来、骨关节面之间仍留有一定空隙,这种连结方式谓之关节。关节一般分为可动关节和不动关节,全身共有可动关节约 300 个。

【相关解剖】

1. 关节的种类　人体关节大致可分为屈戌关节(如手部的指间关节)、蜗状关节(如踝关节)、车轴关节(如桡尺近端关节)、椭圆关节(如桡腕关节和枕寰关节)、鞍状关节(如拇指侧的腕掌关节)、球窝关节(如肩关节)、杵臼关节(如髋关节)、平面关节(如跗骨之间的关节)等八种类型。

2. 关节基本构造　尽管人体关节各种各样,但其基本结构包括关节面、关节囊、关节腔三部分。

(1)关节面:即各骨相互接触处的光滑面。关节面为一层软骨覆盖,称为关节软骨。它能使不光滑的关节面变得平滑,以减轻运动时的摩擦。关节软骨具有一定的弹性,可减缓运动时的震荡和冲击。

(2)关节囊:是附着于关节面周缘骨面上的一种结缔组织,能分泌滑液,有润滑关节和营养关节软骨的作用。

(3)关节腔:为关节软骨和关节囊之间所密闭的狭窄腔隙,内有适量滑液。

3. 关节的运动　关节的运动形式与关节面形状有密切关系。关节两端之骨所成角度减小的运动谓屈,反之谓伸;向躯体或肢体正中面靠拢的运动谓内收,反之谓外展;围绕躯体或肢体纵轴的运动谓旋转;一骨的近端在原位转动,而远端做圆周运动谓之环转或轮转运动。

各关节运动方向及活动范围,与关节的结构形态有密切关系。

4. 关节的稳定与灵活　关节及其内的滑液有利于关节运动的灵活性,而关节囊的纤维层及其周围的筋肉组织增加了关节的稳定性,关节的灵活与稳定是对立统一的关系。关节运动的灵活必须以结构的稳定为前提,而结构的稳定又必须以关节运动为条件。如关节囊破裂时造成的关节脱位,就是失去了运动的前提;反之,关节僵直时,即失去了运动性,则稳定性就无存在的意义了。故在处理关节脱位时,局部应采取制动和适宜的功能锻炼,以解决其稳定和灵活性,如膝关节脱位,若对其稳定性注意不够,则可形成活动关节(指超越生理范围的活动);再如腕关节损伤时,若不注意指关节的活动,则预后可形成关节僵直。所以,在临床中对于损伤性关节脱位、严重的伤筋必须注意贯彻动、静结合的治疗原则,否则将会带来不良后果,给患者造成更大的痛苦。

5. 四肢骨骺愈合（年龄）时间　肩部为 20 岁，肘部为 18 岁，腕部为 20 岁，髋部为 18 岁，膝部为 20 岁，踝部为 18 岁，25 岁左右全身骺软骨均已骨化，骨不再生长。在临床观察 X 线片时，应注意把骺软骨阴影（即骨骺线）与骨折阴影（骨折线）相区别，以避免误诊。

第二节　关节脱位

【概述】　关节脱位亦称关节脱臼、脱骱、脱髎。凡是构成关节的骨端关节面相互之间的关系越出正常范围，引起疼痛和功能丧失者，即谓之脱位。脱位可分为脱臼与错位。全身除肩、髋、下颌三个关节脱位称脱臼外，其余关节脱位均称为错位。脱位多发生于活动范围较大的关节。在全身关节中，以肩、肘、髋和下颌关节脱位较为常见。

【病因病理】　关节脱位，多数是由直接或间接暴力所引起，其中以间接暴力所致者为常见。个别病例可因肌肉强烈收缩的内力或病理因素而引起。另外，关节脱位还与年龄、性别、职业、体质等因素有关。举例说明如下：

1. 身体向侧方栽倒时，因肩部着地或直接冲撞，所致的肩关节脱位为直接暴力所引起。

2. 踢足球时引起的髋关节或膝关节脱位，为间接暴力所致。

3. 个别人因打哈欠而发生的颞颌关节脱位，是由肌肉收缩的内力所致，常发生于年老体弱、肝肾亏损、筋肉松弛者。

4. 关节本身及其周围组织疾病（如化脓、结核等）引起关节破坏，而导致病理性脱位。

5. 由于先天发育缺陷而引起的脱位，则是先天性脱位，如儿童的先天性髋关节脱位。

此外，创伤性脱位还与关节结构的特点、活动程度、使用情况及其所处的位置等有一定关系，如肩关节，其肱骨头大，关节盂小而浅，关节囊的前下方缺乏筋肉保护，加上肩关节活动机会多及活动范围大，故容易发生脱位。

关节脱位的主要病理改变是骨端关节面的对应关系超越正常范围，常伴有关节囊的撕裂松弛，关节周围的韧带、肌腱、肌肉损伤引起血管破裂，并在关节囊内、外迅速形成血肿。有时可因暴力过大，造成骨端关节面及关节边缘骨折及血管、神经损伤。若脱位时间较久，由于关节囊内、外血肿机化，瘢痕组织充填于关节腔内，使脱位之关节与周围筋肉组织形成粘连，可造成复位困难，甚至使复位难以成功。

【分类】

1. 根据脱位的原因可分为：

（1）外伤性脱位：由外界暴力引起。

（2）病理性脱位：由关节本身疾病引起。

（3）先天性脱位：由先天发育缺陷引起，出生即存在。

（4）习惯性脱位：反复多次发生的脱位，由第一次脱位处理不当，关节囊及其周围筋肉组织未能很好修复而引起。

2. 根据脱位的程度可分为：

（1）全脱位：相邻骨端相对应的关节面完全无接触。

（2）半脱位：相邻骨端关节面有部分接触。

3. 根据脱位的方向可分为：前脱位、后脱位、上脱位、下脱位、中心型脱位。其中，前脱位、后脱位、上脱位、下脱位还可概括为前下方和后上方脱位两种。

4. 根据脱位的时间分为：

(1)新鲜性脱位:脱位时间在 3 周以内者。

(2)陈旧性脱位:脱位时间超过 3 周仍未复位者。

5. 根据脱位的骨端是否与外界相通可分为：

(1)闭合性脱位:脱位的骨端未穿破皮肤。

(2)开放性脱位:由于过大暴力,引起脱位的骨端把皮肤顶破,与外界环境发生接触。

【临床表现】

1. 一般症状

(1)疼痛:在关节脱位时,会造成周围组织损伤或脱出的骨端对周围肌筋组织的压迫、牵拉,引起剧烈疼痛,尤其在活动时更甚。

(2)肿胀:由于关节囊及周围肌筋损伤,形成血肿,即在短时间内出现肿胀。单纯性关节脱位肿胀多不严重,且较局限。合并骨折时多有严重肿胀,伴有皮下瘀斑,甚至出现张力性水疱。

(3)功能丧失:因脱位后的关节结构异常,关节周围组织又因疼痛发生痉挛,而出现关节功能丧失。

2. 特有体征

(1)关节畸形:脱位关节与伤肢的正常形态发生改变,出现畸形,如肩关节前下方脱位时出现的方肩;肘关节后脱位呈靴样畸形;髋关节后上方脱位时,伤肢呈屈曲、内收、内旋和短缩畸形等。

(2)关节内空虚:原来位于关节腔内的骨端脱出于异常位置,致使关节腔内空虚,表浅关节易触及此体征,如肩关节脱位时,肩峰下不能触及肱骨头,而有空虚感。

(3)弹性固定:脱位后,关节周围未撕裂的肌肉、韧带紧张收缩,将脱位后的肢体保持在特殊位置上。该关节被动活动时仍可轻微运动,但有弹性阻力,被动活动停止后,伤肢又恢复原有的特殊位置,这种情况即为弹性固定。

(4)肢体间接长度改变:脱位后,肢体的间接长度缩短或增长,如髋关节后脱位时,伤肢间接长度比健肢短缩;前脱位时,则肢体间接长度比后脱位增长。

【脱位并发症】

1. 骨折　常发生于关节部位邻近关节面的骨端或关节盂的边缘。如肩关节前脱位时,可并发肱骨大结节撕脱性骨折;肘关节后脱位,合并尺骨冠突部骨折;髋关节后脱位,合并髋臼后上缘骨折等。这些伴发的骨折绝大多数在脱位整复后,骨折也随之复位,关节脱位合并同侧骨干骨折的病例,可转骨科处理,若有条件亦可处理,但其原则是先整复脱位,而后整复骨折。

2. 神经损伤　多因脱位之骨端压迫或牵拉所致。如肩关节脱位时,腋神经被肱骨头牵拉,或肱骨头压迫臂丛神经;髋关节脱位时,坐骨神经被股骨头压迫或牵拉等。脱位整复后,即可同时解除对神经的压迫和牵拉。大多数神经挫伤可在 3 个月左右逐渐恢复,故不必外科手术治疗。

3. 血管损伤　多系毛细血管损伤。若遭受强大暴力,脱位之骨端可挫伤较大的血管,导致肢体远端血运障碍。如肩关节前下方脱位、肘关节后脱位,可分别挫伤腋动脉和肱动脉,影响伤肢血液循环;膝关节后脱位时,可伤害腘窝部血管。尤其是伴有动脉硬化症的老年患者,可因动脉挫伤导致血栓形成,影响伤肢血液循环。

4. 软组织嵌顿　脱位后,可在两骨之间发生肌肉、肌腱、韧带、关节囊等软组织的嵌顿,使复位产生困难。

5. 内脏损伤　脱位可以造成其他内脏器官的损伤,如严重的肩关节脱位、肱骨头穿进胸腔,可发生胸膜破裂和肺损伤;耻骨联合严重分离时可发生尿道的损伤等。

6. 感染　常发生于开放性关节脱位,应注意预防。

7. 严重的脊椎脱位　常合并脊髓受压或挫伤,造成神经麻痹或瘫痪,有时还可伴有脑震荡等并发症。

【脱位后遗症】

1. 骨的缺血性坏死　关节囊、韧带被撕裂,破坏了骨的血液供应,可发生骨的缺血性坏死。如髋关节脱位,可引起股骨头缺血性坏死,在伤后 6～12 个月出现,主要症状是关节疼痛和功能障碍。常见的骨缺血性坏死部位有距骨、腕舟骨、月骨等。

2. 关节僵硬　脱位整复不良,关节囊内、外血肿机化,形成关节内滑膜反褶处之粘连和关节周围筋肉挛缩等,均可产生关节僵硬、活动受限。

3. 骨化性肌炎　脱位使关节囊附近的骨膜被掀起,形成较大的骨膜下血肿,并与周围血肿相通,尤其在关节做强烈被动牵伸活动时,更易引起骨膜下血肿扩散,随着血肿机化和骨样组织形成,产生广泛的骨化性肌炎,多见于肘关节脱位,偶可见于肩关节和膝关节脱位者。

4. 创伤性关节炎　脱位时关节软骨面受损,造成关节面不平整,由于负重活动,关节面不断受到磨压,引起退行性改变与骨端边缘骨质增生,产生创伤性骨关节炎。常见于下肢负重关节,如髋关节、踝关节,上肢关节则极少见。

【治疗原则】

1. 急症的抢救　大关节的创伤性脱位或伴有其他损伤,病势严重者,应迅速采取急救措施,包括抢救晕厥、休克、内脏损伤等。待危急状态缓解后,再处理关节脱位。对于外伤引起的开放性脱位,应转外科处理。

2. 早期正确复位　新伤关节脱位,只要全身情况允许,应尽早采取既有效又安全的手法进行整复,不可拖延。整复手法应轻柔、准确,抓住要领,力求一次复位成功。不可用猛力牵拉,以防止加重周围组织的损伤。在复位过程中遇到困难时,要深思熟虑,不可贸然行事,以免增加患者痛苦。儿童的关节脱位,复位时的手法动作更应轻柔,否则易造成骨骺分离。

3. 恰当的固定与休息　较大的关节脱位整复后,均应给予有效的固定,将受伤关节置于恰当的位置,保证受伤关节充分休息,以利于损伤的筋肉组织尽快修复,防止关节再出现脱位或形成习惯性脱位等不良的后果。固定方法及时间应视具体部位和伤情而定,除个别关节外,一般固定 2～3 周为宜。固定时间过久,会出现关节粘连、僵硬,影响其功能活动。

4. 功能锻炼　经复位固定后,未固定的远端关节均应逐渐开始做主动活动,受伤关节附近的肌肉也应做主动收缩运动,以增进局部血液循环,促使损伤组织的修复,防止发生筋肉组织萎缩和骨质疏松。固定解除后,即可积极地逐步活动受伤关节,同时进行推拿治疗,以尽快恢复关节活动功能。

5. 对陈旧性关节脱位的治疗　应严格掌握手法适应证与禁忌证。脱位时间尚短,又无并发症的青壮年患者,关节周围无严重粘连者,均可试用手法整复,但应先在局部施行松解手法数分钟,而后整复脱位。脱位时间长,关节周围有明显骨化性肌炎、骨折,且有大量骨痂形成,或伴有严重的血管、神经损伤,骨质疏松及年老、体弱者,均不适宜手法整复。

6. 药物治疗　应注意分期辨证用药。脱位整复后的早期,肿胀严重,可内服活血散瘀类药物,如舒筋活血汤、云南白药、活络丹或跌打丸等,外敷消肿散、祛瘀消肿膏药等。中期与后期,肿胀消退,疼痛减轻,可内服舒筋活络、强壮筋骨、通利关节类药物,如壮筋养血汤、补肾壮筋汤等,外敷跌打膏药,配合局部中药熏洗,并应极早地采用推拿手法进行治疗,但手法宜柔和,刺激量应根据具体情况而定。

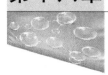

第十六章

颅面部关节脱位

第一节　颞颌关节脱位

【概述】　颞颌关节脱位亦称下颌关节脱位,古称失欠颊车、落下颏、脱颏、颌颏脱下、吊下巴等。常因张口过大所引起,多发生于老年人。

【相关解剖】　颞颌关节是颅面部唯一能动关节,是一对具有转动运动和滑动运动的左右联动关节。该关节是由两侧颞骨的下颌关节凹与同一个下颌骨的两个髁状突及居于两者之间的纤维软骨盘所组成,周围有关节囊包绕。此外,有颞下颌韧带、蝶下颌韧带和茎突下颌韧带及咀嚼肌附着于关节周围。颞颌关节的运动,主要是张合运动、前后运动和侧方运动。在闭口时,髁状突位于下颌凹内;张口时,髁状突向前滑至关节结节之上,为一不稳定的位置。此时,如髁状突继续向前滑动,越过关节结节的最高峰,不能自动退回下颌凹内即造成前脱位,该型最常见。而后方、外方和上方脱位都很少见。本病多发于老人及体质虚弱者,如图 16-1。

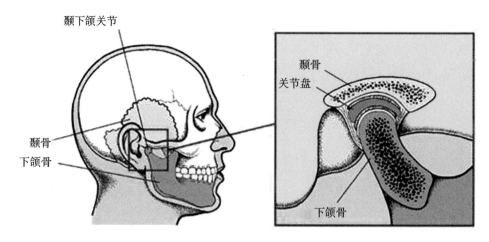

颞下颌关节

颞骨
关节盘

颞骨
下颌骨

下颌骨

图 16-1　颞颌关节

【病因病理】

1. 肝肾亏损　由于年老体衰,久病虚弱,气血不足,肝肾亏损,血不荣筋,致颞颌关节的关节囊与韧带松弛,稳定性变差,造成该关节的脱位。

2. 过度张口　常在打哈欠、大笑、咬嚼较大硬物或呕吐时,翼状肌强烈收缩、牵拉,使口裂开大超过正常生理范围,髁状突滑到颞下颌窝的前方所致。

3. **外力打击**　因张口时,下颌部受到侧方外力撞击或单侧臼齿咬食较大较硬食物时,关节囊的侧壁及韧带不能抵抗外来暴力,则可发生单侧或双侧下颌小头移位。

主要病理改变是下颌骨的单侧或双侧下颌小头和关节软骨盘移位于颞骨下颌窝结节最高点或结节之前方,交锁于颧弓下方而形成脱位。无明显肿胀现象,若有明显肿胀,应考虑下颌髁状突骨折的可能。

【分类】

1. 根据脱位的时间及复发的次数一般可分为新鲜性脱位、陈旧性脱位和习惯性脱位三种类型。

2. 根据脱位的位置,可分为单侧脱位与双侧脱位两种类型。

3. 根据脱位的方向,可分为前脱位和后脱位两种类型。

4. 根据脱位的程度,可分为全脱位和半脱位两种类型。

【临床表现】

1. **病史**　本病多见于老年女性。青壮年极少见,一般均有张口过大或暴力打击的损伤史。

2. **双侧脱位**　表现为下颌下垂、前凸、半张口、口不能闭合,亦不能再张大,呈僵硬状态;下齿列凸于上齿列之前方,语言不清晰,不能咀嚼,吞咽困难,流涎不止;咬肌痉挛,凸起,面颊呈扁平状,耳屏前方可触及一明显的空虚凹陷,其前方可摸到一凸起的髁状突。

3. **单侧脱位**　口半开较双侧脱位者小,嘴角歪斜,下颌偏向健侧,伤侧耳屏前方可触及一空虚的凹陷,颞下颌窝前方可摸到移位的髁状突。

4. 无论是双侧或单侧脱位病变局部均可出现疼痛和压痛,但无明显肿胀。

5. **影像学检查**　X线片的正位片或侧位片可明确做出诊断。

【诊断与鉴别诊断】　依据本病的病史、临床症状、体征及影像学检查,一般可明确诊断。由于外力直接打击下颌部,不仅造成脱位,甚至还会造成骨折,所以应与下颌骨折相鉴别。

【推拿治疗】

1. **按揉腧穴镇痛法**　患者坐低凳,头靠墙壁。医者立于对面,用拇指按揉双侧合谷、翳风、下关穴各半分钟至1分钟,以达麻醉止痛之目的,而后再施手法整复。

2. **口腔内复位法**

(1)双侧脱位整复法:患者坐低凳,头靠墙壁。医者立于对面,双手拇指缠消毒纱布伸入患者口腔,分别放于两侧后一个磨牙上,两食指按于下颌角后上方,余指置于下颌体。双拇指用力向下按压,使口尽量张大,当感到脱位之下颌关节松动时,其余各指将下颌骨向后方推送,髁状突即可复位,拇指迅速滑向臼齿颊侧(以防止咬伤),并随即退出口腔。

(2)单侧脱位整复法:患者坐位,医者两拇指置于患者下臼齿上,健侧拇指仅做象征性复位动作,余指将健侧轻轻夹住,以起到固定作用。患侧拇指用消毒纱布缠好插入口内,按置于患侧下臼齿,其余2～4指托住下颌,操作时,2～4指斜行上提,同时拇指用力向下推按,感觉有滑动响声,即已复位。

3. 口腔外复位法

(1)按压推拉复位法:医者站在患者前方,双手拇指分别置于患者两侧下颌体与下颌支前缘交界处,其余四指托住下颌体,然后双手拇指由轻而重向下按压,等肌肉紧张解除后,双拇指同时用力将下颌向后方推送,余指向前拉两侧下颌角,听到滑入关节之响声,说明脱位已整复。此法适用于年老齿落的习惯性脱位患者。

(2)压穴解痉复位法:患者端坐,头枕部靠墙。医者立其对面,用双手掌或多指自上而下推、揉咀嚼肌5~7遍,用双拇指由轻到重,缓力按压两侧下关穴3次(每次半分钟),使肌肉痉挛解除而复位。最后一次按压时,双拇指尖可同时用力向后推两侧髁状突,切忌用力过猛过大。

4. 固定方法 复位成功后,托住颏部,维持闭口位,用四头带兜住患者下颌部,四头分别在头顶上打结。固定时间1~2周,习惯性颞颌关节脱位固定时间为2~3周。其目的是维持复位后位置,使被拉松拉长的关节囊和韧带得到良好修复,防止再脱位。

【注意事项】

1. 施术整复手法后,应检查复位是否成功,口闭合,下颌倾斜矫正,上下齿列对齐,颏部前凸消失,耳屏前方不能触及凹陷,证明复位成功。

2. 脱位整复后,嘱患者在1小时内勿大声说话,3天内勿用力张口,并在1周内禁食生冷和较硬食物。

3. 固定时,四头带或绷带不宜捆扎过紧,应允许张口不超过1cm。

4. 每天要进行数次叩齿动作,使咀嚼肌得到运动,增强肌肉张力,以维持增强下颌关节的稳定。

第二节 颞颌关节紊乱症

【概述】 颞颌关节紊乱症又称颞颌关节弹痛症,是由外力、寒冷刺激或关节畸形等因素,致颞颌关节弹响、疼痛、开合运动异常为特征的一种慢性伤病。是伤科常见病,也是口腔科常见病,多发生于20~40岁的青壮年,多见于单侧发病,双侧发病者极少见。

【病因病理】

1. 关节周围肌肉过度兴奋或过度抑制 如神经衰弱,可使颞颌关节周围肌群过度兴奋或过度抑制。兴奋与抑制的失衡是颞颌关节功能紊乱症发病的内在因素,如翼外肌过度兴奋、紧张,可造成颞颌关节骨错缝(即半脱位),而损伤关节软骨盘及关节滑膜,在张口、闭口时出现弹响。

2. 牙齿的咬合关系紊乱 正常咬合时,上齿弓微出于下齿弓之外,上门齿微向前斜出。不良的咀嚼习惯、义齿不合适、颞颌关节畸形等因素,可导致正常的咬合关系失常。长期的咬合关系不良就会引起颞颌关节劳损,使其功能发生紊乱。

3. 咀嚼硬物用力不当 咀嚼硬物用力过度、过猛,可导致关节软骨盘边缘损伤。由于经常的张口、闭口活动,形成长期的颞颌关节弹响和疼痛不适。

4. 外力撞击下颌 当下颌部受到外力撞击时,其冲击力由下颌小头传导,致使关节软骨盘破裂。急性损伤期过后,可出现张口、闭口动作受限或严重弹响与疼痛不适。

5. 其他因素 长期夜间睡眠中磨牙造成关节创伤;寒冷刺激可引起颞颌关节周围肌

肉痉挛而诱发本症;亦可因颞颌关节先天发育异常而致本病。

主要病理改变为关节软骨盘边缘破裂,滑膜增厚,关节囊肿胀,肌肉痉挛,关节软骨盘滑动不利,致局部气血瘀滞,脉络不通,出现关节弹响与疼痛不适。

【临床表现】

1. 疼痛与压痛　伤侧颞颌关节部疼痛或酸痛不适,疼痛或酸痛多在张口、闭口、咬嚼较硬食物或下颌前伸及侧方运动时发生。疼痛和压痛的部位也可不同,有的压痛点在乙状切迹和上颌结节后方,有的则在颞颌关节后区或关节结节处及下颌小头前斜面;部分病例可伴有闭口肌群痉挛;少数病例在急性期可触及伤侧肿胀。

2. 颞颌关节弹响　部分病例在张口初期与闭口末期出现弹响;有的则发生在张口末期与闭口初期。弹响时可伴有疼痛或酸痛不适感。关节软骨面和骨质破坏者,在张口和闭口运动时均可出现连续性的似揉玻璃纸样的杂音,关节活动时触及弹动感。

3. 张口、闭口活动不利　有的因疼痛张口受限;也有的因关节囊、韧带松弛或翼外肌功能亢进而张口过大,致颞颌关节骨错缝;还有因咀嚼肌群痉挛而出现牙关紧闭。部分病例有张口型侧偏现象,严重病例病久者,颞颌关节活动不利并有僵硬感。

4. 影像学检查　一般不须 X 线片检查,但 X 线片可以排除颞颌关节部的骨折、脱位、增生、骨性关节炎和其他骨病。

【诊断与鉴别诊断】　本症依据颞颌关节弹响、局部疼痛或酸痛不适与活动障碍等主要表现,即可明确诊断。根据 X 线片的提示结果,亦不难与颞颌关节部其他疾病相鉴别。

【推拿治疗】

1. 治疗原则　舒筋通络、活血祛瘀、理筋整复、恢复功能。

2. 施术部位　伤侧颞颌关节部及相关部位。

3. 主要穴位　颊车、下关、听宫、翳风、风池、肩井、合谷等穴。

4. 施术手法　按、揉、擦、动法等。

5. 时间与刺激量　每次治疗 15 分钟左右,每日 1～2 次;10 次为 1 个疗程;中等刺激为宜。

6. 手法操作

(1)按揉相关腧穴法:患者仰卧位,头部后方垫枕。医者坐于床头椅子上,用双手中指桡侧向前上方缓稳用力按压两侧翳风穴 1 分钟左右;用双手拇指、食指捏拿合谷、肩井穴各数次。以达到通络止痛之目的。

(2)活动颞颌关节法:患者仰卧位,头部后方垫枕。医者坐于床头椅子上,用双手大鱼际置于两侧颊车穴部,双手多指握住下颌骨的前后缘,协同用力(嘱患者配合)在上下、左右及顺、逆时针方向活动颞颌关节各数次。

如颞颌关节错缝,则下颌骨向健侧偏斜,牙齿咬合关系异常者,医者用一手大鱼际置于患侧颞部及下颌小头,另一手掌放于健侧下颌部,嘱患者做张口、闭口动作,医者双手相对用力挤按,即可将向健侧偏斜的下颌矫正;恢复其正常咬合关系,错缝即整复。

(3)揉擦病变局部法:患者仰卧位,头部后方垫枕。医者坐于床头椅子上,用一手固定患者头部,另一手中指、无名指缓稳用力按揉病变局部数分钟;用中指、无名指上下擦病变部位,透热为度。揉、擦手法可反复交替施术,以达活血祛瘀之目的。

【注意事项】

1. 推拿治疗期间,应注意避免咬嚼硬物,同时配合局部热敷。
2. 纠正不良的咬嚼习惯,忌食生冷食品。
3. 避免颞颌关节过度疲劳及寒冷刺激。
4. 颞颌关节有骨性炎症改变,疗效不佳者,应转口腔科治疗。

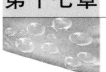

第十七章

上肢部关节脱位

第一节　肩关节脱位

【概述】　肩关节脱位又称肩肱关节脱位,古称髃骨脱胯、肩胛骨出、肩解等。在人体四肢关节中,肩关节脱位的发生率为最高,肩肱关节脱位,在全身关节脱位中最为常见,占全身四肢关节脱位的50％左右,多发生于成人,儿童则少见。25岁以下发生肩关节脱位者,易形成习惯性脱位。

【相关解剖】　肩关节由肱骨上端的半球形肱骨头与肩胛骨的关节盂相对应构成关节,是一个典型的球窝关节。其解剖特点是肱骨头大,呈半球形,肩胛骨关节盂小且浅,其面积只占肱骨头关节面的1/3左右,而肩关节囊松弛薄弱,前方尤为明显,这种结构为增大肩关节的活动度提供了良好的条件,但对关节的稳定则是不利因素。故其周围需要有肌肉、韧带来加强,以维持其运动的灵活性和结构的相对稳定性。肩前侧有肩胛下肌、喙肱肌、肱二头肌短头和胸大肌;后侧有冈下肌和小圆肌;外侧有冈上肌、三角肌和肱二头肌长头掩盖。维持关节稳定的另一因素是肌肉的作用,如若肩部的主要肌肉麻痹或部分肌肉受损伤,肌力下降,可破坏关节的相对稳定性而致关节脱位。

由于肩关节是一个典型的球窝关节,运动范围大,能使上臂在不同的运动轴上做各种不同的动作,故肩关节是人体运动最灵活的关节。因肩关节结构的灵活性和不稳定性,所以当肩关节遭受外力时,肱骨头易穿破关节囊的前下部,从而发生脱位,出现相应的临床症状及体征,如图17-1。

【病因病理】

1. 直接暴力　多因打击或冲撞等外力直接作用于肩关节而引起,但极少见。临床常见的是向后跌倒时,以肩部着地或来自后方的冲击力,使肱骨头向前脱位。

2. 间接暴力　临床最多见,常发生于下列情况。

（1）跌倒时,上肢处于外展、外旋位,手掌或肘部着地支撑体重,外力沿肱骨纵轴传导、肱骨头向肩胛下肌与大圆肌之间的薄弱部冲击,将关节囊的前下部顶破而脱出,形成喙突下脱位。暴力较大时,肱骨头

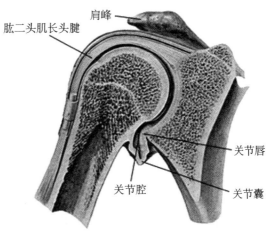

图 17-1　肩关节(冠状切面)

肩峰
肱二头肌长头腱
关节唇
关节腔
关节囊

可被推到锁骨下,形成锁骨下脱位。极个别情况暴力过大时,肱骨头可冲破肋间隙,进入胸腔,形成胸腔内脱位,多伤及内脏器官。

(2)上肢处于外展、外旋上举位,暴力沿肱骨干传导,肱骨头及肱骨颈受到肩峰的阻挡,使肱骨头向下、向外,冲破关节囊的下壁而脱位,形成盂下脱位。有时肱骨头可因胸大肌和肩胛下肌的牵拉,使盂下脱位转移为喙突下脱位。

(3)上肢处于屈曲内收位跌倒时,肘部或手部着地,暴力沿肱骨向上传导,将关节囊后壁顶破,肱骨头脱出,形成后脱位。

主要病理变化为关节囊撕裂及肱骨头移位,肩关节周围的筋肉组织可发生不同程度的损伤或合并肩胛盂边缘骨折、肱骨头骨折与肱骨大结节骨折等,其中以肱骨大结节骨折最为常见。有30%～40%的患者合并有大结节撕脱骨折。偶见腋神经损伤,故复位前后应注意检查神经有无损伤。

【分类】

1. 本病根据肱骨头脱出的位置,可分为前脱位、盂下脱位和后脱位三种类型,而前脱位又可分为喙突下脱位、锁骨下脱位和胸腔内脱位三种。但最多见的是喙突下脱位,后脱位则极少见,如图 17-2。

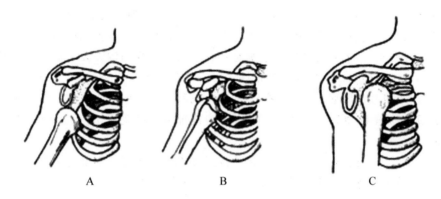

A.盂下脱位;B.喙突下脱位;C.锁骨下脱位

图 17-2　肩关节脱位

2. 根据脱位时间的长短和是否复发,又可分为新鲜性脱位、陈旧性脱位和习惯性脱位三种类型。

【临床表现】

1. 病史　本病常发生于 20～50 岁男性,多有典型外伤史或既往肩关节脱位史。

2. 症状　肩部多有肌肉、韧带撕裂样疼痛,肿胀明显,畏动,伤侧肢体活动功能丧失,患者多用健手托扶伤肢前臂。

3. 检查

(1)被动活动时,肩部疼痛加重,并有弹性固定感。

(2)患肩呈"方肩"畸形,在盂下、喙突下或锁骨下等处可触及移位之肱骨头。

(3)伤肢缩短或略长,注意与健侧上肢对比检查,伤侧上臂长度(从肩峰至肱骨外上髁),盂下脱位时伤肢略长;肱骨头脱至喙突下或锁骨下时,则伤肢略缩短。伤侧肩部略低于健侧肩部。

(4)搭肩试验、直尺试验均阳性。

（5）若伤肢麻木，失去知觉，应考虑神经受压或损伤；上肢发凉，桡动脉搏动减弱或消失，则提示腋动脉受挤压。

4. **影像学检查**　可明确移位之肱骨头与肩胛关节盂的异常关系，并可发现或排除骨折。

【诊断与鉴别诊断】　根据其典型的外伤史、临床症状及体征，即可明确诊断。严重的肩关节脱位应与锁骨骨折、肩峰部骨折、肋骨骨折或肱骨上端骨折相鉴别，X线片可有助于诊断。

【推拿治疗】

1. **治疗原则**　解痉止痛、整复错位。

2. **主要穴位**　天鼎、缺盆、扭伤、颈臂、合谷等穴。

3. **手法操作**

（1）按揉腧穴镇痛法：在施手法整复前，先用拇指按压伤侧天鼎、缺盆、扭伤、颈臂、合谷穴各1～2分钟，以达麻醉止痛作用。

（2）足蹬手拉复位法：患者仰卧位，伤肢靠近床缘，医者立于伤侧，双手握伤肢腕部，并用一足跟（右侧脱位用右足，左侧脱位用左足）顶住伤肢腋窝，另一足站稳于地面，握腕之双手将伤肢外旋并轻度外展（30°～45°），沿其纵轴方向缓慢而有力地牵拉。再将伤肢徐徐内收、内旋，利用足跟作为杠杆的支点，将肱骨头挤入关节盂内，当有滑动及回纳感觉时，复位即告成功。在足蹬时，不可用暴力，以防止损伤腋部的神经和血管。

（3）屈肘旋转复位法：以右侧前脱位为例。患者取坐位。医者立于伤侧，右手握住伤肢腕部，左手握住肘部，将肘关节屈曲90°，沿肱骨纵轴牵引，逐渐将上臂外展、外旋，使肱骨头转到关节盂的前缘；在牵引下沿前臂纵轴逐步内收上臂，使肘部与胸前壁接触，肱骨头由关节盂的前缘向外移，将关节囊的破口张开，然后，将上臂内旋，使手搭于对侧肩部，并迅速向外上方推送肘部，肱骨头即可通过张开的关节囊破口滑入关节盂。

此法应力较大，多在其他手法失败后应用，操作时要注意轻、缓、稳，因肱骨外科颈受到相当大的扭转力量，用力过猛可引起肱骨外科颈螺旋骨折，尤其是骨质疏松的老年患者，施手法时更应谨慎。

（4）牵引推顶复位法：患者仰卧位，一助手用宽布带围绕伤侧腋胸壁斜向健侧肩部，另一助手握伤肢腕部做对抗牵引，在伤肢由外展90°内收至50°或40°时，医者立于健侧，用双手拇指贴紧肱骨头，多指分别固定于肩峰及肩胛背侧，用力向外上方推顶，此时，握腕之助手在牵引下将伤肢内收、内旋，前脱位即可整复，亦可采用"牵引扳托复位法"整复。

【注意事项】

1. 脱位整复后，立即顺正肌筋，使筋归原位，血流通畅。

2. 上臂保持内收、内旋位，屈肘90°，用颈腕吊带或三角巾将伤肢悬吊于胸前，并用绷带将伤肢上臂固定于胸壁2周，固定期间，禁止肩关节外展、外旋活动。

3. 解除固定后，逐渐加强肩关节的活动至愈。

4. 初期可服小活络丸，3天后改强筋丸，解除固定后可用食醋热洗，每日2次，1周1个疗程。

第二节　肘关节脱位

【概述】　肘关节脱位为关节脱位中常见的疾病。多发生于青壮年，儿童与老年人少见。

【相关解剖】 肘关节是屈戌关节,由肱桡关节、肱尺关节及桡尺近侧关节组成。构成这三个关节的肱骨滑车、尺骨上端的半月切迹、肱骨小头、桡骨头共包在一个关节囊内,有一个共同的关节腔。肘关节囊前后壁薄弱而松弛,但两侧的纤维层则增厚形成桡侧副韧带和尺侧副韧带,关节囊纤维层的环行纤维形成一坚固的桡骨环状韧带,包绕桡骨头。从整体来说,肘关节屈伸活动是以肱尺关节为主,通过肱桡关节和桡尺近侧关节的协调配合完成的。肘部的三点骨突标志是肱骨内、外上髁及尺骨鹰嘴,伸肘时这三点成一直线,屈肘90°时这三点形成一等边三角形,故又称"肘后三角",如图17-3。

此三角关系对于鉴别肘关节脱位与肱骨髁上骨折有重要临床意义。当肱骨髁上骨折时,肘三角无变化;肘关节脱位时,尺骨鹰嘴离开正常位置,肘三角随之发生改变。

由于构成肘关节的肱骨下端呈内外宽厚、前后扁薄状,侧方有坚固的韧带保护,关节囊之前后部相对薄弱,尺骨冠突较鹰嘴突小,对抗尺骨向后移位的能力要比对抗向前移位的能力差,所以肘关节后脱位远比其他方向的脱位多见。

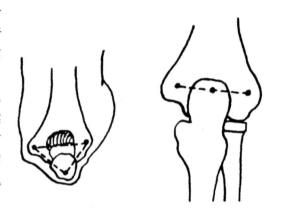

图17-3 肘后三角

【病因病理】 肘关节脱位多由间接暴力所致,如跌倒时,肘关节过度后伸,手掌着地,鹰嘴突尖端骤然撞击肱骨下端的鹰嘴窝,在肱尺关节处形成一种有力的杠杆作用,使止于冠突上的肱前肌肌腱及关节囊的前壁撕裂,在关节前方缺乏筋肉组织阻止的情况下,肱骨下端向前移位,桡骨头及尺骨冠突同时滑向后方,即形成临床上常见的肘关节后脱位。

由于暴力作用的方向不同,尺、桡骨上端除向后移位外,有时还可向侧方移位,甚至可形成分叉状移位。侧方移位者多合并尺、桡侧副韧带撕裂或撕脱伤,有时可伴有尺骨冠突部骨折。肘关节前脱位多伴有尺骨鹰嘴骨折,但临床较少见。由于肘关节脱位,肘部肌肉组织广泛损伤剥离,形成血肿。若血肿处理不当,血肿机化,日久导致骨化性肌炎,严重影响肘关节活动功能。

【分类】 根据肘关节脱位后尺桡骨上端移位的方向,可将肘关节脱位分为前脱位和后脱位两种类型。后脱位又可分为正后方脱位、侧方脱位和分叉状脱位三类。

【临床表现】

1. 病史 有典型外伤史。多见于青壮年。

2. 症状 伤后肘关节疼痛剧烈,肿胀明显,屈伸活动受限制。肘关节弹性固定于120°～150°的半屈伸状态,前臂紧贴胸腹前部,患者常用健手托扶伤肢前臂。

3. 体征 损伤后肘后部膨大,鹰嘴突在肘后部特别隆起,而其顶部明显凹陷。有学者形容肘关节后脱位为肘部后凸,状如足跟。肘三角的等腰关系失常,肘窝部饱满,可触及肱骨下端之滑车,前臂长度缩短,肘部周径明显增大。侧方移位者,肘部横径明显增宽;前脱位者,可触及肘后有空虚感,肘窝前方可触及到尺骨鹰嘴,前臂间接长度增长,并出现不同程度的旋前或旋后畸形。严重的肘关节脱位,可伴有血管、神经损伤。

4. 影像学检查 X线正、侧位片可明确脱位的类型及程度,并可提示有无合并骨折等。

【诊断与鉴别诊断】　根据其典型的外伤史、临床症状、体征及 X 线检查,即可明确诊断。但应与肘部软组织损伤及肘部骨折相鉴别。

【推拿治疗】

1. 治疗原则　整复理筋、恢复功能、恰当固定。

2. 取穴　天鼎、缺盆、天宗、肩髃、中府、极泉等穴。

3. 推拿手法

(1)按揉腧穴镇痛法:患者坐于靠背椅。医者用拇指依次按压伤侧的天鼎、缺盆、中府、极泉穴各半分钟。

(2)膝顶拔伸屈肘法:患者坐于靠背椅,一助手立于患者后方固定其肩部。医者立于伤侧对面,用一手握伤肢上臂下端固定,另一手握其前臂腕部,同时用一足踏在椅子上,膝部抵住肘窝部,握腕之手沿前臂纵轴用力拔伸牵引,并逐渐屈曲肘关节小于 90°,后脱位即可整复。

(3)牵引推拉屈肘法:患者端坐靠背椅,前臂平伸,掌心向上;一助手立于伤侧后方,双手握其上臂固定。医者立于伤侧前方,用一手从伤肢外侧握住肘部,拇指顶住肱骨下之滑车,食指、中指扣住尺骨鹰嘴,配合牵引做推拉动作;另一手反掌(拇指在背侧,多指在掌侧)握住伤肢腕部,沿前臂纵轴与助手做对抗牵引,待肘关节松动时,握肘之手拇指用力向后上方推压肱骨下端,食指、中指用力向下拉尺骨鹰嘴突,同时握腕之手将肘关节屈曲,后脱位即可整复。

(4)仰卧拔伸屈肘法:患者仰卧于硬板床上,伤肢上臂靠床边缘。医者立于伤侧,用一手五指分别捏住肱骨内、外上髁固定,另一手握伤肢腕部背侧,在脱位后的屈肘位做对抗牵引,先整复侧方移位,然后在牵引下逐步屈曲肘关节,后脱位即可整复。此手法适用于医者手力较大或身体瘦弱的患者。

(5)三人拔伸屈肘法:多适用于体质强壮的患者,以后脱位伴有向桡侧移位为例。患者正坐于靠背椅上,助手固定伤肢上臂,另一助手握其前臂远端,在前臂外旋姿势下做对抗拔伸动作。医者立于伤侧,一手固定前臂上端桡侧,另一手固定肱骨下端尺侧,先做挤压动作,以纠正侧方移位;在拔伸姿势下,医者双手改握肘部,双拇指推顶尺骨鹰嘴突向前,余指按压肱骨下端向后,同时令握腕之助手缓缓屈曲肘关节,后脱位即可整复。

以上四种方法均可整复肘关节后脱位。临证时,应因人、因症选用。

(6)拔伸推位复位法:患者取坐位,两个助手分别握住上臂近段与前臂远端做对抗拔伸动作。医者立于伤侧,用一手向前牵拉上臂下端,另一手向后推压尺桡骨远端,前脱位即可整复。

【注意事项】

1. 脱位整复后,应顺正肘部筋肉,疏通伤肢;屈肘 90°,用小三角巾把前臂悬吊于胸前固定 1～2 周。严重脱位手法整复后,功能位石膏固定 3 周,以利于关节囊的修复,无条件者应转骨科处理。

2. 固定解除后,主动练习肘关节的屈曲、伸展及前臂旋转活动,但严禁重力推拿或暴力的被动活动,以防止骨膜下血肿演变为骨化性肌炎。在功能锻炼的同时,可配合用热醋或中药熏洗伤处至愈。

第三节　小儿桡骨小头半脱位

【概述】　小儿桡骨小头半脱位,又称小儿牵拉肘、肘错环、肘脱环等。多发生于 4 岁以前的幼儿。本症并无关节囊的破裂及桡骨小头的明显移位。伤后肘关节无明显肿胀与畸形,X线检查亦不能显示关节的病变,故有肘关节假性脱位之称。6 岁以后儿童因桡骨小头发育,故不易发生半脱位。

【病因病理】 因幼儿桡骨小头发育尚不健全,桡骨小头与桡骨颈的直径几乎相等,有时桡骨头甚至还小于桡骨颈。关节囊与环状韧带比较松弛,当幼儿前臂被过度向上牵拉时,如穿衣、跌跤或上楼梯时,肘部在伸直位受到牵拉力的影响,则桡骨小头易从包绕桡骨颈的环状韧带中滑脱,环状韧带被嵌夹在肱桡关节面之间,阻碍桡骨小头回复原位,即形成桡骨小头半脱位。

【临床表现】

1. 病史　有被牵拉的损伤史,多见于 4 岁以下的幼儿。

2. 症状　伤侧肘部疼痛,伤肘保持半屈曲,前臂处于内旋位。患儿哭闹,不能屈肘、举臂,常拒绝别人触动伤肢及拒绝检查。

3. 体征　伤肘外侧部有压痛,但无肿胀和畸形(即便有肿胀也很轻微,常不能触及),前臂不能外旋,肘关节被动屈伸活动时,疼痛加重。肩部及锁骨部均为正常。若有明显外伤史者,应做 X 线检查,以排除桡骨头、桡骨颈及肱骨髁上骨折。

【诊断与鉴别诊断】 结合病史、症状及体征,不难做出诊断,但须与肩前部肌腱滑脱或肩关节滑膜嵌夹所致的小儿上肢不能抬举进行鉴别。

【推拿治疗】

1. 治疗原则　整复移位、理筋止痛、恢复功能、适当固定。

2. 推拿手法

牵引旋臂屈压法　家长抱患儿于坐位,并固定伤肢上臂。医者立其对面,一手握患儿伤肢肘部,拇指压住桡骨小头外侧稍前方,另一手握伤肢腕部,稍用力牵引前臂并将其外旋、过伸,同时握肘之拇指向内后方轻压桡骨小头,握腕之手将肘关节屈曲至最大限度,内旋前臂,伸直肘关节,半脱位即可整复,伤肘疼痛即刻消失,前臂可上举,手能握物。

【注意事项】

1. 复位后一般不须固定,可嘱家长在 3 天内避免牵拉患儿伤肢,以防止复发。

2. 6 岁以后儿童因桡骨小头发育,不易发生半脱位,肘关节损伤应注意有否肱骨髁上骨折或桡骨上端骨折。

3. 整复手法应轻缓柔和,牵引力不可过大过猛。

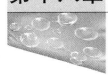

第十八章

下肢部关节脱位

第一节　髋关节脱位

【概述】　髋关节脱位又称大腿根出臼、臀骱出等。髋关节脱位是指因强大的外力致髋关节的正常解剖位置发生异常。髋关节脱位占全身关节脱位的第三位,多发生于青壮年,儿童及老年则极少见。

【相关解剖】　髋关节为一典型的杵臼关节,是人体最稳定的关节。髋关节是由髋臼和半球形的股骨头构成。其特点是髋臼深而大,由髋骨、坐骨和耻骨三者连接而成,像倒杯形的半球凹,其关节面部分为马蹄形,覆被以关节软骨,边缘有一层环状纤维软骨围绕其上方、前方和后方,能容纳整个股骨头的2/3左右。肱骨头的方向朝上、内、前。股骨头和股骨颈通过坚厚的关节囊包绕,关节囊和韧带起着重要保护作用,关节周围有丰富的肌肉群加强,使髋关节在结构上更加稳定。

关节囊很坚固,起于髋臼边缘及髋臼唇,前面起于粗隆间线,后面止于股骨颈中1/3与远侧2/3交界处。因此,股骨颈的前面全部在关节囊内,后面有内侧2/3部分在关节囊内,关节囊前壁有坚固的髂股韧带,内侧有耻骨韧带,后方有坐骨韧带。髂股韧带有限制髋关节后伸的作用,与臀大肌共同保持身体直立姿势。股骨头与髋臼之间有圆韧带连接,圆韧带有供给血液及稳定股骨头的作用。股骨头的血液供给主要来自关节囊的小动脉、股骨干滋养动脉和圆韧带的小动脉三个途径,其中以关节囊和圆韧带的血管为最重要。

由于股骨颈的大部分被关节囊包绕,关节周围又有韧带和丰富的肌肉群加固,使髋关节在结构上更加稳定。所以,非强大暴力是不会引起髋关节脱位的。该关节在解剖结构上虽然相当稳固,但也存在着其结构上的缺陷,因在股骨颈的后外方中下1/3处尚显露于关节囊之外,并缺乏韧带和肌肉的保护,因此,髋关节脱位常系股骨头向后移位,前脱位和中央型脱位则少见。多见于活动能力较强的青壮年男性,如图18-1。

【病因病理】　髋关节脱位多由强大的间接暴力所致。根据脱位后股骨头移位的方向可分为前脱位、后脱位、中央型脱位三种类型。股骨头停留在髂前上棘与坐骨结节连线的前方者,称为前脱位;停留在该线后方者,称为后脱位;股骨头冲破髋臼底部而入盆腔者,称为中央型脱位。

1. 后脱位　当髋关节屈曲90°大腿内收位时,股骨头仅有一半在髋臼内,另一半顶于髋臼的后上方,并使该部关节囊紧张。此时,若暴力沿股骨干纵轴冲击髋关节,股骨颈被髋臼前内缘阻挡,形成杠杆的支点,可使股骨头穿破关节囊的后部而脱出。如弯腰跪地时,下腰部或骶髂部突然被重物撞击;或坐位乘车时,膝前部受到暴力冲击,均可引起髋关节后脱位,有时合并髋臼后缘骨折、股骨头骨折,或坐骨神经受到移位的股骨压迫、牵位而损伤。

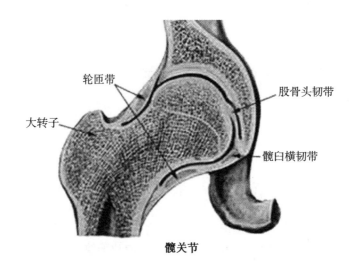

图 18-1　髋关节

2. 前脱位　当髋关节因外力急剧过度外展时,大转子顶端与髋臼上缘接触,伤力再使肢体外旋,股骨头受杠杆作用而被顶出髋臼,穿破关节囊的前方,移位于耻骨或闭孔部位,形成前脱位。若股骨头停留在耻骨横支平面,可挤压股动脉,导致血液循环障碍;若股骨头移位于闭孔前方,则可能压迫闭孔神经。

3. 中央型脱位　当暴力直接作用于股骨大粗隆外侧或髋关节轻度外展时,暴力沿股骨纵轴向上传导,股骨头撞击髋臼底部,可引起股骨头穿破髋臼底连同骨折片部分进入盆腔内,形成中央型髋关节脱位。常引起盆腔内脏器损伤。

【临床表现】

1. 病史　有典型的外伤史,多发生于活动能力较强的青壮年男性。

2. 症状　脱位后,髋部有明显的疼痛、瘀肿,活动功能丧失,不能站立行走。由于脱位的方向不同,其临床症状、体征有明显差异。

(1)后脱位:①伤后即感髋部疼痛,下肢功能丧失,仰卧困难;②伤肢屈曲、内收、内旋畸形,下肢缩短,膝落于健侧大腿上时足趾接触健足内侧缘;③臀部明显隆起,可摸到脱位的股骨头;④X线检查可明确诊断,并可发现有无合并骨折。

(2)前脱位:①伤肢较后脱位为长,呈外展、外旋、屈曲畸形,足外侧可接触床面,功能丧失,髋部肿痛;②髋部外侧平坦,臀部凹陷,在腹股沟处可摸到股骨头;③X线检查可提示股骨头移位的情况及有无合并骨折。

(3)中央型脱位:①股骨头移位轻者,仅有局部疼痛、肿胀及轻度髋关节活动障碍,无特殊肢体畸形;②股骨头移位严重者,除有疼痛、肿胀表现外,可见伤肢外旋、短缩,大转子内移,功能丧失;③若骨盆骨折,有血肿形成,伤侧下腹部压痛,肛门指检时常在伤侧触到包块(股骨头)及疼痛;④X线检查可显示髋臼底部骨折与凸入盆腔的股骨头。此种损伤常伴有盆腔内脏器损伤及休克,预后欠佳,应转外科手术处理。

【诊断与鉴别诊断】　根据典型的病史、症状、体征,结合X线检查的提示,即可做出诊断。但应与股骨颈骨折、粗隆间骨折相鉴别。髋关节脱位多发生于青壮年;而股骨颈骨折多发生于老年人。

【推拿治疗】

1. 治疗原则 舒筋止痛、整复脱位、恢复功能。

2. 取穴 肾俞、大肠俞、环跳、风市、足三里、解溪、太冲等穴。

3. 常用复位方法

(1)屈髋拔伸回旋法：患者仰卧位，助手用双手按压患者两侧髂前上棘部，以固定骨盆。医者面对患者，骑跨于屈髋、屈膝 90°位的伤肢小腿部，用双手托握其腘窝部，以持续的力量逐渐将大腿顺向拔伸牵引，使股骨头接近关节囊破口处，在拔伸的同时，将髋关节过度屈曲，微内收、内旋，然后用力将髋关节外展、外旋，伸直下肢，后脱位即可整复。

若此手法未能使其复位，可再用一助手，于髋关节外展、外旋时协同用力推挤股骨粗隆部，后脱位即可整复。

(2)下压推按复位法：患者俯卧于硬板床边缘，健肢伸直，伤肢屈髋、屈膝各 90°悬垂于床旁。助手面对患者头部，一手握伤肢踝部，维持屈膝 90°位，另一手虎口对准腘窝部用力按压小腿上端数分钟(起到拔伸牵引作用)。医者立于健侧，用双手拇指借机推按股骨头入臼，后脱位即可整复。

两下肢等长，髋部无畸形，说明复位成功。然后，用拇指推理、按压顺正髋关节周围的筋肉，以疏通伤肢气血。

(3)屈髋回旋托板法：患者仰卧位，嘱一助手立于健侧，双手按压两侧髂前上棘，以固定骨盆；另一助手一手握住伤肢踝部，另一肘关节屈曲，用肘托住伤肢腘窝部，将髋关节、膝关节各屈曲 90°顺向牵拉，在持续牵引下，微外展、外旋髋关节，然后用力内旋、内收髋关节，伸直下肢。与此同时，医者立于伤侧，双手十指于大腿根部后侧交叉握紧，在助手将髋关节内收、内旋时，用力向后外方托板，前脱位即可整复。

(4)正反问号复位法：患者仰卧位，嘱一助手立于健侧，用双手按压两侧髂前上棘固定骨盆。医者立于伤侧，用一手握住伤肢踝部，另一肘托住伤肢腘窝部，在顺向拔伸的基础上，在微内旋、内收位极度屈髋关节，然后再将髋关节外展、外旋、伸直下肢，后脱位即可整复。前脱位反之即可。

手法整复失败者，髋臼或股骨头合并有较大骨折片者，应转骨外科手术切开复位或螺钉内固定。

【其他疗法】

1. 早期内服药

组成：泽兰叶 9g，当归 9g，赤芍 9g，川牛膝 9g，制大黄 9g，延胡索 9g，乌药 3g，红花 3g，甘草 3g。

用法：上药用水煎服，每日 1 剂。

2. 外用熏洗药

组成：落得打 12g，仙灵脾 9g，独活 9g，桑寄生 9g，桂枝 9g，当归 9g，伸筋草 9g，透骨草 9g，红花 5g。

用法：上药用水煎，熏洗局部。

【注意事项】

1. 手法整复闭合性髋关节前脱位与后脱位，一般无须麻醉；如有困难，可在麻醉下整复。

2. 整复后一般不采用外固定,但应避免髋关节外展活动,并卧床休息 2～3 周,在这期间可在床上逐渐练习髋关节伸屈活动,3 周后可用健肢负重加拐行走,6 周后伤肢可逐渐开始负重,髋关节前脱位整复后稳定性较后脱位差,应注意预防复发。

3. 为促进局部瘀血迅速吸收,早期可内服中药,2～3 周可外用熏洗药,内服健步虎潜丸,以促使功能恢复。

第二节　小儿髋关节半脱位

【概述】　小儿髋关节半脱位又称为小儿髋关节假性脱位、小儿髋关节圆韧带嵌顿、小儿髋关节滑膜嵌顿、小儿髋臼错缝等。是临床上常见的小儿髋关节损伤。五岁以下幼儿股骨头发育尚不健全,关节囊也比较松弛。所以易在互相打闹、跌仆或急跑时摔倒,猛力扭转髋关节或自高处跳下单足着地而致伤。本病发生后,少数病例可自行复位。但多数病例须借助手法复位才能治愈,否则会发生股骨头无菌性缺血性坏死。因此,小儿髋关节半脱位应及时整复。

【病因病理】　小儿髋关节半脱位是因为 5 岁以下儿童股骨头发育尚不健全,关节囊及其圆韧带比较松弛,周围的韧带、肌肉也不够强劲,固护能力差,所以小儿在相互打闹玩耍时跌仆、跑跳时跌倒或自高处下跳时单足着地等猛力扭转髋关节,使髋关节过度外展,股骨头与髋臼前下缘的间隙增宽,关节腔内的负压将部分关节囊滑膜或圆韧带吸入,嵌夹在股骨头与髋臼缘之间。

为了避免因活动时对滑膜和圆韧带嵌夹而致疼痛加重,则出现抗痛性的内收或外展肌群痉挛,导致两侧下肢假性不等长、健侧高伤侧低的骨盆倾斜,腰椎因骨盆倾斜而呈凸向伤侧的代偿性侧弯。由于内收、外展肌群的痉挛,导致股骨头供血不足,久而久之股骨头可因长期缺血而坏死。

【临床表现】

1. 病史　本病多有明显外伤史,一般都不能准确地叙述病因,常见于学龄前男性儿童。

2. 症状　伤侧髋关节肿胀、疼痛,可沿大腿内侧向膝部放散。伤侧髋关节处于外展、处旋、屈曲位,走路时多以足尖着地,跛行;髋关节伸直受限,卧床休息无任何症状。

3. 体征　病儿仰卧,被动屈膝,屈髋,疼痛显著,髋关节处可触及股骨头位置不正常或在大转子内下方触及肌筋异常,有皱褶,或沿大腿纵轴方向有条索状韧带剥离,压痛明显。

4. 影像学检查　X 线正位片显示骨盆倾斜,伤侧低于健侧,腰段脊柱凸向患侧。还可显示股骨头位置不正。

【诊断与鉴别诊断】　根据典型的病史、症状、体征,结合 X 线检查的提示,即可做出诊断。亦不难与髋关节的其他伤病相鉴别。

【推拿治疗】

1. 治疗原则　舒筋止痛、整复脱位、恢复功能。

2. 主要穴位　肾俞、大肠俞、环跳、风市、足三里、解溪、太冲等穴。

3. 手法操作

(1)牵引过屈提旋法:患者仰卧,助手用两手分别插入其两腋下,医者双手呈前、后位握住伤肢小腿前、后侧,与助手做对抗牵引,并强屈髋关节、膝关节至最大限度,而后将髋、膝放于90°,屈曲位向上牵提,在牵引下外旋、外展、伸直髋关节,半脱位即可整复,症状消失,行走如常。

（2）旋髋理筋舒顺法：患者仰卧，医者立于伤侧，将伤肢小腿夹于腋下，一手托住腘部下方，屈伸、环转髋关节；同时，另手食指、中指触摸股骨大转子及关节囊，借髋关节内收、内旋，外展、外旋之力，多在转子窝处触及肌筋不正或有皱褶，摸清后按原位顺正，再由近端向远端按压3～5遍，症状多立即消失，行走如常。

【注意事项】

1. 术后嘱其3天内勿强力活动髋关节。避免伤肢做外展、外旋活动。

2. 如患儿的病程较长，触诊无阳性发现者，应排除股骨头无菌性缺血坏死（多见于6～8岁儿童）、髋关节结核、化脓性关节炎。

3. X线检查有助于诊断，且排除髋关节结核、小儿髋关节化脓性关节炎等。

第四篇

损伤后遗症

　　凡骨折、关节脱位、伤筋原发病损愈合,通过药物或锻炼之后,仍有不同程度的肢体畸形及功能障碍者,即为损伤后遗症。如四肢骨折或关节脱位整复后,遗留的关节僵直,肢体疼痛、麻木、肿胀或肢体发凉,肌肉萎缩;脊椎骨折引起的外伤性截瘫;腹腔手术以后引起的肠粘连;烧伤后瘢痕组织的形成等即属此类。推拿手法对于肢体关节畸形的矫正和功能的康复,对于肠粘连与瘢痕组织的松解,均可取得较好的治疗效果。

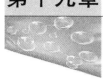

第十九章

四肢关节僵直症

第一节 概 论

【概述】 四肢各部位的关节损伤,无论是骨折、脱位或严重伤筋,后期肿胀消退,骨折愈合,脱位整复,筋归原位,但关节的主动活动和被动活动仍受到限制,严重者活动功能丧失,关节畸形,即称为关节僵直症。

感染性疾病如四肢关节结核、骨髓炎、类风湿关节炎或化脓性关节炎等引起的骨关节僵直症,不属于推拿治疗之列,本节不予赘述,但临证时应注意鉴别。

【病因病理】 在直接或间接暴力引起骨折、脱位的同时,关节周围亦发生损伤性改变,即"骨断则筋裂,骨错则筋挪",若术后处理不当,可致损伤局部瘀血不散、组织粘连、纤维化等改变。

根据临床观察,主要由下列因素所致。

1. 骨折或关节脱位处理不当,如整复不良造成畸形愈合,影响肢体的正常功能活动。

2. 邻近关节部位的骨折或骨折波及关节面,光滑的关节面遭到破坏,从而变得粗糙不平;或伤后组织内渗出和出血,造成纤维素沉着和血肿机化以及长期外固定,引起关节及周围筋肉粘连、挛缩,从而影响关节的正常功能活动。

3. 骨折或关节脱位整复后的超关节外固定,固定时间过长和固定过紧,迫使受伤肢体长期处于静止的伸直位或半屈位,致血管受压,血流不畅,组织缺氧,从而发生无菌性炎症改变,关节周围筋肉组织失去原有的张力和弹性,发生失用性萎缩或退行性改变,使关节功能活动减弱或丧失,尤其是关节部位的骨折易形成创伤性关节炎,其预后不佳。

4. 少数肌筋损伤病例因处理不当,或患者为了减轻伤部的疼痛而不敢活动相关肢体,久之,即形成关节某个方向活动受限制。

5. 伤后因复感风寒湿外邪,而出现肢体酸软、无力和疼痛。

中医学认为由于经络阻塞、气血运行不畅、营卫不能通达内外,关节周围筋肉组织得不到濡养,导致关节活动不利。

【临床表现】

1. 病史 有骨折、脱位或伤筋的既往病史,多见于成年男性体力劳动者。

2. 症状 有严重的关节活动障碍、程度不同的疼痛和局部肿胀,可影响到下或上一个关节的功能活动,伤肢发凉。

3. 体征 检查时可触及受伤关节增大,其周围筋肉可有不同程度萎缩及硬块或挛缩,压痛明显,伤肢远端皮温降低或感觉迟钝,骨折部粗大,凸凹不平或成角畸形。个别病例骨折处可触及内固定之遗物,皮肤表面有手术瘢痕。

4. 影像学检查 X线正、侧位片可提示骨质愈合情况、关节腔有无改变等,并可排除其他骨病。

【诊断与鉴别诊断】 对于初诊患者应详细询问病史、治疗经过,并细心检查,再结合正、侧位 X 线片,观察骨折愈合是否牢固及关节腔的变化情况,不难做出诊断,但应与结核、肿瘤、骨髓炎、大骨节病引起的关节僵直相鉴别。

【推拿治疗】

1. 治疗原则　疏通经络、舒筋活血、剥离粘连、滑利关节、恢复功能。

2. 施术部位　病变部位及相关部位。

3. 主要穴位　天鼎、缺盆、天宗、肩髃、极泉、小海、泽间、内关、外关、合谷、后溪、环跳、冲门、气冲、髀关、风市、梁丘、阴陵泉、血海、殷门、委中、合阳、足三里、绝骨、承筋、承山、昆仑、太溪、解溪等。

4. 施术手法　按、点、拨、晃、放、推、舒、抿、拉、提、撞、震法等。

5. 时间与刺激量　每日 1 次,每次治疗 30 分钟;要根据伤情选择适宜的刺激强度。

6. 常用手法

(1)按法:为静而深透之法,系用手掌或掌根在躯干、四肢和脏腑体表等部位进行按压,停留的时间较长,其压力应作用于脏腑与骨骼深部,能通经络、活气血、开窍止痛。

(2)点法:为静沉之法,系用指端点压体表各部位,主要用于经络、血脉系统,能镇静止痛、祛瘀消肿。

(3)拨法:为活散之法,系用拇指或多指顺筋肉纤维的垂直方向左右分拨,多用于关节周围及脊柱两侧,主要作用于筋骨、肌肉之间,能活血祛瘀、除风散寒、解痉止痛、剥离粘连。

(4)晃法:为动活法,系用手握住骨之远端或关节相邻两端摇摆晃动,节律迅速。主要作用于关节及其周围组织,能舒筋活血、滑利关节。

(5)放法:为缓动法,系用手握住同一肢体上、下骨之远端牵引、展开的动作,一般作用于关节、血脉和筋肉之间,能松筋通络、活动关节。

(6)推法:为活畅法,系用手掌向上或向下频频推进的动作,一般作用于皮毛、经络及血脉系统,故能疏经活络、通畅气血。

(7)舒法:为调和法,系用手掌或多指做缓缓而行的抚摩捻揉动作,主要作用于皮肤与筋肉之间,能利气散瘀、温热解痛。

(8)抿法:为强动法,系用手握住同一肢体上、下骨的远端用力屈压的动作,主要作用于筋肉、血脉和关节深部,能伸展筋肉、活动关节。

(9)提法:为动引法,系用手握住肢体远端提起来牵引抖动,一般作用于筋肉、血脉之间,能整逆归顺、增强功能。

(10)拉法:为动展法,系用手握住肢体之两端做对抗牵引的动作,主要作用于筋肉、关节及其周围组织,能舒筋活血、滑利和松动关节。

(11)撞法:为动衬法,系用手握住骨的末端向上推顶撞动。主要作用于血脉、筋肉及关节部位,能行气生新、强壮筋骨。

(12)震法:为震动法,系用掌侧或空拳切打捶击关节周围引起传导的动作,主要作用于经络、血脉系统,能通经络、活气血、解表提神。

根据临床运用的需要,上述手法可单独使用,亦可多种手法综合使用,如撞晃拨、抿放拉提等。其疗效取决于手法之熟练与技巧的发挥。

7.**手法操作** 四肢关节僵直症的矫正术甚多,在临床应用中,须根据关节僵直的程度和可动范围加以选择,每一个部位的矫正术,施术前均须做充分的辅助手法,如"按、点、拨、晃、推、舒、震"等,以达到疏通经络、伸展筋肉、滑利关节之目的。

8.**辅助手法**

(1)推抚舒搓局部法:患者体位以舒适为宜,医者立于伤侧,两手掌放于患关节两侧上下推抚;双手掌合于关节周围,做小幅度的快速舒搓(推抚、舒搓手法可反复的交替操作)。此法可使局部发热,加速血流。

(2)舒拨患部周围法:医者一手或双手多指置于患关节两侧上、下,做快而稳地由轻到重地舒拨。达到剥离粘连、热量入内、促进血流、消除积聚之物的目的。

(3)牵拉弹拨肌筋法:医者一手握拿伤肢远端适宜部位,用力向下牵拉,另一手多指置于患关节的肌腱或韧带处,在牵拉的同时做快速分拨,达到松动关节、剥离粘连、舒顺肌筋之目的。

(4)晃拨关节局部法:医者用手握拿患关节邻近的骨端,先轻后重,由慢而快地左右晃拨,可将粘连之肌筋剥离,松软理顺,并有松解关节滑膜、灵活关节的作用。

(5)晃拨搎震患部法:医者一手握拿伤肢远端适宜部位,将患关节屈曲,另一手压于患关节适宜部位,做轻快晃拨,使关节内生热,然后用小鱼际部轻快地搎震其上、下部,此法有舒松肌筋、缓解术后不适之功效。

前四种手法应依次操作,为施矫正术前必用之法,第五种手法为施矫正术之后的缓解手法。

9.**辨证矫形手法** 治疗四肢关节僵直应当辨证施治,因病而异,在充分施行辅助手法的基础上采用不同的矫正手法,才能达到治疗之目的。现将四肢关节僵直症的常用矫形术叙述如下,供临床应用时参考。

第二节 肩关节僵直症

一、上臂高举障碍

1.**按肩提臂抬举法** 患者正坐于靠背椅上,医者立于伤侧,一手按压伤肩,另一手握上臂下端,两手协同用力按肩、提臂,同时嘱患者用力抬举伤肢。

2.**扣肩扛臂上抿法** 患者正坐于靠背椅上,医者立于伤侧,两腿分别呈前弓后蹬势,双手紧扣肩关节,用与伤侧相同的肩部扛住上臂下端,协同用力下按上抿。

二、上臂内收障碍

推肩拉肘内收法:患者正坐于靠背椅上,医者立于健侧背后,用与伤侧相同之手推按健肩后部,另一手自健侧胸前托握伤肢肘部,两手协同用力推肩、拉肘,将上臂内收至最大限度。

三、上臂外展后伸障碍

1.**扣肩外展后伸法** 患者正坐于靠背椅上,医者立于伤侧,用一手从伤侧腋下绕行,与另一手五指交叉扣于肩部固定,借助于医者上臂活动之力,将伤肢上臂外展、后伸。

2.**按肩握腕拉抖法** 患者正坐于靠背椅上,医者立于伤侧,一手按压肩峰部,另一手握住腕部,两手协同用力按压、牵拉、抖动,活动肩部。

第三节　肘关节僵直症

一、肘关节伸展障碍

1. 按肘拉臂展筋法　患者仰卧位,肘后垫一软枕,医者立于伤侧,一手按压肘窝上部,另一手握拿前臂下端,两手协同用力做弧形牵拉展筋。

2. 按肩端肘压臂法　患者仰卧位,助手按压伤侧肩部固定,医者立于伤侧,双手托握患者肘关节,一肘部内收置于伤肢前臂掌面,同时用力按肩、端肘、压臂,以伸展肘关节。

3. 握肘按抖展筋法　患者俯卧,伤肢掌心向下,医者立于伤侧,双手紧握肘部,缓缓用力向下垂直按抖,尽量将肘窝按近床面。

二、肘关节屈曲障碍

1. 按肘握腕拉扳法　患者仰卧位,医者立于伤侧,一手按压肘关节前上方固定,另一手握拿腕关节背侧向远端牵拉,同时做回扳动作,将肘关节屈曲。

2. 肘部抵胸推扳法　患者仰卧,伤肘抵紧胸侧壁,医者立于伤侧,一手按压上臂下端固定,另一手握腕部,用力推扳,将肘关节屈曲。对于体质强壮的患者,可用"肩压前臂屈扳法"施术。

第四节　腕关节僵直症

一、腕关节掌屈障碍

1. 按臂握拳回扳法　患者仰卧,掌心向上,医者坐于伤侧,一手按压前臂远端,另一手握拿掌背部,用力回扳,将腕部尽力掌屈。

2. 托按腕纹回扳法　患者仰卧或坐位。医者立或坐于伤侧,双手托握掌背,拇指按压掌面腕横纹处,用力回扳,将其掌屈。

二、腕关节背伸障碍

1. 掌心相对后扳法　患者仰卧位,掌心向下,医者一手握腕关节上部,另一手与伤侧掌心相对,用力后扳,将腕关节背伸。

2. 压腕握掌背伸法　患者仰卧位,医者立于伤侧,双手拇指压住背侧腕横纹处,多指握拿手掌大、小鱼际部,用力将腕关节背伸。

第五节　髋关节僵直症

一、髋关节后伸障碍

1. 按髋托股后伸法　患者俯卧位,下肢伸直,医者立于伤侧,用一手或前臂按压髋部固定,另一前臂托股前部下端,手掌置于健肢股后部,两者协同用力按髋、托股,将髋关节后伸。此法适用于较重的髋关节后伸障碍。

2. **蹬髋提腿后伸法**　患者俯卧于推拿床上,医者上床,一足踩于伤侧髋部,一手握拿踝部,手、足协同用力缓慢地提腿、蹬髋,将髋关节后伸。此法力量较强,适用于髋关节不同程度的后伸障碍。对于股骨颈骨折,或股骨头坏死的病例禁用此法。老年病例或骨质严重疏松的病例,慎用或不用此法。

二、髋关节前屈障碍

1. **按髋托腘抿屈法**　患者仰卧位,医者立于伤侧,一手按压髂前上棘处固定,一前臂托其腘部,两者协同用力下按、上托,抿屈髋关节。此法适用于屈髋 140°～110°。

2. **直腿抬高抿屈法**　患者仰卧位,助手的两手分别按压伤侧髂前上棘与健肢股部固定。医者立于伤侧,用肩扛伤肢小腿后部,两手紧扣膝关节前上方,与助手协同用力抬高伤肢,将髋关节屈曲。此法适用于屈 110°～80°。

3. **屈膝折髋按压法**　患者仰卧位,伤肢髋、膝关节屈曲,助手固定健肢股部,医者立于伤侧,双手抱膝,用力折叠按压,亦可用一肩前部紧贴膝关节前下方,两手扳住床缘,用力将髋关节屈曲。此法适用于屈髋 80°至功能位。

第六节　膝关节僵直症

一、膝关节伸展障碍

1. **按抖膝部展筋法**　患者仰卧位,腘窝部悬空。医者立于伤侧,双手虎口相对,分别放于髌骨上、下缘,由轻到重地向下垂直按抖展筋,将膝关节伸直,若腘部已接触床面,可用一手按压膝部,另一手托握足跟,用力背伸踝关节,借此使下肢后部筋肉拉展,以巩固膝关节的伸直功能。

2. **握踝牵拉展筋法**　患者俯卧位,助手用力按压伤侧股部或臀部固定。医者立于伤侧,一手握拿伤肢踝部,另一手按压腘部,用力向远端牵拉展筋,或增加一助手按腘部固定,医者双手握拿踝部,一足蹬床头助力,用力牵拉展筋。

二、膝关节屈曲障碍

1. **垫股按腘抿屈法**　患者俯卧位,膝前部垫一薄枕,以减轻对髌骨的挤压痛。医者立于伤侧,一下肢屈曲,用股部垫于踝关节前方。用双手或前臂在腘部揉拨、推理筋肉数分钟,并由轻到重地向下按压,将膝关节屈曲。此法能使膝关节自 180°屈至 140°。

此关节的屈度是以两长骨轴所构成的角度,伸直位为 180°来计算的,以下类同。

2. **器械固定抿屈法**　患者俯卧位,股部下端前、后各置一厚棉垫,用一器械将其固定于治疗床上。医者立于伤侧,一下肢屈曲,足蹬于床缘,用股部抵紧伤踝部前上方,用力向上伸展,将膝关节强力屈曲,此法可使膝关节自 150°屈至 85°。在膝关节屈曲至 90°时,可用"扛蹬扒拉抿屈法"用力将膝关节屈曲。此法切忌暴力,强屈时患者股前部不可离开床面。

3. **拐踝压腘抿屈法(以右侧为例)**　患者俯卧位,膝前部垫枕。医者立于伤侧,右手虎口向下,手掌用力按压腘窝部固定,左肘窝部拐住伤肢踝部,手握右上臂或肘尖部,医者身体向伤侧臀部倾斜,将膝关节屈曲,若医者力小,左足可蹬一固定物,用力将身体向伤侧臀部倾斜,使膝关节屈曲。此法可使膝关节自 90°屈至 40°(即功能位)。

4. **握踝臂压抵屈法** 患者俯卧位,医者立于伤侧,一手握拿伤肢踝关节上部,另一上肢屈肘,前臂置于握踝之手的虎口与踝关节交界处,缓缓用力按压,将膝关节屈曲,使足跟接近臀部。此法可使膝关节自 45°屈至足跟贴紧臀部,以巩固其功能位。

第七节　踝关节僵直症

一、足背伸障碍

1. **按膝握足背伸法** 患者仰卧位,医者立于伤侧,一手按压伤肢膝部,另一手托握足跟,前臂贴紧足掌,两手协同用力将足部背伸。

2. **屈膝握踝推按法** 患者仰卧位,伤肢屈膝。医者立于伤侧,一手握伤肢踝部,另一手扶膝关节前上部,两手协同用力推按,将足背伸。

二、足跖屈障碍

1. **握踝按足跖屈法** 患者仰卧位,医者立于伤侧,一手握拿踝关节上部,另一手按压足背,将足跖屈。

2. **握足牵拉摇动法** 患者仰卧位,医者立于伤侧,一手托握足跟,另一手握拿足前部,两手协同用力牵拉摇转踝关节,并将足部背伸、跖屈数次。

第八节　其他疗法与注意事项

【其他疗法】

1. 中药熏洗

一号方剂

组成:南星 15g,草乌 15g,川乌 15g,血余炭 15g,赤芍 15g,山甲珠 15g,海桐皮 13g,白蔹 13g,白硼砂 13g,食醋 75～100mL。

主治:关节僵硬、骨膜增生、骨化性肌炎等。

二号方剂

组成:当归尾 15g,闹羊花 15g,川椒 15g,透骨草 15g,寻骨风 15g,伸筋草 15g,续断 15g,海桐皮 15g。

主治:骨关节损伤后引起的关节僵硬、强直,陈伤阴雨天作痛。

用法:将上药研面或打碎,用纱布包起(不宜包得过紧)或把药物直接放入盆内水中(可用多半盆水)熬开即可,盆内置一厚木板,趁热将受伤关节放于盆内木板上,用厚棉垫覆盖伤肢,用药水热气熏蒸受伤关节,以出汗为度,再用此药水淋洗或浸泡伤处至热水转温为止,用干布揩干伤处,勿使其受凉。每日 2～3 次;每次 15～20min;2～3 天 1 剂,至愈为止。关节僵硬者,熏洗后即做推拿及功能锻炼。

作用:中药熏洗,可使筋肉受热、松弛,血管扩张,加速血流,疏通伤处经络。因而有活血、散瘀、逐寒、止痛的作用,对关节僵直及伤后夹杂风寒湿和酸痛麻木等症均有显著的疗效。

2. 功能锻炼　平时应注意积极地功能锻炼和坚持医疗练功,以提高和巩固治疗效果。

(1)上肢:除按照不同关节的正常活动方向进行活动外,应着重进行拉滑车、滑船及棍棒操等练习。

(2)下肢:除按照正常关节活动进行锻炼外,应着重注意起蹲、跪蹲、坐位足下滚木等练习。

【注意事项】

1. 推拿治疗骨折、脱位及伤筋所引起的关节僵直,须做到诊断明确,辨证施治;体位舒适,操作谨慎;用力恰当,避免再伤。

(1)骨折后遗症:在检查时,要注意骨折是否愈合及对位情况,有无骨质增生及影响关节活动的其他原因。若发现屈而不能伸者,多为筋肉损伤,瘀血过多或挛缩所致;伸而不能屈者,多为筋肉粘连或骨化性肌炎引起;关节肥大者,多为局部骨质增生或周围组织萎缩所致;活动或行走剧痛者,多为畸形愈合,筋无归位,血脉不通或关节内有骨刺,或局部严重创伤所引起的炎症性反应所致。

(2)脱位后遗症:在检查时,应注意关节是否肿胀与肥大,有无软骨凸出、关节腔改变及肢体运动障碍。若发现关节肿胀者,多为气血瘀滞;关节肥大者,多为周围筋肉组织增生;软骨突出者,多为复位不佳;关节腔狭窄,多为骨膜增殖、筋缩、筋强或瘀血机化所致。肢体运动障碍,屈而不能伸,为筋肉挛缩,关节粘连所致;伸而不能屈,为筋肉粘连,硬化所致。

(3)伤筋后遗症:检查时,常可发现局部肿胀,皮温增高,筋肉粗大或者结索,深部组织互相粘连,变硬而无弹性。

(4)推拿:治疗关节僵直症辨证地选择手法、手技十分重要。矫正术本身是一种具有一定破坏性的被动手法,常伴有明显的疼痛,故在临证时,应依据关节的结构、可动生理范围、僵直的程度、患者的体质及耐受力,谨慎地使用手法。施矫正术应缓稳柔和,切忌暴力。做到强力持久,重而不猛,徐徐渐进;手法要协调,用力要恰到好处。若手法用力粗暴或过猛,则可引起筋肉断裂或再骨折;用力过轻,则达不到预期效果。各部矫正术应灵活地酌情选用,切忌死搬硬套。

2. 若关节疼痛严重,应首先在同侧肢体上、下部取 3~5 个穴位,静压镇痛,而后再施手法治疗。

3. 治疗要有连续性,不可中断。

4. 禁用冷水冲洗局部,注意局部保暖。

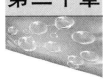

第二十章

外伤性截瘫

　　脊柱是全身的枢纽,胸椎的下部和腰椎的上部则是胸腰生理弧线的转折处,该处亦是力的转折点。当遇到直接或间接暴力时,则可引起颈、胸、腰椎骨折(以胸10至腰2椎体压缩为多)、脱位,使脊髓组织受到损伤,下半截身体瘫痪。由于长期卧床,常可发生褥疮,有时继发感染,引起败血症而死亡。外伤性截瘫除了脊髓完全横断或损伤部分的脊髓完全形成瘢痕组织外,受损的脊髓节段仍可能存在一些活着的神经细胞,但由于这些细胞处于劣势,故不能自然恢复功能,推拿治疗和功能锻炼可促使活着的神经细胞充分发挥其代偿功能。只有把动员整体和改善局部结合起来,才能使瘫痪的肢体获得不同程度的康复,如图20-1。

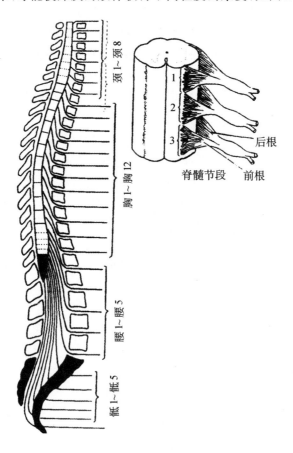

图 20-1　脊髓

　　【病因病理】　颈椎、胸椎、腰椎的压缩性骨折主要是来自头、足方向的传达暴力(如从高处跌下时,足或臀部着地或重物由高处下落,击中头部、肩部或背部时,冲击的压缩暴力传到脊柱),使脊柱骤然过度屈曲所形成,临床上占所有脊柱骨折、脱位的90%以上,其中70%以上发生于胸、腰段(以胸12、腰1为最多)。由于脊柱在屈曲位受伤,外力集中到一个椎体前部,同时又受上、下椎体的挤压,故该椎体被压缩而呈楔形,并向后移位,损伤脊髓或马尾神经。若影响到皮质脊髓前角细胞或马尾神经时,则产生弛缓性截瘫。

根据脊髓损伤的程度和病理改变,可分为脊髓休克、脊髓受压、脊髓本身的破坏三种类型。

1. 脊髓休克型 脊髓本身无解剖学上的显著变化,脊髓周围亦无压迫性水肿或骨折片,仅有功能上的暂时性传导中断。临床检查在损伤平面以下出现运动、感觉、反射和内脏功能不完全性障碍,一般在1~3周后可完全或大部分恢复,不留任何器质性后遗症。

2. 脊髓受压型 属继发性损伤,可因下列因素造成对脊髓的机械性压迫。

(1)组织水肿:脊髓损伤后,局部组织充血、水肿,因血运障碍,水肿加重,使脊髓受压更甚,一般可持续1~2周。

(2)椎管内出血:硬膜外血管破裂出血由于蛛网膜下腔间隙大,故早期不易引起脊髓受压;髓质内出血可造成邻近的神经细胞及神经纤维破坏,脊髓灰质较白质更易出血,这种出血有时很广泛,可累及上、下数节脊髓。

(3)骨折、脱位或异物压迫:移位的椎体、碎骨片(特别是椎弓的骨折片),突出的椎间盘组织,断裂的弓间韧带或其他异物均可压迫脊髓或马尾神经。

(4)脊髓蛛网膜粘连:由于脊髓挫伤、蛛网膜下腔出血、损伤组织机化、瘢痕组织形成均可产生蛛网膜粘连或形成假性囊肿,压迫脊髓或马尾神经根。

3. 脊髓本身的破坏 其损伤程度可有很大差别。轻度损伤如脊椎突然一挫,脊髓本身无明显器质性的改变,往往表现脊髓休克,以后渐见恢复,预后较好;重度损伤,可发生硬脊膜外血肿,阻碍血肿的被吸收,大部分功能可以恢复,仅留有少部分后遗症;极严重的损伤可发生脊髓完全横断,神经细胞被破坏,神经纤维断裂,造成不可恢复的终身瘫痪。

中医学认为,外伤性截瘫伤其脊骨是现象,损其督脉是实质,督脉起于胞中,下出会阴,由脊柱正中,直上至头顶,下达鼻柱,到上唇系带龈交穴处为止,与任脉相会。《难经·二十八难》记载:"督脉者,起于下极之俞,并与脊里,上至风府,入属于脑。"手、足三阳经的经脉都与督脉相会,因此,督脉能督周身之阳经。当外界暴力损伤了"脊里"的督脉时,则督脉气乱血溢,阻塞不通。督脉受阻,必然累及手、足三阳经,出现四肢(或以下肢为主)麻木、无知觉、不能活动。督脉受阻日久,引起经络长期不通,导致与其相连属的经络、脏腑继发性损害。如累及足太阳膀胱经和其相连属的脏腑时,则可出现泌尿系统的功能障碍;涉及手阳明大肠和相应的脏腑时,则可出现大便功能障碍等。阳经久病之后,亦必然会损其阴经而出现阴阳两虚的证候。

【临床表现】

1. 病史 既往有明显外力致脊椎骨折移位的外伤史。

2. 症状 由于脊髓损伤的部位和程度不同,临床上表现出不同的症状与体征。

(1)颈椎损伤:颈椎骨折,脱位合并颈髓1~4损伤,称高位截瘫。表现为四肢瘫痪,多由于呼吸肌麻痹而迅速死亡。颈椎5平面以下损伤,由于膈神经未受累,所以仍可维持呼吸而上肢活动功能丧失;颈椎6平面损伤,肩部能活动,能屈肘,但不能伸肘、伸腕,手指不能活动;颈椎7平面损伤,则颈8胸1神经受累,该神经支配的小鱼际肌瘫痪,能伸肘、伸腕,不能屈无名指、小指和对掌,如图20-2。

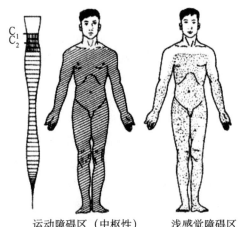

运动障碍区（中枢性）　　　浅感觉障碍区
上颈髓（颈1~4）受损综合征

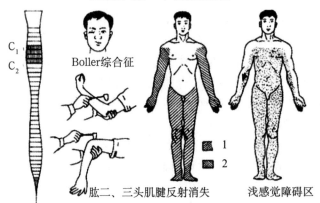

Boller综合征

肱二、三头肌腱反射消失　　　浅感觉障碍区
下颈髓（颈5~8）受损综合征
1.中枢性瘫　2.周围性瘫

图 20-2　颈髓损伤

　　(2)胸髓损伤:胸髓 1～4 损伤,最常见症状是姿势性低血压,当患者由平卧抬起时,可突然发生晕厥;胸髓 5 损伤,则乳头以下感觉消失,但对呼吸影响不大。如胸髓 6～9 之间损伤,则因腹直肌上部未受损,脐部被向上牵拉;胸髓 10 损伤,腹直肌下部功能存在,而腹内斜肌和腹横肌的下部纤维麻痹;胸髓 12 损伤,全部腹肌功良好。胸髓 6 损伤,腹壁反射全存在,而提睾反射消失,膝、踝反射亢进,下肢呈痉挛性瘫痪,感觉丧失平面在胸髓 6 损伤时达剑突,胸髓 7、胸髓 8 损伤时达肋缘,胸髓 10 损伤时达脐部,胸髓 12 损伤时达腹股沟,如图 20-3。

　　(3)腰髓损伤:腰髓 1 损伤时,所有下肢肌肉均麻痹,腰方肌功能减弱,提睾反射消失,膝、踝反射亢进,感觉丧失平面达腹股沟和臀上。腰髓 2 损伤时,所有腹肌的功能存在,而髂腰肌、股薄肌和缝匠肌肌力减弱,提睾反射存在,感觉丧失平面达大腿前上 1/3 处。腰髓 3 损伤时,因股直肌功能减弱,故膝反射减弱或消失,除大腿前面 1/3 感觉存在外,整个下肢感觉均消失。腰髓 4 损伤时,患者可以站立及缓步慢行,但由于臀中肌瘫痪,故出现似先天性髋关节脱位的摆动姿态,膝反射消失,小腿及鞍区感觉丧失,大腿前、内侧感觉存在。腰髓 5 损伤时,股二头肌麻痹,膝过伸畸形,摆动步态比腰髓 4 损伤为轻,腓骨肌麻痹,足呈马蹄内翻畸形;足背、小腿外侧、外踝、下肢后部及鞍区感觉丧失,如图20-4。

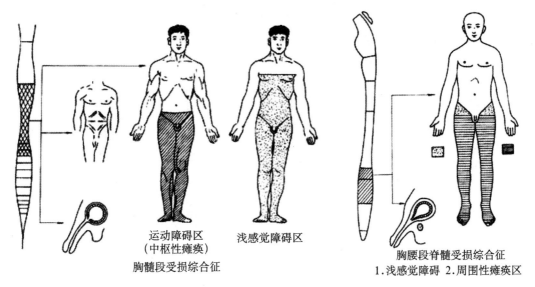

运动障碍区　　浅感觉障碍区
(中枢性瘫痪)
胸髓段受损综合征

胸腰段脊髓受损综合征
1.浅感觉障碍 2.周围性瘫痪区

图20-3　胸髓段受损综合征和胸腰段脊髓受损综合征

　　(4)骶髓损伤:骶髓1损伤,小腿三头肌和屈趾肌麻痹,呈仰趾足畸形,踝反射及跖屈反射消失,足底、足外侧、足跟、小腿中上1/3、大腿后部及鞍区感觉均丧失。骶髓2损伤时,足趾内在肌麻痹,呈爪形趾畸形;踝反射稍减弱,小腿后上部、大腿后外侧和鞍区感觉消失。骶髓3～5损伤时,主要表现为膀胱、直肠和性功能失常,肛门和尿道球海绵体反射消失;鞍区、阴囊前部远端2/3、龟头、会阴、肛门和大腿后部上2/3感觉消失。

　　(5)马尾神经损伤:成人第1腰椎以下没有脊髓,只有马尾神经,椎管相应扩大,轻度骨折、脱位不易引起马尾神经损伤,只有严重错位或直接暴力时,才引起马尾神经损伤,伤后出现不完全性软瘫(即弛缓性瘫痪)。若马尾神经完全断裂,其损伤平面以下的感觉、运动、反射均完全消失,膀胱因失去神经支配,不能自主排尿,而出现满溢性尿失禁,经常有大量尿液潴留在膀胱中,呈现为无张力性膀胱,如图20-5。

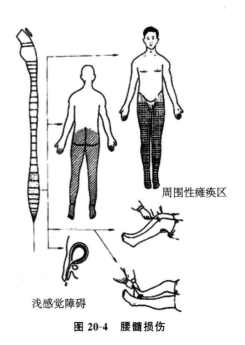

周围性瘫痪区

浅感觉障碍

图20-4　腰髓损伤

　　脊髓损伤不但要确定损伤部位,而且还要依据伤后症状和临床检查,进一步做出其损伤程度的判断。

　　脊髓在圆锥部以上完全横断后,损伤平面以下的运动、感觉及腱反射完全消失,呈弛缓性瘫痪。因瘫痪区皮下血管扩张,汗腺麻痹,不能分泌汗液,故体温升高、膀胱、直肠功能障碍,发生尿潴留及便秘。脊髓休克可持续数日至数周,瘫痪的肌肉由弛缓转为痉挛,腱反射由消失转为亢进,膀胱反射也随之恢复。如刺激会阴部或腹股沟部皮肤,即能引起不自主地反射性排尿,这些现象均系损伤平面以下的躯干、肢体与大脑联系中断,失去上运动神经元的控制,是脊髓反射亢进引起。

脊髓部分损伤亦因其损伤的部位不同,临床表现亦不一致。在急性脊髓休克期,特别是影响到锥体束及锥体外束时,损伤平面以下的反射也减弱或消失,但在一般情况下,反射很快恢复,甚至亢进;高位脊髓(如胸髓10～12)部分损伤,反射恢复较慢,膀胱、直肠及性功能可能受到一定影响,但根据损伤平面、类型、程度,亦有相当大的差异。感觉障碍在不完全损伤中,开始时完全消失,但不久即有些恢复,特别是深感觉(震动觉)往往存在。痉挛性截瘫与弛缓性截瘫的鉴别见表 20-1。

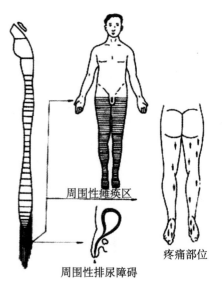

周围性瘫痪区

周围性排尿障碍

疼痛部位

图 20-5　马尾神经损伤

3. 检查　触诊检查,病变椎骨的棘突后凸、压痛、叩击痛(叩击时,若有传电感至下肢,则为神经通路尚未完全切断,预后一般较好),其两侧筋肉有明显压痛、紧张或变硬,脊柱可有侧弯或后凸畸形。受损平面以下深、浅感觉迟钝或消失(应该注意其部位、范围、性质、程度)。下肢肌肉松软或紧张,肌力减弱,反射亢进、减弱或消失。

表 20-1　痉挛性截瘫与弛缓性截瘫鉴别

痉挛性截瘫 (上运动神经元损伤)	弛缓性截瘫 (下运动神经元损伤)
瘫痪肌群无明显萎缩	瘫痪肌群明显萎缩
肌张力增强	肌张力降低或消失
肌腱反射亢进	肌腱反射减弱或消失
出现病理反射	无病理反射

4. 影像学检查　X 线是确诊本病的主要手段。正、侧位片,可提示压缩椎体的形态改变和移位情况,并可观察椎管腔的情况,借以判断脊髓损伤的程度。

【诊断与鉴别诊断】本病之诊断,依据其病史、症状、体查及 X 线检查,即可确诊,但要注意与椎管肿瘤等疾病相鉴别。

【推拿治疗】　推拿治疗不完全性截瘫(趾端有痛觉存在的病例)可取得较好的疗效,对于脊柱畸形的矫正,非感染性炎症的消除,瘀肿的消散、吸收有明显的效果。

1. 治疗原则　舒筋通络、活血化瘀、矫正畸形、恢复功能。

2. 施术部位　与损伤段相关的部位。

3. 主要穴位　风池、风府、天鼎、缺盆、天宗、肩井、秉风、极泉、曲池、臂臑、小海、内关、外关;华佗夹脊、肺俞、心俞、肝俞、脾俞、胃俞、肾俞、大肠俞、八髎、环跳、居髎、承扶、殷门、委中、承筋、承山、昆仑、太溪、足三里、阳陵泉、绝骨、解溪、太冲;百会、中脘、天枢、气海、关元、气冲等。

4. 施术手法　推、揉、擦、叩、按、拿、拨、动法等。

5. 时间与刺激量　每日 1 次,每次治疗不少于 40 分钟,刺激量要根据伤情而定。

6. 手法操作　以胸腰段脊髓损伤为例。

(1)推擦点揉背部法:患者俯卧位,医者立于左侧,用双手掌或两手拇指自上而下推胸、腰段损伤部位两侧夹脊穴及膀胱经路线数遍;双手掌指关节部擦其两侧骶棘肌 3～5 分钟。双拇指点脊柱损伤部两侧上、下相应的夹脊穴和膀胱经俞穴,每穴半分钟左右,通过刺激脊神经后支,达到刺激损伤段脊髓神经的作用。施本手法时,患者常有强烈的麻胀感向下肢放射。

(2)按压叩击脊柱法:患者俯卧位,医者双手掌重叠置于损伤部的脊柱上,做轻缓而有节奏的顿挫性按压动作,患者常有轻度胀麻感(如脊柱内有金属物固定者,减去按压手法);继之,用左手多指掌面紧贴脊柱,右手握空拳叩击左手指背(叩击时两手由上而下移动),以震动损伤段脊髓,叩击时亦常出现麻胀感向下肢远端放射。

(3)擦拿点揉下肢法:患者俯卧位,医者用一手掌指关节部从臀部开始擦至下肢瘫痪肌群 5～7 分钟(单侧);双手多指捏拿臀部和下肢瘫痪肌群 5～7 遍,以促进其血液循环,使萎缩的肌肉增粗,恢复肌力。而后用拇指或肘尖点揉跳跃(髂嵴高点后下方二寸处)、环跳、居髎、承扶、殷门、委中、承筋、承山、昆仑、太溪等穴。

(4)拨擦点揉拿动法:患者仰卧位,下肢屈曲、外旋,膝外侧垫枕,医者立其侧旁,用拇指点揉阴廉、五里穴,弹拨股神经干;再以掌指背侧沿股神经干由上而下施擦法 3 分钟;多指由上而下拿股四头肌数遍;伸直下肢,用拇指点揉髀关、四强穴(膝上正中四寸半处)、健膝(膝上三寸处),可促进其肌力的恢复;拇指揉、拨足三里、阳陵泉、绝骨、解溪、太冲。缓慢地屈伸。旋转活动瘫痪的肢体,压放气冲穴。用双手拇指点、揉百会穴及其两侧的足感运区(头皮针穴位刺激区)2 分钟,并嘱患者用力屈、伸、抬、放瘫痪的肢体数次,多指捏提肩井穴结束。

以上四步手法作为治疗截瘫的常规手法。临证时,要注意手法辨证。①痉挛性截瘫在臀部和下肢加用空拳叩击手法数分钟,点、揉手法宜轻缓,不宜用过重的按压手法和强力屈、伸动作;②弛缓性截瘫在瘫痪肌群的明显萎缩处加用手掌拍打动作数分钟,不宜使用肢体远端的牵拉手法;③屈曲型脊椎压缩性骨折,急性期无明显碎骨片移位者,可每隔 2～3 天做一次"扳胸压脊后伸法",卧板床并在脊柱损伤的后凸部位垫枕;④后伸型压缩骨折常常伴有关节突和其他附件骨折、移位,不宜在脊柱损伤处使用过重的按压和后伸手法,卧床时腹部垫枕;⑤出现大、小便失常,应在腹部加用手掌顺时针方向揉摩数分钟,食指、中指压震,而后点揉中脘、天枢、气海、关元等穴,在腰、骶部加用拨、压大肠俞、次髎、下髎及叩击骶部数次,并推、震、点、揉两侧下焦俞穴(长强穴旁开二寸处)2 分钟。

【功能锻炼】　单纯的锻炼站立或应用锻炼架,尚不能帮助各瘫痪肌群的功能恢复。因此,除锻炼站立和行走之外,经过治疗,肌力已恢复到二级时,可根据不同的瘫痪肌群,鼓励患者采用不同的体位、方法进行锻炼,以增进瘫痪肢体的功能活动,锻炼时,应尽量在排除或减少地心引力的情况下进行。

1. 仰卧位　下肢髋、膝关节屈曲外旋时,锻炼大腿的内旋活动及伸腿动作。

2. 侧卧位　把离开床面的下肢膝部及踝部(内加棉垫)用宽布带悬吊,离开床面,锻炼髋、膝关节的屈伸活动。

3. 俯卧位　锻炼小腿的向后屈曲与髋关节后伸活动。

4. 站立位　锻炼跨步活动或双手支撑锻炼下蹲、站起的活动。

　　随着瘫痪肢体的功能恢复,逐渐增加活动量和改变锻炼方法,在肌力处于 0 级时,积极地进行未瘫痪肢体的功能活动亦十分重要,不能忽视其对瘫痪肢体的作用。

【注意事项】

　　1. 对瘫痪的患者要加强护理,防止褥疮、泌尿系统感染和便秘,如已有发生,应及时处理。

　　2. 综合治疗。

　　3. 要鼓励患者树立战胜疾病的信心,同时根据身体恢复的情况做好职业训练。

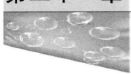

第二十一章

周围神经损伤(单肢瘫)

【概述】 周围神经损伤(单肢瘫)是骨折、脱位的常见并发症,单肢瘫痪则是其后遗症,属伤科常见疾病之一。

【相关解剖】 周围神经干是由许多神经束集合而成。外有一层结缔组织包裹,称神经外膜。神经外膜的结缔组织向神经干内伸延,形成许多间隔将神经分隔成束,各神经束外亦有结缔组织膜,称神经束膜。神经束内含有若干神经纤维,神经束膜进入神经束内,伸延分布于神经纤维之间,形成神经内膜。神经内膜紧贴雪旺鞘,当神经损伤后发生退变时,神经内膜所形成的微形管不会消失,是神经再生时的通道。神经干内神经束大小不同,运动、感觉、交感神经纤维比例亦各不相同。神经束在神经干内并行一段距离后可以分开而各成一神经支,随着向远端行走不断分支,最后成为单独的感觉与运动纤维进入末梢装置。

上肢神经发自臂丛,臂丛神经由颈5~8与胸1脊神经前支组成,分布于胸背部与上肢肌肉。下肢神经发自腰丛与骶丛,腰2~4组成股神经和闭孔神经,分布于大腿前方及内侧的肌肉;腰4~骶3组成坐骨神经,分布于大腿后侧及小腿部、足踝部的肌肉。

当四肢骨关节损伤时,就会有1%的患者合并有周围神经损伤,出现受累肢体的肌张力降低,反射、感觉、运动异常或消失等临床症状。在临床上,周围神经损伤发生在上肢者占2/3,下肢者占1/3,有1/4~1/3伴有骨折。

【病因病理】 周围神经损伤常由挤压、挫裂、牵拉或锐器、枪弹所引起。如神经干长期受压迫,可致神经纤维供血受阻,发生退行改变而失去功能,但其鞘膜和结构仍保持完整。神经受到较小的钝性暴力而挫伤,神经轴或鞘膜少部分损坏;若有尖锐的骨片将神经刺伤,则神经轴与鞘膜全部或大部分断裂;若肢体受到强力牵拉,可发生严重的损伤,故大部分难以恢复。因神经轴或鞘膜受到破坏,2~3个月神经元纤维及神经髓鞘分裂成小段而被吸收,仅剩下管状的神经鞘膜。神经断裂缝合后,约在第10天以后,每天以1mm的速度从近端向远端生长。影响神经再生的因素,与损伤的程度、性质、断裂之间有否空隙、缝合时间及缝合正确与否有关。

【临床表现】

1. 病史 既往多有骨折、脱位、肌筋损伤病史。

2. 症状 周围神经损伤后,受累肢体皮温降低,皮肤少汗、干燥,有时脱屑,指甲粗糙,肌肉松弛,感觉异常,活动无力。严重者肌肉逐渐萎缩(以伤后3个月最明显,1~2年萎缩达到极限)。感觉消失,运动障碍,畸形。

3. 检查

(1)臂丛神经损伤:轻者,仅上肢某一部分不能运动,无明显感觉障碍,可出现部分肌群瘫痪或运动无力;重者,受累肢体出现较重的瘫痪和运动、感觉障碍;臂丛神经完全损伤时,受累以下肢体呈弛缓性下垂,并随躯干运动而摇摆,由于肌肉严重萎缩、松弛,肱骨头常位于关节下半部而呈半脱位;上臂损伤,肩、肘、腕及掌指关节自主运动功能丧失,前臂处于旋前位,上肢外侧麻木,大鱼际肌与桡侧腕屈肌麻痹。前臂损伤,前臂或腕的功能部分或全部丧失,上肢内侧麻木,手内在肌瘫痪,小指、无名指屈伸功能丧失。

(2)桡神经损伤:伤主干者,出现腕下垂、伸指肌与拇外展肌功能丧失,一、二掌骨背侧面皮肤感觉消失。深支损伤,出现伸指肌和拇外展肌功能丧失,桡侧伸腕长肌功能存在;浅支损伤,仅出现拇指、食指背侧皮肤感觉消失。

(3)正中神经损伤:伤后桡腕关节不能屈曲,拇指不能对掌,拇指、中指、食指三指屈肌功能丧失,大鱼际肌肉萎缩,呈猿手。桡侧三个半指掌面浅感觉消失。

(4)尺神经损伤:伤后出现小鱼际肌和骨间肌萎缩,各指不能做收展动作,小指、无名指的掌指关节过伸,指间关节屈曲,呈爪形畸形;小指与无名指尺侧半掌面与背侧皮肤感觉消失,如图 21-1。

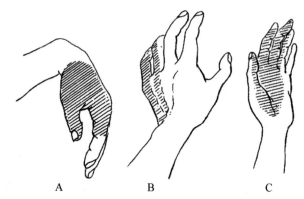

A.垂腕（桡神经损伤）;B.爪形手（尺神经损伤）;C.猿手（正中神经损伤）

图 21-1　桡、尺、正中神经损伤

(5)坐骨神经损伤:坐骨神经干高位损伤膝关节屈曲功能丧失,小腿及足部肌肉全部瘫痪,足下垂,小腿腿后、外侧和足部浅感觉消失。

①腓总神经损伤:呈现足下垂,足不能外翻和背伸,小腿前外侧和足背浅感觉消失。若腓深神经损伤,则出现足下垂,第 1 趾、第 2 趾之间皮肤感觉丧失。不影响足的外翻活动。

②胫神经损伤。主干损伤时,足不能跖屈、内翻活动,足趾不能跖屈及收展活动。足底内、外侧神经损伤时,足趾不能跖屈,足底及各趾末节的背面浅感觉消失。

4.肌电图检查　可协助诊断周围神经损伤的程度和部位。神经再生后,能及时掌握神经再生的情况;神经功能恢复后,可评估修复的效果。可协助鉴别周围神经损伤与脊髓前角疾患所致肌肉麻痹。

【诊断与鉴别诊断】　根据病史、体征、肌电图检查,诊断本病并无困难,但需注意与感染性神经炎症、神经纤维瘤、脊髓前角疾患等相鉴别。

【推拿治疗】

1.治疗原则　加强血液循环,增强伤部组织新陈代谢,改善神经细胞和组织的兴奋性,促使受累肢体的功能康复。

2.施术部位　受累肢体及相关部位。

3. **主要穴位**　天鼎、缺盆、肩井、天宗、肩贞、极泉、曲池、小海、外关、内关、合谷及上肢神经易触及的部位;环跳、上髎、次髎、承扶、殷门、委中、承筋、承山、昆仑、太溪、气冲、冲门、髀关、风市、阳陵泉、三阴交、公孙、太白及下肢神经易触及部位。

4. **施术手法**　推、揉、擦、打、按、拨、弹、拿法等。

5. **时间与刺激量**　每次治疗 20 分钟左右,每日 1 次,本病适宜较重的手法刺激量。

6. **手法操作**　上肢神经损伤,患者取坐位;下肢神经损伤,患者取卧位,医者立其伤侧,按下列步骤施术手法。

(1)推擦揉按伤肢法:双手由伤肢近侧向远端交替推数十次;单手小鱼际部或掌指关节擦伤肢数遍;双手抱揉伤肢 5～7 遍。双拇指由近侧向远端交替重按损伤神经路线数遍。

(2)拨叩拿弹伤肢法:由近侧至远端用双手拇指重拨,双手空拳或掌侧交替叩打,多指捏拿、提弹伤肢肌筋各 5～7 遍;此步手法以肢体发热为度。

(3)按揉伤肢腧穴法:双手或单手拇指按、揉伤肢常用腧穴 5～7 个,各 0.5～1 分钟;拇指拨损伤之神经干易触及的部位 3～5 次。

(4)揉搓伤肢撞震法:双手掌相对往返揉、搓伤肢数遍;用一手固定伤肢上段,另一手握伤肢远端向上撞震伤肢三大关节;压放热穴各 0.5 分钟,掌推抚伤肢结束。

【其他疗法】

1. 可用当归、牡丹皮、威灵仙等注射液注射于四肢部腧穴,每穴 0.5～1mL,隔日 1 次,10 次为 1 个疗程。

2. 可用针灸、理疗、中草药熏洗以及内服滋补肝肾类药物综合治疗。

【注意事项】

1. 加强功能训练,有助于改善神经、肌肉营养与促进运动功能的恢复。

2. 注意伤肢保暖,禁用冷水冲洗。

3. 通过积极治疗,1～2 年仍不能恢复者,上肢神经损伤可考虑肌腱转移手术,以改善肢体运动功能;下肢神经损伤应该考虑关节融合术,稳定关节。

主要参考书目

1. 施杞. 骨伤科学. 北京：人民卫生出版社,2000.
2. 俞大方. 推拿学. 上海：上海科学技术出版社,1985.
3. 梅利民. 推拿治疗. 北京：人民卫生出版社,2015.
4. 郭振芳. 伤科按摩学. 北京：中国科学技术出版社,2004.
5. 郁国民. 伤科推拿学. 北京：中国科学技术出版社,2012.
6. 邵福元. 颈肩腰腿痛应用解剖学. 郑州：河南科学技术出版社,2000.
7. 王和鸣. 中医伤科学. 北京：中国中医药出版社,2004.
8. 王志林. 推拿学基础. 北京：人民军医出版社,2011.
9. 王之虹. 推拿手法学. 北京：人民卫生出版社,2006.
10. 罗才贵. 推拿治疗学. 北京：人民卫生出版社,2006.